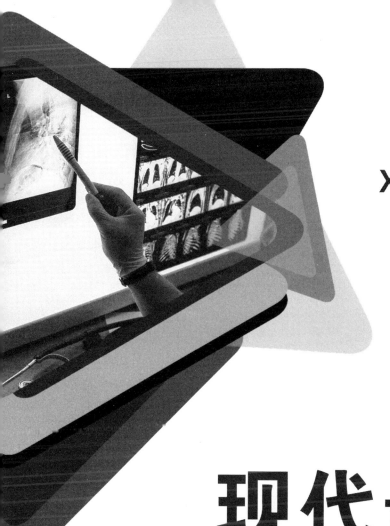

**XIANDAI YINGXIANG
ZHENDUAN SHIJIAN**

现代影像
诊断实践

吕仁杰 主编

中国纺织出版社有限公司

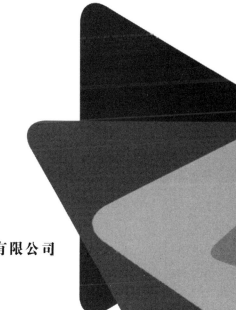

图书在版编目（CIP）数据

现代影像诊断实践 / 吕仁杰主编. -- 北京：中国纺织出版社有限公司, 2021.12

ISBN 978-7-5180-8648-1

Ⅰ.①现… Ⅱ.①吕… Ⅲ.①影像诊断 Ⅳ.①R445

中国版本图书馆CIP数据核字（2021）第255075号

责任编辑：樊雅莉 高文雅 责任校对：高 涵 责任印制：王艳丽

中国纺织出版社有限公司出版发行

地址：北京市朝阳区百子湾东里A407号楼 邮政编码：100124

销售电话：010—67004422 传真：010—87155801

http://www.c-textilep.com

中国纺织出版社天猫旗舰店

官方微博 http://weibo.com/2119887771

唐山玺诚印务有限公司印刷 各地新华书店经销

2021年12月第1版第1次印刷

开本：889×1194 1/16 印张：15

字数：327千字 定价：88.00元

编 委 会

前　言

　　医学影像技术在临床上应用非常广泛，对疾病的诊断提供了科学和直观的依据，从而可以更好地配合临床症状及医学检验等，在最终准确诊断病情中起到不可替代的作用。近年来，随着影像领域不断发展，影像检查技术和方法也在不断地创新，影像诊断已从单一依靠形态变化进行诊断发展成为集形态、功能、代谢改变为一体的综合诊断体系，是现代医学临床工作不可缺少的检查手段。

　　全书内容丰富，重点介绍了医学影像基础、X 线的临床应用、CT 的临床应用、MRI 的临床应用及超声的临床应用，对各系统各部位的影像学检查方法、影像学征象、常见病变的诊断与鉴别诊断等均做了详细介绍。在编写过程中，编者力求做到科学性、先进性、实用性，同时又能突出基本知识、基本病变和基本诊断，希望能为临床影像科医务工作者处理相关问题提供参考。

　　由于参编人数较多，文笔不尽一致，加上编写时间有限，尽管多次校稿，书中难免存在疏漏和不足之处，恳请广大读者提出宝贵意见和建议，以便再版时修订，谢谢。

编　者

2021 年 7 月

目 录

第一篇 医学影像基础

第二篇 X线的临床应用

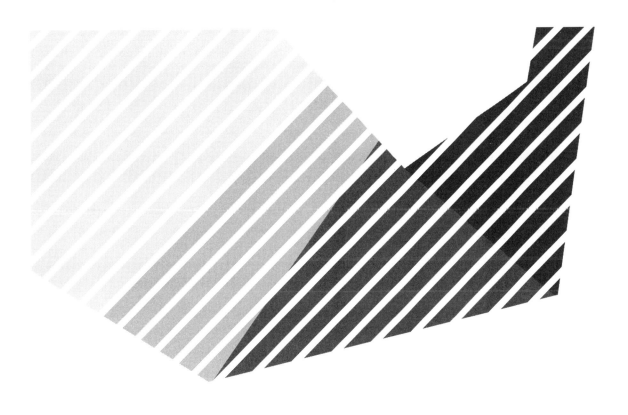

第一篇

医学影像基础

第一章

X 线 成 像 技 术

第一节　概述

伦琴 1895 年发现 X 线以后不久，X 线就被用于人体检查，进行疾病诊断，形成了放射诊断学这一新学科，并奠定了医学影像学的基础。至今放射诊断学仍是医学影像学中的重要内容，应用普遍。近几十年来，微电子学与电子计算机的发展，致使影像诊断设备不断改进，检查技术也不断创新，目前传统的模拟 X 线成像成为数字成像，数字成像改变了图像的显示方式，图像解读也由只用照片观察过渡到兼用屏幕观察，到计算机辅助检测（computer aided detection，CAD），影像诊断也使用计算机辅助诊断，以减轻图像过多、解读费时的压力。图像的保存、传输与利用，由于有了图像存档与传输系统（picture archiving and communication system，PACS）而发生巨大变化，并使远程放射学成为现实，极大地方便了会诊工作。随着图像数字化、网络和 PACS 的应用，影像科将逐步成为数字化或无胶片学科。

第二节　X 线成像的观察、分析与诊断

X 线成像是基于组织器官间、正常组织与病理组织间的密度差异，以不同的灰度构成解剖图像，如同一张黑白照片，不同的组织或病变应用不同的检查技术则表现为不同的灰度，如骨骼组织在 X 线平片呈白影，而在透视影像上则呈黑影，正常肺组织在 X 线平片呈黑影，而在透视影像上则呈白影。由此可见，只有在了解了各种 X 线检查方法的成像原理后，才能正确解读各种图像。

在观察分析 X 线图像时，首先应注意摄影条件和体位是否满足临床诊断需要，摄影条件的欠缺、摄影部位的偏离和遗漏，常是造成漏诊和误诊的重要原因。其次要按一定的顺序，全面系统地观察 X 线片，并结合临床表现，着重观察分析靶区。例如，在分析胸片时，注意按序观察胸廓、肺、纵隔、膈肌、心脏及大血管，其中肺要观察整个肺野和肺门。在分析骨骼 X 线片时，要观察骨、关节解剖结构是否正常，并着重观察骨皮质、骨松质、骨髓腔和周围软组织。

识别异常 X 线表现的基础是熟悉正常和变异的 X 线表现。异常的 X 线表现主要是受检器官形态和密度的改变，例如，肺纤维化既可使胸廓和肺的形态发生改变，又因肺内病变处含气量减少、纤维结缔组织增加而使肺野的密度增加。

病变的 X 线表现与病变的病理学有关，故需要用病理学的知识来解释 X 线表现，其分析要点如下。①病变的位置和分布：肺尖的渗出性病变多为结核，而在肺底部则多为肺炎；骨肉瘤好发于干骺端，骨巨细胞瘤常位于骨端。②病变的数目和形状：肺内多发球形病灶多为转移所致，而单发病灶则应考虑为肺癌、错构瘤或炎性假瘤等；肺内炎症多为片状或斑片状影。③病变边缘：一般良性肿瘤、慢性炎症和病变愈合期，边缘锐利；恶性肿瘤、急性炎症和病变进展阶段边缘多模糊。④病变密度：病变组织的密度可高于或低于正常组织，肺内密度降低可为肺气肿或肺大疱所致，密度增高为肺实变或占位病变引起。⑤邻近器官组织的改变：肺内大面积密度增高时，可根据胸廓扩大或下陷，肋间隙增宽或变窄，膈的下降或上升，纵隔的推移或牵拉等改变来判断病变性质。前者为胸腔积液造成的改变，而后者则多为

肺不张、胸膜肥厚粘连所致。⑥器官功能的改变：主要是观察心脏大血管的搏动、胃肠道的蠕动、膈的呼吸运动等，有时，这是疾病早期发现的依据之一。

与临床上疾病存在"同征异病和异征同病"一样，在日常影像学诊断中也存在"同征异病和异征同病"的现象，这涉及诊断与鉴别诊断的问题，在诊断与鉴别诊断过程中要注意各种 X 线影像技术的优势和互补作用，并密切结合患者相关的临床资料。

医学影像学诊断结果有 3 种情况。①肯定性诊断：即通过检查可以确诊。②否定性诊断：即通过影像学诊断排除了某些疾病，此时，要充分注意到检查方法的局限性和某些疾病的特殊性，以及它们的动态变化过程。③可能性诊断：即经过检查发现了某些征象，但并不能根据这些征象确定病变性质，而列出几个可能性，遇到这种情况，除综合应用其他影像学方法外，同时，可结合其他临床检查资料，如内镜、活检等，或者可进行随访、试验性治疗后复查等措施来得出最终诊断结果。

第二章

CT 成像技术

第一节 概述

电子计算机 X 线体层摄影简称 CT（computed tomography），1969 年由英国科学家 Hounsfield 等发明，它通过对扇形 X 线束照射人体组织器官后剩余 X 线的检测，经计算机处理可获得人体体层重组图像。虽然 CT 仍以密度变化和脏器形态变化为诊断根据，但密度分辨率已远超过 X 线平片，CT 机可分辨人体组织 1/2 000 的密度差别，可将骨骼、软组织、血液、液化坏死组织、水、脂肪及气体明确分开，病变的形态学显示也因体层摄影而更加全面、准确。CT 通过造影增强扫描可推断病变性质及血供情况。CT 检查安全、迅速、简便且无痛苦，大大提高了对各种疾病的早期检测能力和诊断准确性，对肿瘤、炎症、外伤、先天畸形及其他许多疾病均有良好的诊断效果。CT 还具有无影像重叠、密度分辨率高、解剖关系清楚等优点，从而使 X 线诊断进入了计算机分层影像诊断快速发展的新阶段。Hounsfield 因此获得了 1979 年诺贝尔生理学或医学奖。当前，CT 已经实现了亚秒快速容积扫描和三维立体重组显示。

数字化的 X 线图像在计算机内是以数学矩阵的形式进行处理的，CT 图像也是数字化图像，是由一定大小的数学矩阵代表的像素组合而成。CT 规定每个像素数字的大小即为该像素所代表的组织的 CT 值大小，它反映组织密度的高低，用 hounsfield unit（HU）表示，规定水的 CT 值为 0，牙釉质及骨皮质的 CT 值为 1 000 HU（CT 值上限），空气的 CT 值为 −1 000 HU。这样就构成了 2 000 个 CT 值的变化范围，也代表了 CT 机卓越的密度分辨能力，它大大超过了普通 X 线摄影。值得注意的是，图像一般最多为 512×512 个像素；而被扫描组织的范围大小不等，因此扫描视野越大，每个像素所代表的组织就越大，其空间分辨能力就下降，一般 CT 的空间分辨率较普通 X 线平片低。

第二节 CT 体层扫描成像的原理

CT 图像中每个像素大小是如何获得的呢？它是用高度准直的 X 线窄束围绕身体某一部位（某一层面）做一次连续的曝光和扫描（图 2-1），其对侧高度灵敏的检测器将记录 X 线通过人体后衰减的剩余 X 线量，大量的 X 线光子成为光电倍增信号而转化成数字模拟信号被输入到计算机进行复杂的运算处理，即可获得该体层层面上的各像素点的 X 线衰减数值。这些数值就是 CT 值，构成数字矩阵，再由显示器将不同的数据用不同的灰度等级显示出来，就形成了人体体层解剖图像。

如图 2-2 所示，将一个正方形分为四分隔，分别为 A、B、C、D，4 个方格代表的组织的 CT 值数字如何求得？根据 X 线从一侧方向上对正方形 A、B、C、D 进行照射，可以获得 X 线通过该物体后的剩余数值，假设射线从某一个方向（从左到右）投照，在对侧可以测量得到相同的剩余 X 线，即 X 线穿过 A、B 和穿过 C、D 有相同量的 X 线被吸收即 $A+B=C+D=7$。但是，这并不能说明 A、B、C、D 各自的 4 个数值是相同的。也就是说，可以知道该物体对 X 线的吸收值。如果该物体内部由不同成分组成或者探测器的分辨率大于该物体，就可以使物体不同部分吸收系数的不同显示于探测器上；相同一排的2个或多个单元的数值可能仍然不同，单从一个方向上的X线照射是不能分别测得X线穿过相同一排的2个或多个单元的具体吸收系数（CT值）的。

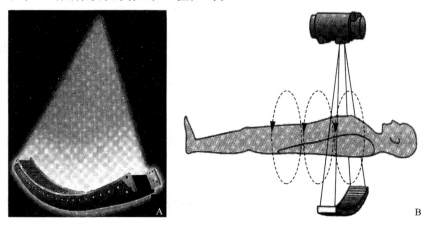

图2-1 CT的成像原理

A. CT中的X线束是扇形的；B. 由X线管发出的扇形X线束围绕人体旋转进行连续X
线曝光。X线照射人体以后，剩余的X线将投射到对侧弧形的接收检测器进行光子接
收、能量转换和电信号输出，通过计算机的运算就可以获得人体组织的吸收系数

如果在不同方向上分别、多次地投照这个物体后，X线穿过的单元各不相同，还可以得出不同的数值，即至少可以再得出3个算术等式（如测量得出 $A+C=6$，$B+D=8$，$A+D=5$），加上原来的2个等式，将形成5个或以上的数学方程，所列出来的等式如图2-2所示，将这5个方程式进行数学解方程运算，就可以得到4个方格单元 A、B、C、D 各自的数值分别为2、5、4、3。这个过程实际是通过数学方式求到了X线所穿过的平面中不同空间部位的组织的X线吸收数值，也就是密度值或CT值。通过这样的方法，X线围绕 A、B、C、D 旋转照射，借助计算机的数学运算，结果可以得到 A、B、C、D 分别的数值，这是很伟大的数学发现。

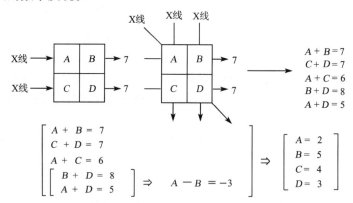

图2-2 整体与分次投射示意图

整体中的小块组织，一次投射只能获得整体重叠的数值，在多次X
线投射之后，就可以获得投射路径上各小块组织的各自数值

基于以上原理，科学家进一步研究推断，可以将X线管围绕人体进行旋转投射，从而得到人体内部不同空间位置上的组织的密度值。当然人体组织需要被模拟分隔成 64×64 或者更多的（如 256×256）组织小块，要被不同方向上的射线重复投照很多次，最终才能测算出每个小块组织（体素）的密度值。设备中需要长时间产生X线的大热容量X线管和高灵敏度的探测器，还要借助强大的计算机来处理数据，这些都是在现代计算机技术高度发达之后才实现的。

根据这些数值形成的亮暗差别转换成灰阶图像，就可以形成CT图像。示意图中的方格单元只有4个，如果增加到40个、400个，则测算的计算量将非常大。但是，在这个原理基础上通过运算，的确可以做到薄层 X 线照射人体某个断面之后将获得人体截断面内部的解剖信息细致地显示出来。Hounsfield 设计的第一代 CT 机就是在一个方向上并行投射多次，然后旋转一定角度再重复前面多次投照的过程，这样反复进行才最终重组出图像。

一台 CT 机其实是由高度精密的多个独立部分组成的。扫描装置包括 X 线管、探测器、机架、变压器及光电转化系统等。操作控制部分则主要为操作台及操作软件，控制和管理扫描装置和计算机处理装置各部分的工作。其他还有计算机、激光照相机、高压注射器、后处理工作站等。

第三节　CT 技术的发展趋势和展望

CT 是一种利用 X 线进行人体体层成像的高科技医疗仪器，从 20 世纪 70 年代发展至今，在临床上的应用日渐广泛，为疾病早期诊断和获得良好疗效做出了极大的贡献。CT 成像的目的是获得显示疾病的良好图像，所有后续的发展或技术的进步，都在于获得临床医师诊断疾病时需要的诊断依据，其发展的方向主要在于用最少的 X 线剂量、在最短时间内取得更加明确的定位、定性诊断的依据，这些诊断疾病的依据其实就是依赖于图像分辨率的提高。目前 CT 技术不断进步主要有三大发展方向，即提高时间分辨率、空间分辨率和密度对比分辨率。

一、时间分辨率的提高

CT 扫描的时间分辨率的提高主要有两个途径。第一是增加探测器宽度，就是增加一次机架旋转的人体 Z 轴覆盖率。所以现在各厂家都在推出宽探测器 CT，从 1998 年 2 排 CT 开始的多排探测器，迅速发展到目前最大的 320 排探测器，一次旋转覆盖 160 mm，产生 640 层图像，可以更快扫描人体和检查患者。这种快速扫描技术最重要的是可以让医师在有限的血液循环过程中，抓到对比剂在目标部位的高峰浓度，也可以方便做多期相扫描、大范围扫描、冠状动脉和四肢 CT 血管造影术（CT angiography，CTA）、灌注成像（血流动力学成像）等，开辟了 CT 新的应用领域。第二是增加机架旋转速度，以便克服生理运动伪影。随着探测器宽度的增加，CT 的扫描速度从最早的 1 s 旋转一圈不断提升，直至现在达到每圈 0.275 s 的旋转速度。旋转速度的提高可以克服心脏搏动的影响，加上半圈重组技术、多扇区重组技术等采集时间分割的分解数据采集与整合重组方法的实施，CT 开始进入冠状动脉 CTA 成像（图 2-3）、关节动态成像等崭新的应用领域。

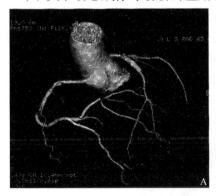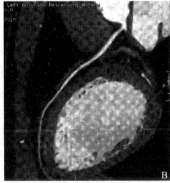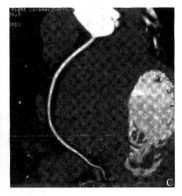

图 2-3　冠状动脉 CTA
A. 正常，显示立体的左右冠状动脉；B. 左侧冠状动脉；C. 右侧冠状动脉

从 64 排 CT 起，CT 扫描心脏和冠状动脉开始在临床上广泛被接受，这是以前 16 排、40 排 CT 都无法实现的。64 排 CT 既有机架旋转速度的提高，也有探测器宽度的提高，两方面进步的结合才使心脏在扫描过程中有"相对静止"的效果，其中大热容量 X 线管技术的发展和计算机快速数据处理的发展也是最基本的支撑条件。

CT 扫描心脏还有一些细节问题。在一个心动周期中，只有舒张期心脏相对运动缓慢时（0.1～0.2 s），可以给予扫描而不至于有显著运动伪影，因此实际可供扫描的时间窗很短。而机器的机架旋转速度达不到 0.1 s，原因是机械旋转的动力、产热、旋转的离心力太大等，不可能实现超过心脏跳动间隔时间。所以要克服心跳问题，还需要多扇区重组技术或者多阶段扫描后的合并重组，将一个单位螺距中设备所涵盖的 Z 轴长度身体的数层或数十层图像分隔为 2~4 次更短扫描时间的间断采集，或者发展一个机架内 2 套或多套的 X 线管—探测器系统，以提高时间分辨率，实现心脏相对静止的效果。

时间分辨率的提高是各家 CT 供应商努力的主要方向之一。最近几年的经验也证明，更快速和更宽探测器的 CT 供应商在市场上占据主导地位，市场份额在扩大。但是 X 线管旋转速度和探测器宽度增加的极限似乎已经到了，再前进一步，困难非常大。有厂家在研发气垫式旋转机架，阻力小了，速度可以提高，但是离心力越来越大，X 线采集速度和敏感性有待提高，电气材料的精度、承载力配合等都是需要克服的难题，CT 成本价格与临床使用性价比也在互相制约。

探测器宽度的提高带来了锥体束伪影的问题，探测器 Z 轴边缘的像素存在失真的现象，目前有公司的产品采用 Z 轴上的弧形与圆周面的弧形相结合的方法，使探测器成为球面的设计，可以克服部分影像集合失真的情况，但是周边体素受到较少 X 线照射造成的 CT 值失真仍然需要诸如计算机算法补偿的技术来纠正，有些公司采用了特殊滤线器技术来纠正 X 线束投向探测器时的剂量不均匀情况，改善了图像质量，这些技术上的补偿和成熟推出，将使 CT 在时间分辨率上的提高成为下一代"更快扫描"产品的亮点。

二、空间分辨率的提高

空间分辨率的提高主要有两个方向：一个是探测器"排"的厚度减少，层厚变薄就提高了空间分辨率；另一个是探测器弧面方向上单元的体积变小、数量增加，也可以实现更高的空间分辨率。这两方面的发展，直接的技术需要就是要发展平板探测器 CT。

平板探测器 CT 早在十多年前就有人提出，但是目前仍然不能正式、广泛地应用于临床。目前市场上现有的成熟的平板探测器 CT，主要是在口腔颌面和骨骼系统的应用（图 2-4）。现在的探测器没有像一般螺旋 CT 一样的弧形探测器长度，而是近似四方形，X 线束也是近乎锥形，而非螺旋 CT 的扇形，所以平板探测器 CT 也叫锥束 CT（cone beam CT，CBCT）。平板探测器的空间分辨率很高，理论上它可以做出更高空间分辨率的体层图像，但现在的平板探测器 CT 所用的探测器，与 DR 所用探测器大致相仿，分辨率很高，但是缺点也很明显。由于探测器本身面积的限制，数量多了，每个探测器中的感光单元的面积就小了，接收到的 X 线量相对就少，它在圆周方向上旋转的 X 线管每次曝光后，对面探测器所采集到的每个探测器单元的 X 线光子及信号值相对就少，造成图像的信噪比很低，对软组织的分辨率方面影响很大。为了提高 X 线接收的量和采样率，X 线管旋转速度要很慢，目前的锥束 CT 旋转扫描一圈一般需要 18 s，所以只能用于静止的颌面、头部和骨骼的扫描。胸部的平板锥束 CT 扫描需要屏气的时间为 9 s，图像分辨率非常好，但是临床应用较为困难（图 2-5）。

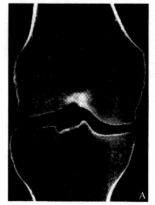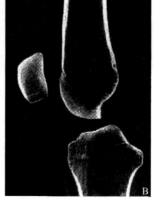

图 2-4 锥束 CT 扫描和多平面重组
A. 冠状面图像；B. 矢状面重组图像

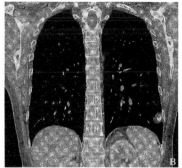

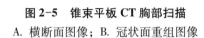

图 2-5　锥束平板 CT 胸部扫描
A. 横断面图像；B. 冠状面重组图像

目前在临床上已经成功应用的 DSA-CT 也是平板探测器 CT 的一种，它是利用 DSA 的数字化探测器实现机架连续旋转、X 线管连续曝光和连续数据采集的功能，但是，由于上述的关于平板探测器空间分辨率比较高、数据量很大等很多与锥束 CT 相同的缺陷原因，目前 DSA-CT 的分辨率还是相对较低的，旋转速度也不能太快，只是用于定位需要的大致显示目标组织脏器的影像。

锥束 CT 可否进一步发展并采用更长的弧形探测器及扇形 X 线呢？问题在于在分辨率很高的情况下，一排探测器的探测器单元已经很多，再增加将使获得的数据量非常大。数据采集系统（data acquisition system，DAS）通道很多，很难做到有效集合和快速数据处理，目前计算机的处理速度还跟不上。另外，目前 100 μm 分辨率的平板探测器大于 17in 的，还不能一体性地制造出来，X 线摄片的 17in 的 DR 探测器，在有些公司仍然采用拼接来实现。更宽的平板探测器仍然需要技术的不断改进和发展，诸如前述的球面探测器设计，X 线管的改进使产生的 X 线具有更单一的频率区间和高穿透性，以及 X 线滤线技术的改进、探测器敏感性的提高和计算机技术的进步等。

今后，CT X 线管技术的发展可能会在 X 线管特征方面做出改变，如 X 线管材料的改变可以使 X 线管更加小型化、轻质化，以至于一个 CT 成像系统中可安装多套 X 线管和探测器系统，使 X 线管不再需要旋转，这与电子束 CT 有许多相似之处，扫描速度将会更加快速和没有时间分辨率限制。

三、密度对比分辨率的提高

人体组织受到不同能量的 X 线照射后对其吸收率是不一样的。X 线的能量由 X 线管电压（千伏，kV）决定。例如，在乳腺摄片时，低能量，X 线管产生软射线，穿透差，大量软 X 线被乳腺组织吸收，在图像上表现为高对比度。再如，拍摄普通 X 线胸片时，能量高，图像上对比度差，图像虽然较灰，但是心后肺纹理可以显示。但在肋骨摄片时，能量要降低，肋骨才会清楚。因此，用不同能量的射线穿透同一种组织，穿透程度不一样。用两种能量投照同一人体组织后，由于射线穿透程度不一样，得到的剩余射线会不一样，通过比较这种差别，就可以反映被 X 线照射物质不同的成分或性质。从这一原理出发，可以用不同能量的 X 线进行 CT 扫描，由于 X 线穿透能力不一样，将导致相同组织在不同能量射线扫描时的 CT 值不同（图 2-6）。

如果对同一组织采用一系列不同能量的 X 线进行扫描，得到不同的数据和图像，或者采用两种能量的 X 线对同一组织进行扫描，经过计算机处理，可以测量出从 40 kV 到 140 kV 下同一种组织连续 11 个不同能量值对应的密度值，这就是能谱 CT 的原理。可以利用能谱 CT 找到某一种组织在能谱 CT 上的 CT 值变化曲线，从而鉴别组织性质，或者把一种物质作为基物质反过来测算组织对比度，或者找到相邻组织在什么样的能量条件下可以获得最佳的组织密度对比。近几年 CT 最主要的进步就是能量 CT 或能谱 CT 的逐渐成熟和在临床中的成功应用。

能谱 CT 的实现，需要能瞬间切换发出多种不同能量 X 线束的 X 线管，或者配置两套互相独立能发出不同能量 X 线的探测器组合系统，以及在探测器数据采集和进行处理时的特殊计算技术来保证。今后，在探测器设计上实现"三明治"夹心的多层探测器将被推向市场，能谱低剂量 CT 的扫描将成为普遍的应用技术，对疾病的定性诊断将发挥重要的作用。

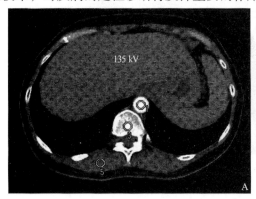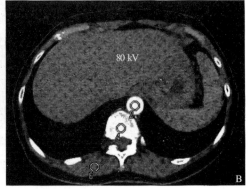

图2-6　对同一层面采用135 kV（A）和80 kV（B）两种不同能量的X线进行CT扫描

富含对比剂的主动脉的CT值分别是242 HU和440 HU。肌肉软组织的CT值分别是54.6 HU和
59.7 HU，差别非常大，而且不同组织变化的程度也是非常不同的，高密度组织变化程度大

目前，能谱CT在临床上应用日渐广泛，也被证实具有重要的临床应用价值（图2-7），是CT技术的一大进步。虚拟平扫的实现，可以让患者少接受一次扫描的辐射。软硬射线结合的应用，可以消除后颅窝伪影，消除Hounsfield暗区，消除动脉瘤电解可脱性弹簧圈（guglielmi detachable coil，GDC）伪影。对碘的敏感性更高，使CTA能更加清楚地显示小血管。能谱CT在肺肿瘤与肺不张组织混合时可以进行区别，对于肿大的淋巴结是否存在转移也具有很大的参考价值，对心肌缺血也非常敏感，对肝脏结节的鉴别诊断、胰腺结节的发现、脂肪肝的定量测定都是非常有意义的。这些都是密度分辨率提高的结果。在密度分辨率不断提高的同时，夹层探测器的出现、分子靶向元素化合物的研制成功，可能使今后在碘基图像、水基图像的基础上，能更进一步选择性地显示特殊金属物质的含量或分布图像，如钙、磷、碳等人体重要元素如果也可以实现人体组织密度分布定量化显示，就可以用CT显示人体组织代谢的情况。假如进一步发展，一些特殊分子具备特异抗体结合位点并带有特殊金属原子，采用能谱CT特异地显示这些化合物中的特殊金属原子，那么CT将走在分子影像学的前列，以图像清晰、显示特异而进入更高水平的诊断技术时代。

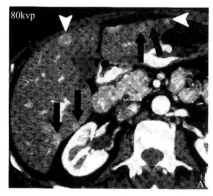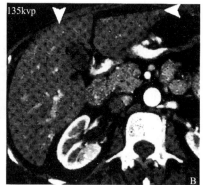

图2-7　肝脏CT扫描

采用不同能量扫描肝脏后，发现低能量条件下虽然图像噪声较高，但是可以发现更多的结节

任何一种技术，都是在实际临床应用中不断被发现缺点并逐步改进的。任何技术的发展，都要以满足临床诊疗过程中的需求为目的。CT技术曾经因为MRI的问世和快速发展让人觉得可能会日落西山，但是最近几年CT的快速发展，使其临床应用范围不断扩大。相信随着X线管探测器技术的进步，X线剂量问题也将会彻底解决。低剂量技术的推广，加上时间分辨率、空间分辨率、密度分辨的提高，将使CT在安全、低剂量的条件下实现在更加清晰的图像上更加快速地显示疾病，使疾病更加早期、更加明确地得到诊断。CT本身也在这样的高水平显示的层面上对临床更多的疾病发挥诊断和评价作用。

第三章

磁共振成像（MRI）技术

第一节　概述

一、基本概念

1. 原子与原子核

物质由分子组成，分子由原子构成，原子又由原子核和电子构成。原子核内含质子和中子，质子带正电荷，中子不带电荷，电子带负电荷。核外电子负电荷总量与核内正电荷总量相等。因此整个原子表现为中性。原子的化学特性取决于核外电子的数目，而它的物理特性由原子核所决定。

2. 原子核的磁矩、自旋、进动

氢的质子带正电荷，核的自旋就会产生环形电流，它会感应出磁场。因此可以将氢质子看作一个小磁棒，其磁力是一个矢量，称磁向量或磁矩。磁矩是随机分布的。

氢原子时刻绕自身中轴旋转称自旋。自旋的速率由核的种类决定，与磁场强度无关。氢原子在自旋时，由于受到重力影响，转动轴与重力方向形成倾角。氢原子绕自身轴线转动的同时，其转动轴线又绕重力方向回转，这种回转现象称进动。

在磁场中自旋的质子也会绕磁场轴进动，进动是磁场与质子磁矩相互作用产生的。为了产生共振，要对自旋的质子输入能量，需要按照自然进动频率加磁推力。所加的射频磁场的振动频率要等于自旋质子在磁场中的进动频率。进动频率取决于磁场强度和所研究原子核的特性。

3. 产生磁共振的原子核

除氢原子核可以产生磁共振外，元素周期表中凡具有自旋特性的原子核都有产生磁共振的可能。这些元素的原子核中，其质子数或中子数必有一个是奇数，包括如下情况。

（1）质子或中子之一为奇数。如 H-1（质子数为 1，无中子）；C-13（质子数为 6，中子数为 7）；P-31；Na-23；O-17。

（2）质子和中子皆为奇数。如 H-2（质子数和中子数皆为 1）和 N-14（质子数和中子数皆为 7）。

（3）质子和中子数皆为偶数。此原子核不具有自旋的特性，也不可能产生磁共振，如 C-12（质子数和中子数皆为 6），O-16。

目前用于临床 MR 成像的原子核仅为质子（氢的一种同位素）。而人体内含有其他许多有自旋特性的原子核或其同位素，均未用于临床 MRI 成像。这是因为这些原子核或其同位素在人体的含量低，原子核产生共振的敏感性差。见表 3-1。

4. Larmor 公式

Larmor 公式：$\omega_0 = rBo$。ω_0 为质子的共振频率（MHz）；Bo 为静磁场中的场强（T）；r 为旋磁比，是常数，见表 3-1。要使磁化的氢原子核激发，所用的射频脉冲频率必须符合氢的共振频率，原子核的共振频率又称 Larmor 频率或进动频率。

表 3-1 具有自旋特性的原子核

原子核	旋磁比（MHz/T）	相对含量（%）	相对敏感性
^1H	42.576	99.985	1
^2H	6.536	0.015	0.010
^{13}C	10.705	1.108	0.016
^{14}N	3.076	99.635	0.001
^{15}N	4.315	0.365	0.001
^{17}O	5.772	0.037	0.029
^{19}F	40.055	100	0.834
^{23}Na	11.262	100	0.093
^{31}P	17.236	100	0.066
^{39}K	1.987	93.080	0.001

二、氢原子磁矩进动学说（经典力学理论）

Bloch 从经典力学的角度描述了磁共振的产生过程。认为原子核磁矩偏转过程即为磁共振过程，其磁矩偏转及在新的状态下继续进动，可引起周围线圈产生感应电流信号即磁共振（MR）信号。

1. 氢原子核磁矩平时状态——杂乱无章

氢原子核具有自旋特性，在平时状态，磁矩取向是任意的和无规律的，因而磁矩相互抵消，宏观磁矩 $M=0$（图 3-1）。

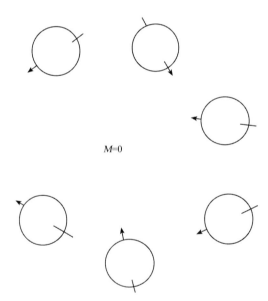

$M=0$

图 3-1 未置于磁场时，氢原子核磁矩取向呈随意分布

2. 氢原子置于磁场的状态——磁矩按磁力线方向排列

如果将氢原子置于均匀强度的磁场中，磁矩取向不再是任意和无规律的，而是按磁场的磁力线方向取向。其中大部分原子核的磁矩顺磁场排列，它们位能低，呈稳定态，但数量多；另外，较少一部分逆磁场排列，位能高，但数量少。由于顺磁场排列的原子核多于逆磁场排列的原子核，这样就产生了一个平行于外磁场的磁矩 M。全部磁矩重新定向所产生的磁化向量称为宏观磁化向量，换言之，宏观磁化向量是表示单位体积中全部原子核的磁矩。磁场和磁化向量用三维坐标来描述，其中 Z 轴平行磁力线，而 X 轴和 Y 轴与 Z 轴垂直，同时 X 轴和 Y 轴相互垂直。

3. 施加射频脉冲——原子核获得能量

一个短的无线电波或射频能量被称为"射频脉冲"。能提供能量使磁化向量以90°的倾斜角旋转的射频脉冲称为90°脉冲。质子磁化后，按照 Larmor 频率向质子辐射射频脉冲，质子才能发生进动，同相进动被称为相干。

一旦建立了相干性，磁化向量 Mo 将偏离 Z 轴一个角度绕 Z 轴旋转。Mo 可以被分解成一个平行于 Z 轴的垂直分量 Mz 和一个横向分量 Mxy，Mxy 垂直于 Z 轴的 XY 平面内旋转。随着射频脉冲的作用，横向分量越来越大，垂直分量越来越小，最后仅有横向分量 Mxy 而没有垂直分量 Mz。给予不同大小的脉冲，磁矩旋转也不同。

向受检物质施加射频脉冲，等于向主磁场施加一个旋转磁场，由于旋转磁场的影响，磁矩发生旋转。施加射频脉冲越强或时间越长，磁矩偏离 Z 轴越远，原子核获得能量越多。

4. 射频脉冲停止后——产生 MR 信号

当射频脉冲停止作用后，磁化向量不立即停止转动，而是逐渐向平衡态恢复，最后回到平衡位置。这一恢复过程称为弛豫过程，所用时间称为弛豫时间。这是一个释放能量和产生 MR 信号的过程。

当射频脉冲消失后，质子相干性逐渐消失，而质子磁矩在磁场的作用下开始重新排列。相干性和横向磁化向量的损失将导致辐射信号振幅下降，这个衰减信号被称为自由感应衰减信号（free induction decay，FID）（图 3-2）。横向磁化分量 Mxy 很快衰减到零，并且呈指数规律衰减，称为横向弛豫，而纵向磁化分量将缓慢增长到最初值，也呈指数规律增长，称为纵向弛豫。

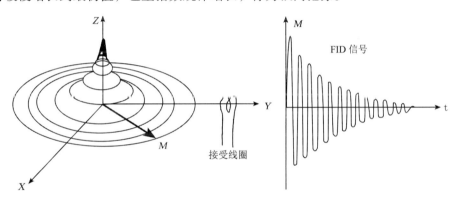

图 3-2　90°脉冲的 FID 信号

三、原子核的能级跃迁学说（量子力学理论）

在无磁场时，氢原子磁矩取向是杂乱无章的。如将其置于磁场中，其磁矩取向按磁力线方向排列。其中大部分原子核的磁矩顺磁场排列，它们的位能低，呈稳定态；较少的一部分逆磁场排列，位能高。两种取向的原子的能级间有一个能级差（图 3-3），能级差是磁共振的基础。

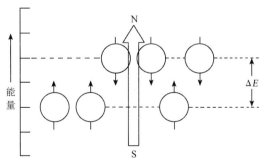

图 3-3　指向南极和北极的原子核的能级差

氢原子如果获得能量，低能级质子就会跃迁全高能级。原子核由射频脉冲提供能量，当射频脉冲提供的能量精确匹配于相邻两个原子能级之差，这时低能级原子核就会跃迁至高能级。Purcell 认为，氢原子核吸收射频能量并产生能级跃迁就是核磁共振（图 3-4）。

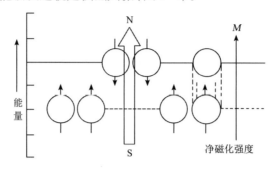

图 3-4　原子核吸收能量，产生能级跃迁

磁场强度越大，原子间的能级差越大，要求射频脉冲提供能量越大（射频脉冲频率越高）。

四、核磁弛豫

当射频脉冲停止作用后，宏观磁化向量并不立即停止转动，而是逐渐向平衡态恢复，最后回到平衡位置。这一过程称弛豫过程，所用的时间称弛豫时间。射频脉冲停止后，横向磁化分量 Mxy 很快衰减到零，称为横向弛豫；纵向磁化分量 Mz 将缓慢增长到最初值，称为纵向弛豫（图 3-5）。不同物质的弛豫时间不同。

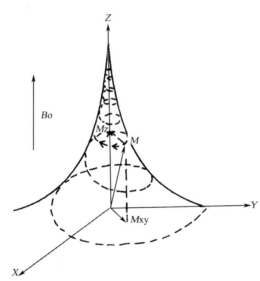

图 3-5　90°射频脉冲停止后，宏观磁化向量的变化
横向磁化向量 Mxy 很快衰减到零，纵向磁化向量 Mz 缓慢增长到最初值

1. 纵向弛豫

（1）90°射频脉冲停止以后，磁化分量 Mz 逐渐增大到最初值，它是呈指数规律缓慢增长，由于是在 Z 轴上恢复，故将其称为纵向弛豫。弛豫过程表现为一种指数曲线，其快慢用时间常数来表示，T_1 为 Mz 达到其最终平衡状态 63% 的时间。

（2）由于质子从射频脉冲吸收能量，处于高能态的质子数目增加，纵向弛豫是质子群通过释放已吸收的能量而恢复原来的高、低能态平衡的过程。由于能量转移是从质子转移至周围环境，故称自旋晶格弛豫。能量转移快，则 T_1 值短，反之亦然。晶格是指构成物质的质点，即受检原子核所处周围环境原子核有秩序的晶体框架（晶格），主要用于固体物质，液体虽无这样的晶格结构，但也同样适用。

共振质子向周围晶格转移能量是有条件的，只有当晶格上的原子核波动频率等于共振质子的进动频率时，上述能量转移方能完成。

（3）影响 T_1 的因素。

1）不同物质对 T_1 的影响：固态下，晶格以振动为主，其磁场的波动频率常显著高于进动频率，质子向晶格的能量转移极慢，故 T_1 值极长。

能量转移也与分子大小密切相关。大分子其进动受限，晶格磁场的波动频率低于共振质子的进动频率；小分子运动相对活跃，晶格磁场的波动频率高于共振的进动频率。这两种分子都不利于能量向晶格转移，T_1 值都较长，只有中等大小的分子其晶格磁场的波动频率多数等于质子进动频率，能量传递快，T_1 值短（图3-6）。

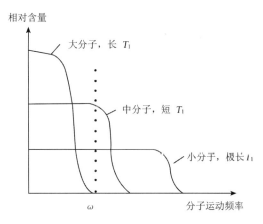

图3-6 分子大小与 T_1 值的关系

在生物系统中的液体中，反映 T_1 的多是中等或大尺度分子的溶液或悬浮液，可以视为不纯的液体，其 T_1 弛豫时间短于固体和纯液体。胆固醇一类中等尺度的分子在常温时进动频率接近 Larmor 频率，T_1 弛豫效率高，长链的脂肪酸进动得很慢，但它绕终端碳碳结合点旋转的频率非常靠近 Larmor 频率，故脂肪 T_1 值很短（图3-7）。

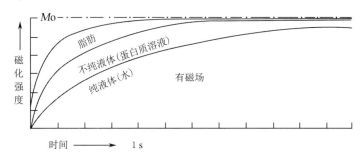

图3-7 不同物质的 T_1 弛豫时间
纯水 T_1 长，脂肪 T_1 短

2）外磁场对 T_1 值的影响：外磁场增大时，质子的频率增大（$\omega_0 = rBo$），与晶格磁场的波动频率距离更大，使共振质子的能量更不易向晶格转移，故 T_1 值延长（表3-1）。

2. 横向弛豫

（1）90°射频脉冲停止以后，磁化分量 Mxy 很快衰减到零，而且呈指数规律衰减，称为横向弛豫。T_2 值是指磁化分量 Mxy 衰减到原来值的37%的时间（图3-8）。

（2）90°射频脉冲结束时，磁化分量 Mxy 达到最大值进动的质子最相干，随后，由于每个质子处于稍有差别的磁场中，开始按稍有不同的频率进动，造成分相，相干性逐渐减弱。能量在质子间相互传递，但无能量散出，故称自旋——自旋弛豫。

（3）影响 T_2 的因素。固体中质子相干性丧失很快，这是因为质子共振频率分布在一个范围，这使相位很快地分散，故固体 T_2 值短，信号弱。

而水一类的小分子有很高的共振频率，在纯液体中净磁场基本与外加磁场相同，由于质子一直以相位进动，相干性可以保持很长时间，故纯液体 T_2 值长，信号强。

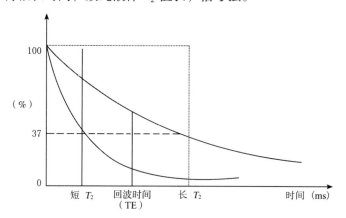

图 3-8　横向弛豫时间

T_2 是指 90° 脉冲后，原磁化分量 Mxy 衰减到原来值的 37% 的时间；T_2 越短，信号越弱

五、MR 信号空间定位

1. 梯度磁场与定位

完成 MR 成像，必须获得人体特定层面内的 MR 信号。但在均匀的主磁场中，射频脉冲不可能只使一个层面内的质子产生共振，MR 接收线圈所收集到的是整个成像区域内的质子发出的 MR 信号，这些信号不含有空间的信息，因此不可能用来重建图像。

如果在主磁体中再加一个梯度磁场，则被检体各部位质子群的进动频率可因磁场强度不同而区别，这样就可对被检体某一部位进行 MR 成像，因此 MR 空间定位靠的是梯度磁场，例如图 3-9 和图 3-10。图 3-9 的 3 行质子在主磁场内相位是一致的，启动梯度磁场后，图 3-10 的 3 行质子受梯度磁场的作用不同而发生相应变化，箭头位置不同，其频率也不同，这个差别提供了识别位置的依据。通过梯度磁场达到选层的目的，此梯度也称为选层梯度（slice selective gradient，Gs）。

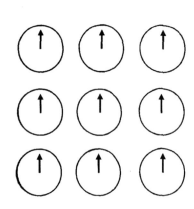

图 3-9　在主磁场中质子相位一致

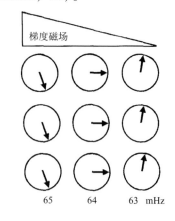

图 3-10　加入梯度磁场，质子相位发生变化

磁共振成像有 3 个基本轴，即 Z、X、Y。Z 轴相当于人体从头到足，沿这个轴选择人体的横断面；X 轴相当于人体从左到右，沿这个选择人体的矢状面；Y 轴相当于人体从前到后，沿这个轴选择人体的冠状面。

2. 频率编码梯度和相位编码梯度

通过选层梯度可获得特定层面内质子的共振信号，但由于这些信号具有相同的频率，尚无法将同一层面内不同区域的 MR 信号区分开，也完成不了 MR 断面像的重建。

为了完成同一层面内不同区域质子信号的空间定位，需借助于与选层梯度垂直的另外两个梯度：频率编码梯度（frequency encoding gradients，Gf）和相位编码梯度（phase encoding gradients，Gp）。两种梯度与射频脉冲的时序关系如图 3-11 所示。下面让我们分析一下 Gf 和 Gp 是如何实现信号空间定位的。

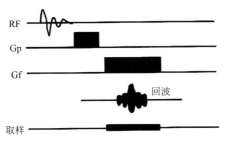

图 3-11　RF 与 Gp 和 Gf 的关系

（1）XY 层面内 X 方向上 MR 信号的定位。该磁场梯度 Gf 的作用，使层面 XY（已被选层梯度激发）内 X 方向上不同位置的方条具有不同的磁场强度及不同的质子进动频率，MR 接收线圈收集到的信号也同样由上述不同频率的信号叠加而成。如果对该复杂的 MR 信号进行 Fourier 变换（简称 FT），则很容易将不同频率的信号区分开，再根据频率与位置的对应关系，可找到各自 MR 信号的位置。见图3-12。

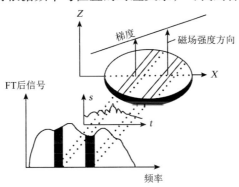

图 3-12　Gf 对质子在 X 方向上进动的影响
Gf 使质子在 X 方向上进动频率产生差异。对时间/强度信号行 FT 后，可得质子 MR
信号在 X 轴上的投影

（2）XY 平面中 Y 方向上质子 MR 信号的空间定位。Y 方向上 MR 信号的空间定位是通过 Gp 实现的。Gp 给予的时间是在选层梯度关闭以后、Gf 开启之前。在此梯度场的作用下，XY 平面中 Y 方向上的质子出现不同的进动频率。又由于该梯度场给予的时间极短，关闭后，Y 方向上的质子又恢复其相同的进动频率，但遗留下不同的进动相位，即相位编码。这种相位的不同构成了 Y 方向上 MR 信号空间定位的基础。与频率编码方向上 MR 信号的空间定位不同的是，相位编码方向上的信号空间定位不可能只通过一次相位编码实现，这是由 FT 决定的。一幅 256×256 矩阵的图像，必须有相应的 256 次 Gp 的作用，且每次 Gp 的大小必须不同（一般从负向到正向呈规则变化）。对上述一组 MR 信号行 FT（必须明确的是，每个回波信号都来源于整个层面，在 3D 取样中来源于整个体积内的质子），方能实现 Gp 方向上 MR 信号的空间定位。与其相对应，也必须有 256 次 RF 激发和 256 次 Gf（大小不变化）。

Gf 和 Gp 的作用，使 XY 平面中不同点（或体素）中的质子 MR 信号具有不同的进动频率和不同的进动相位。通过 X 和 Y 方向上的二次 FT 变换，便可实现 XY 平面内 MR 信号的空间定位，实现断面图像的重建。

3. K 空间

如前所述，由于采用了 Gp 和 Gf，任何一个回波信号都包含有空间的信息，要解译出空间信息，需反复多次激发获得一组 MR 信号，并对其进行 FT。

通过取样获得的一组原始 MR 信号（时间强度信号），在对其进行 FT 之前，需存储在计算机的某一特定"空间"，此空间称为 K 空间。每幅图像对应一个 K 空间。图 3-13 所示的 K 空间是目前 MRI 中最常用的一种 K 空间形式。K 空间内的每"一条"代表单个原始 MR 信号，它来源于整个层面（3D 中，来源于整个体积）内的质子信号。K_x 值代表回波取样时间（与 Gf 相对应）；K_y 值对应于相位编码步，它与相应的 Gp 大小对应。$K_y = 0$ 时的信号，代表了相位编码梯度等于零时获得的信号位置。该型 K 空间内的信号，以 $K_x = 0$ 和 $K_y = 0$ 为中心，分别具有对称分布的特点。

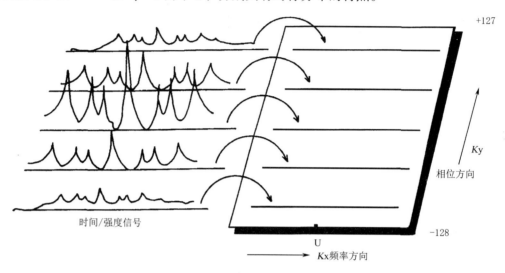

图 3-13　K 空间示意图

此外，尚有螺旋形和放射状取样对应的 K 空间。对该型 K 空间内信号行 FT 后所得图像的信噪比及对比度会与前述 K 空间所得的图像有一些差异。

4. 变换层厚的措施

（1）变换 RF 频率的范围。用作激发的 RF 不是单一频率而是一个范围内的频率，这个范围被称作带宽。带宽与扫描层厚有关，采用的带宽窄则扫描层厚薄，反之亦然。

（2）变换梯度磁场坡度。梯度磁场坡度陡峭则扫描层厚薄，坡度缓则厚。

第二节　磁共振成像系统的操作方法

一、磁共振成像系统的安全性与检查禁忌证

磁共振检查已经成为一种主要的影像学检查手段。正确使用磁共振检查是安全、有效的，然而，它也是唯一一种可以立即造成患者损伤甚至死亡的成像形式。磁共振具有较高的静磁场，当一个铁磁性物质靠近磁体时，产生两种形式的力：平移力和旋转力，均可造成严重的后果。因此，应严格禁止把铁磁性物质带入扫描室。

体内有植入物和磁或电触发装置的患者进入扫描室会造成严重的损伤。任何进入扫描室（或超过 5 高斯线）的人都应接受经过培训的 MRI 技师的检查。

1. MRI 检查的禁忌证

①带有心脏起搏器、疑有眼球金属异物、动脉瘤用银夹结扎术后患者。②检查部位存在不可卸除的金属物者。③病情危重并带有生命监护和维持系统者。④癫痫发作状态患者。⑤幽闭恐惧症患者。

2. MRI 检查的相对禁忌证

①无法控制或不自主运动者、不合作者。②妊娠 3 个月以内者。③高热或散热障碍者。④体内非检查部位有金属物者（如假牙、内固定器、宫内避孕环）。

以上人员慎做 MRI 检查，如需 MRI 检查，应事先向患者（或家属）做好解释说明工作，采取相应的措施（药物控制、尽可能去除金属异物等）后再行 MRI 检查。

二、磁共振扫描检查前准备工作

磁共振扫描前患者的准备工作应根据扫描部位和扫描方式而定，常规准备工作如下。

为防止患者将灰尘带进磁共振机房，患者在磁共振检查前应更换衣服和鞋子。为了解除患者的顾虑和紧张情绪，在磁共振扫描前应向患者做好解释工作。为了防止产生异物伪影，在扫描前请患者或帮助患者取下检查部位的饰物、异物及全身的金属物。在进行胸、腹部磁共振扫描前，应做好患者的呼吸训练工作，以减少由于患者呼吸而产生的移动伪影，并确保扫描层面的准确性。对昏迷和不合作的患者，可适当给予镇静剂，特殊情况下应给予麻醉剂。

三、磁共振成像系统的操作规程

在使用磁共振机以前，使用人员应详细阅读磁共振机操作手册，并熟悉磁共振机的性能和结构。磁共振机操作规程如下。

1. 开机

将磁共振机开关闭合，给磁共振机各系统接通电源。接通电源后，磁共振机进行自检。在磁共振机自检时，禁止按任何按键和移动鼠标。在磁共振机自检完成后，根据监视器屏幕上的提示进行下一步操作。

2. 清磁盘

磁盘是图像储存的重要工具。它的储存空间是有限度的，为了确保扫描工作不受影响，在对患者扫描前，应首先访问磁盘，了解磁盘存储的剩余空间是否够用。如果不够用，应将处理过的图像数据删除。

3. 扫描检查

医技人员应根据临床医师所开申请单的项目和扫描技术要求对患者进行磁共振扫描检查。

4. 关机和切断电源

在每日工作完成以后，按照磁共振机关机程序进行关机，并切断磁共振扫描机的电源。

四、患者进行磁共振扫描检查的操作程序

1. 患者资料的输入

在对患者进行磁共振扫描之前应将患者的姓名、性别、年龄、出生年月日、体重、磁共振号、住院号、普通 X 线检查号和 CT 检查号等资料输入到磁共振扫描仪内的计算机上。

2. 患者的检查体位

患者的体位应按照磁共振扫描申请单上所要求的扫描部位、操作人员所采取的扫描方法而定。其原则为：患者被合理地安置在扫描床上，在不影响扫描要求的前提下，应尽量使患者感到舒适。患者体位安置方法：利用检查床旁的操作台和（或）扫描架上的操作键，将检查床升高到扫描高度，将患者送到预定的扫描位置上。应打开定位灯对人体的扫描部位进行标志，在进行某些部位磁共振扫描时，还可使用头架、膝关节托、固定软垫、头部及体部固定带等定位辅助工具。

3. 确定扫描范围

常采用以下两种方法确定扫描范围：①先扫描一张定位片，在定位片上划出磁共振扫描的起点与终点。②在摆体位时，用定位指示灯直接从患者体表上定出扫描的起点位置。应尽量将扫描范围包括在所选线圈内。

4. 磁共振扫描

按临床与诊断要求选择冠状位、矢状位或横断位等位置对患者进行扫描检查。

5. 数据储存

将磁共振扫描所获得的影像数据储存到长期存储器。

五、图像显示与摄片

磁共振扫描图像在送交医师出诊断报告之前，应根据诊断的需要进行各种图像的处理或测量。由于计算机功能软件的不断开发，磁共振图像的后处理功能也越来越多，以下为几种与图像显示有关的图像后处理功能以及图像显示技术。

1. 窗口技术和图像缩放技术

选择适当的窗宽和窗位是数字图像后处理工作中的一项重要内容。为了得到较清晰的磁共振扫描图像，清晰地显示病灶，应正确地选择和运用窗口技术，并根据临床与诊断要求对图像进行适当的缩放处理。

2. 图像重建

为了观察病灶组织结构的形态、大小、范围、与相邻组织间的关系，需对所获信息进行图像重建。

3. 黑白反转与方向旋转、三维图像重建、多平面重组图像

图像黑白反转与方向旋转可按磁共振指令进行，也可在激光打印机上进行。三维图像重建与多平面重组图像请参阅"三维重建"的内容。

4. 摄片

用激光打印将磁共振扫描图像打印在胶片上。患者的所有磁共振扫描图像用一份胶片进行总结，供医师对患者的病情进行研究。

磁共振胶片上的图像质量，除与冲洗和摄片因素有关外，还与荧屏图像处理、显示技术有关。在摄片时应注意以下几个问题。

（1）窗宽、窗位：应根据病变情况和要观察的内容，选择合适的窗宽与窗位。

（2）按磁共振扫描顺序进行图像排列和摄片，以利于保持一个整体的概念。

（3）不要将平扫和增强扫描的图像进行交叉排列，应分别按其扫描顺序进行图像排列，以便系统分析。

（4）应将局部病灶进行放大、测量、重建的图像布置在序列图像的后面。

（5）图像幅式过小影响观察效果。幅式组合应简单化，图像太复杂影响美观。

第四章

超声成像技术

第一节 概述

一、基本原理

超声检查根据声像图特征对疾病作出诊断。超声波为一种机械波，具有反射、散射、衰减及多普勒效应等物理特性，通过各种类型的超声诊断仪，将超声发射到人体内，在传播过程中遇到不同组织或器官的分界面时，发生反射或散射形成回声，这些携带信息的回声信号经过接收、放大和处理后，以不同形式将图像显示于荧光屏上，即为声像图，观察分析声像图并结合临床表现可对疾病作出诊断。

二、基本概念

1. 超声波

超声波是指频率超过人耳听觉范围，即大于 20 000 Hz 的声波。能传播声波的物质称为介质。临床上常用的超声频率在 2～10 MHz。

2. 反射与折射

声波在人体组织内按一定方向传播的过程中遇到不同声阻抗的分界面，即产生反射与折射，可利用超声波的这一特性显示不同组织的界面、轮廓，分辨其相对密度。

3. 分辨力与穿透力

超声波具有纵向和横向分辨力，纵向分辨力与超声频率有关，频率越高，纵向分辨力越高；横向分辨力与声束的宽窄有关，声束变窄，可提高横向分辨力。

4. 声能的吸收与衰减

超声波在介质传播过程中其声能逐渐减少，称为衰减。在人体组织中衰减的一般规律是：骨组织 > 肝组织 > 脂肪 > 血液 > 纯液体。其衰减对特定介质来说是常数，超声通过液体几乎无衰减，而致密的骨化、钙化和结石，衰减值特别大，其后方减弱以致消失，出现声影。

5. 超声波的人体生物效应

超声波在人体组织中被吸收后转化为热能，使局部升温，并向周围组织传导。另外，超声波对人体组织还有空化作用和机械作用。声波超剂量的照射会对人体组织产生一定的损伤，临床应用中应注意超声照射的剂量和时间，根据不同个体和检查器官，限制在安全范围内。也可有目的地利用超声的人体生物效应达到某种治疗目的，如高能聚焦超声治疗肿瘤。

6. 多普勒效应

多普勒效应是指发射声源与接收器之间存在相对运动时，接收器收到的频率因运动而发生变化的物理现象。发射频率与接收频率之间的差值称为频移，与运动速度成正比。根据这一原理，多普勒技术可用于测量血流速度、血流方向及血流的性质（层流或湍流）。多普勒超声即根据这一效应研制，分为频谱多普勒和彩色多普勒成像两大类。

第二节 超声成像特点及主要应用

一、成像特点

通常把人体组织反射回声强度分为四级，即高回声、中等回声、低回声、无回声。对后方伴有声影的高回声，也称为强回声。

1. 强回声

如骨骼、钙化、结石和含气的肺，超声图像上形成非常明亮的点状或团块状回声，后方伴声影。但小结石、小钙化点可无声影。

2. 高回声

如血管壁、脏器包膜、瓣膜、肌腱、组织纤维化等，高回声与强回声的区别是不伴后方声影。

3. 中等回声

如肝、脾、胰腺实质等，表现为中等强度的点状或团块状回声。

4. 低回声

又称弱回声，为黯淡的点状或团块状回声，典型低回声为脂肪组织。

5. 无回声

病灶或正常组织内不产生回声的区域，典型者为尿液、胆汁、囊肿液和胸腹腔漏出液。

6. 暗区

超声图像上无回声或仅有低回声的区域，称为暗区，又可分为实性暗区和液性暗区。

7. 声影

由于障碍物的反射或折射，超声波不能到达的区域，即强回声后方的无回声区，称为声影，见于结石、钙化及致密软组织回声之后。

二、超声图像的分析与诊断

观察分析声像图时，应注意以下内容。

1. 定位

超声检查中为明确脏器或病变的方位，通常以体表解剖标志或体内重要脏器为标志标明方位，定位观察还应包括病变位于某脏器或脏器的某一部位。

2. 大小

脏器及病变组织的大小测量，通常测三维径线的最大值，即前后径、上下径及左右径，也可测面积和周径。

3. 外形

脏器的形态轮廓是否正常，有无肿大或缩小；如为占位性病变，其外形为圆形、椭圆形、分叶形或不规则形。

4. 边缘轮廓

脏器或肿块有无边界回声，是否光滑完整，有无模糊中断以及边缘回声强度如何，对病变性质的鉴别以及了解肿瘤的生物学活性等均有一定意义。

5. 内部结构特征

应注意观察内部回声的强度大小，分布是否均匀，回声形态如何以及结构是否清晰。

6. 后壁及后方回声

根据不同的后壁及后方回声，可对病变性质做进一步鉴别。

7. 周围回声及毗邻关系

根据局部解剖判断病变与周围结构的关系，有无压迫移位、粘连或浸润，周围结构内有无异常回声，有无局部淋巴结肿大和继发性管道扩张。

8. 位置及活动度

脏器位置是否偏移，固有的活动规律是否存在。病变的确切位置，是否随体位变动或呼吸运动而移动。

9. 量化分析

包括对脏器或病变进行径线、面积、体积等测量，以及应用多普勒超声观察病变或脏器内部的血流分布、走行及形态，对有关血流动力学参数进行测量。

三、主要应用

1. 超声解剖学和病变的形态学研究

超声检查可获得各脏器的断面声像图，显示器官或病变的形态及组织学改变，对病变作出定位、定量及定性诊断。

2. 功能性检查

通过检测某些脏器、组织的生理功能的声像图变化或超声多普勒图上的变化作出功能性诊断，如用超声心动图和多普勒超声检测心脏的收缩及舒张功能；用实时超声观察胆囊的收缩和胃的排空功能。多普勒超声技术的发展使超声从形态学检查上升至"形态—血流动力学"联合检查，使检查水平进一步提高。

3. 器官声学造影的研究

声学造影即将某种物质引入"靶"器官或病灶内，以提高图像信息量的方法。此技术在心脏疾病的诊断方面已经取得良好效果，能够观察心腔分流、室壁运动和心肌灌注情况，测定心肌缺血区或心梗范围及冠状动脉血流储备。目前此技术已推广至腹部及小器官的检查。

4. 介入性超声的应用

介入性超声包括内镜超声、术中超声和超声引导下进行经皮穿刺、引流等介入治疗。高能聚焦超声还可用来治疗肿瘤等病变。

四、优点和限度

1. 优点

（1）无放射性损伤，属无创性检查技术。

（2）能取得多方位的断面图像，并能根据声像图特点对病灶进行定位和测量。

（3）实时动态显示，可观察器官的功能状态和血流动力学情况。

（4）能及时得到检查结果，并可反复多次观察。

（5）设备轻便、易操作，对危重患者可行床边检查。

2. 限度

（1）超声对骨骼、肺和胃肠道的显示较差，影响成像效果和检查范围。

（2）声像图表现的是器官和组织的声阻抗差改变，缺乏特异性，对病变的定性诊断需要综合分析并与其他影像学表现和临床资料相结合。

（3）声像图显示的是某局部断面，对脏器和病灶整体的空间位置和构型很难在一幅图上清晰显示。三维超声技术可部分解决此问题。

（4）病变过小或声阻抗差不大，不引起反射，则难以在声像图上显示。

（5）超声检查结果的准确性与超声设备的性能以及检查人员的操作技术和经验有很大关系，为操作人员依赖性技术。

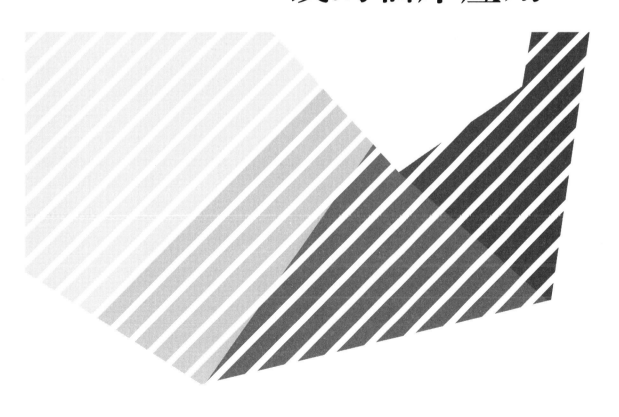

第二篇

X 线的临床应用

第五章

呼吸系统疾病的 X 线诊断

第一节　气管、支气管疾病

一、慢性支气管炎

1. 症状与体征

多见于老年人，咳嗽、咳痰，痰黏稠不易咳出。并发感染时，痰量增多，有时带血丝，多在冬、春季发病。

2. X 线表现（图 5-1）

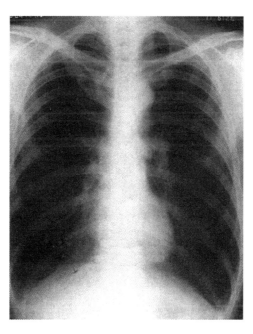

图 5-1　慢性支气管炎

（1）肺纹理增多、紊乱、扭曲，呈"轨道征"。

（2）弥漫性肺气肿。两肺透光度增高，膈肌低平，垂位心，桶状胸。

（3）肺动脉高压。右下肺动脉横径超过 15 mm。

（4）刀鞘征。

3. 诊断要点

（1）早期无异常征象。

1）肺纹理：增多、紊乱、扭曲，呈"轨道征"。

2）肺气肿。

3）并发症：肺大疱、继发感染。

4）肺纤维化。

5）肺动脉高压、肺心病。

6）刀鞘征。

（2）临床诊断标准：慢性进行性咳嗽连续 2 年以上，每年连续咳嗽、咳痰至少 3 个月，并除外全身性或肺部其他疾病。

4. 鉴别诊断

应与间质性肺炎、结缔组织病、尘肺、细支气管炎等鉴别。

5. 比较影像学与临床诊断

（1）X 线检查结合临床病史、症状是简单的诊断方法，随访目的是除外肺部其他疾病及发现并发症。

（2）CT 显示肺间质及肺实质有细微改变，是重要的补充手段。

（3）对心脏进行进一步检查，有无继发肺源性心脏病。

二、支气管扩张

1. 症状与体征

咳嗽、咳脓痰，病史较长，约半数患者咯血，多为成年人。病变广泛者有胸闷、气短。听诊可闻及啰音，少数患者有杵状指。

2. X 线表现（图 5-2）

（1）柱状支气管扩张。两下肺纹理增多、增粗，可见"轨道征"、不规则的杵状致密影即指套征。囊状支气管扩张，左下肺野可见囊状或蜂窝状阴影，囊底小液平。

（2）肺纹理增粗、模糊。

（3）肺片状阴影。

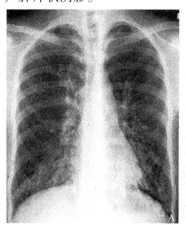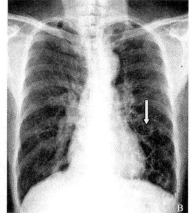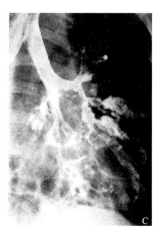

图 5-2　支气管扩张

A. 柱状支气管扩张；B、C. 囊状支气管扩张

3. 诊断要点

早期支气管扩张平片无异常。分柱状支气管扩张、囊状支气管扩张、曲张型支气管扩张。

（1）柱状支气管扩张：肺纹理多、增粗，可见"轨道征"、不规则的杵状致密影即指套征。

（2）囊状支气管扩张：可见囊状或蜂窝状影，囊底小液平。

（3）曲张型支气管扩张：病变支气管粗细不均，管腔形态不规则，末端呈囊状增宽。

（4）局限性胸膜增厚粘连。

（5）肺不张。

（6）肺内炎症。

4. 鉴别诊断

支气管扩张需与多发性肺囊肿鉴别。前者壁稍厚，且不规则，局部肺纹理增粗、紊乱，常继发于肺结核、慢性肺炎、肺间质纤维化、胸膜肥厚；后者壁较薄、光滑、个大，少有液平，常幼年发病，肺气囊可见圆形薄壁空腔，变化快，伴有肺内浸润。

5. 比较影像学与临床诊断

（1）支气管造影确定支气管扩张的部位、范围及类型，利于确定手术方案。

（2）CT、MRI 检出率高，可明确诊断及范围。

（3）多数患者有咯血史，依据典型症状、体征及 X 线表现，可作出初步诊断。CT 检查和支气管造影检查是主要诊断手段。

三、先天性支气管囊肿

1. 症状与体征

青壮年多见，较大囊肿会压迫肺或纵隔引起呼吸困难、发绀、咯血。并发感染时则有发热、咳嗽和咳脓痰等症状。

2. X 线表现（图 5-3）

（1）圆形或椭圆形阴影，密度均匀，边缘光滑清楚。

（2）囊腔内出现液平面，并发感染呈环形透亮阴影。

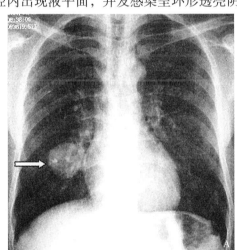
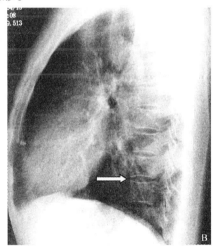
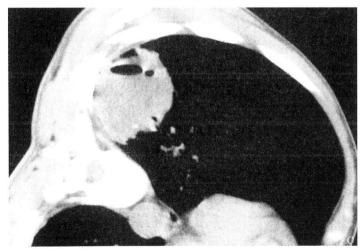

图 5-3　先天性支气管囊肿

A、B X 线表现；C. 同一患者 CT 表现

3. 诊断要点

本病多发生在肺内，少数在纵隔内。

（1）单发性囊肿多见于下叶，多发性囊肿可见于一叶、一侧或双侧肺野。

（2）含液囊肿：单发含液囊肿为圆形或椭圆形，密度高且均匀，边缘清楚锐利，囊壁可见弧形钙化，周围肺组织清晰，深呼吸时大小、形态改变。

（3）液—气囊肿：囊腔内出现液平面。

（4）多发性肺囊肿呈蜂窝肺。

（5）含气囊肿：呈薄壁环状透亮影。

（6）囊肿周围的炎性浸润或肺不张。

（7）胸膜增厚。

4. 鉴别诊断

（1）肺大疱：多发于肺外围部。

（2）结核空洞：周围有卫星灶，有结核病史，好发于肺上叶尖后段及下叶背段，钙化有助于鉴别，痰检可查到结核分枝杆菌。

（3）肺隔离症：类似于支气管含液囊肿，但其较恒定的发病部位及血供可鉴别。

（4）急性肺脓肿：起病急，有炎症期，抗感染治疗后病灶逐渐缩小而吸收，动态观察易鉴别。

5. 比较影像学与临床诊断

结合临床情况，患者较年轻，病程较长，有反复发作的呼吸道感染病史，X线检查可以诊断。CT值能显示病变成分结构；MRI信号强度可确定囊液的成分；痰检及抽出物常规检查，均有助于确诊。

四、气管、支气管异物

1. 症状与体征

剧烈的刺激性咳嗽，胸痛、发绀、呼吸困难及气喘等。可继发阻塞性肺炎、肺不张，咳嗽、发热、白细胞计数增多等炎性感染表现。

2. X线表现（图5-4）

（1）患侧肺野透过度增高，膈肌低平，肋间隙增宽。

（2）纵隔、气管左移。

（3）透视下可见纵隔摆动。

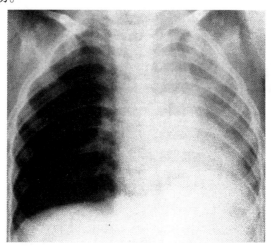

图5-4 支气管异物

3. 诊断要点

（1）儿童多见，常有呛咳史，分为植物性、动物性、矿物性异物。

（2）直接征象：动物性、矿物性异物不透 X 线，胸片正侧位直接显示其部位、形态和大小。

（3）间接征象：植物性、部分动物性支气管异物，出现肺不张、纵隔摆动、阻塞性肺气肿及肺部感染；两肺肺气肿，吸气、呼气时，两肺改变不明显。

4. 鉴别诊断

气管内不透 X 线异物需与食管异物鉴别。在侧位胸片上，气管异物位于气道的透明影内，食管异物在气管后方。气管内异物若为片状或扁形时，其最大径与身体矢状面一致，最小径与冠状面一致，而食管异物则与其相反。食管吞钡检查有助于两者鉴别。

5. 比较影像学与临床诊断

患者有吸入异物病史及相应症状，临床诊断可确立，X 线检查的目的在于确诊及定位，不能直接显示的异物可根据气道阴影及间接征象判断。CT 的诊断较 X 线敏感，可先行检查，必要时行食管造影和纤维支气管镜明确诊断。

第二节　肺部炎症

一、大叶性肺炎

1. 症状与体征

多发于青壮年，起病急，以突然高热、寒战、胸痛、咳嗽、咳铁锈色痰为临床特征。

2. X 线表现（图 5-5）

（1）实变期。患侧肺上野分布大片状致密影，水平裂侧平直，分界锐利，含空气支气管征。

（2）消散期。患侧肺上野散在分布大小不一和不规则的斑片状、条索状阴影。

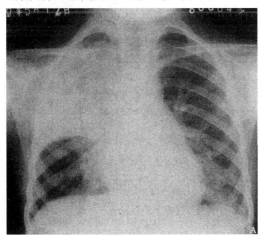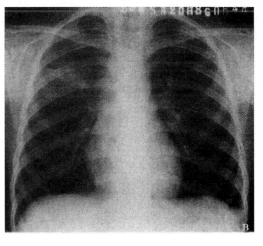

图 5-5　大叶性肺炎

A. 实变期；B. 消散期

3. 诊断要点

（1）大叶性肺炎多为肺炎链球菌等细菌引起。分四期：充血期、红色肝样变期、灰色肝样变期、消散期。咳铁锈色痰为临床特征。

（2）充血期表现，肺纹理增粗，边缘模糊，局部透过性降低；实变期表现，沿肺叶、肺段分布的大片状致密影，叶间裂侧有平直的分界，含空气支气管征；消散期表现，散在分布大小不一和不规则的斑片状、条索状阴影。

（3）白细胞总数及中性粒细胞数增高。

4. 鉴别诊断

（1）大叶性肺炎实变期需与肺结核干酪样肺炎、肺不张鉴别。

（2）消散期需与浸润型肺结核鉴别，应重视临床症状和病史。

5. 比较影像学与临床诊断

大叶性肺炎常有典型临床表现，结合影像学检查即可诊断。CT 检查有利于早期检出和鉴别诊断，显示早期炎性改变，可见空洞。可行痰液检查，查血常规、红细胞沉降率。

二、腋段炎症

1. 症状与体征

发热、咳嗽、咳痰。

2. X 线表现（图 5-6）

（1）患侧肺上叶中外带可见片状或三角形致密影，其内有空气支气管征。

（2）侧位片肺门上方可见三角形致密影，邻近叶间裂边缘锐利、上缘模糊。

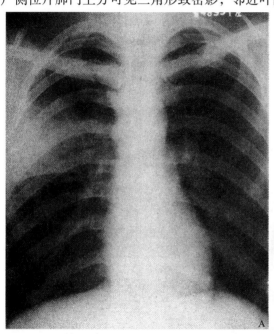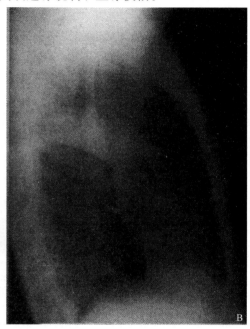

图 5-6　腋段炎症
A. 正位；B. 侧位

3. 诊断要点

（1）腋段是由肺前段的外侧支及后段的水平支共同组成，容易感染发生实变，具有特征性改变，平片诊断准确。

（2）患肺上野中外带可见三角形致密影、空气支气管征，侧位片肺门上方可见三角形致密影，下缘锐利。

三、支气管肺炎

1. 症状与体征

发热为主要症状，可有咳嗽、呼吸困难、发绀及胸痛。极度衰弱的老年人，因机体反应力低，体温可不升高，白细胞总数也可不增加。

2. X 线表现（图 5-7）

（1）两下肺纹理增粗、边缘模糊，伴小片状模糊阴影。

（2）患侧下肺内带小叶性肺气肿、肺不张。

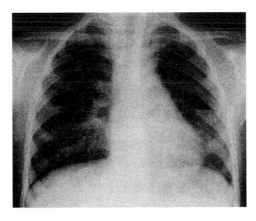

图 5-7　支气管肺炎

3. 诊断要点

（1）多见于婴幼儿、老年人及极度衰弱的患者或为术后并发症。

（2）肺纹理增强、增粗、模糊。

（3）沿肺纹理分布斑片状阴影。

（4）小叶性肺气肿，小叶性肺不张。

（5）空洞，肺气囊。

4. 鉴别诊断

细菌、病毒及真菌等均可引起支气管肺炎，病原学检查多为金黄色葡萄球菌、链球菌。影像学鉴别支气管肺炎的病原性质比较困难。

5. 比较影像学与临床诊断

（1）好发于老年人或婴幼儿，查血常规，痰培养找病原菌。小叶性肺炎有明显的临床症状，结合影像学表现常可作出诊断。

（2）CT 显示小空洞及细微改变，对迁延或反复发作者，CT 检查可发现有无并发支气管扩张。

四、病毒性肺炎

1. 症状与体征

多见于小儿，可有高热、咳嗽、气急，常有病毒感染病史。

2. X 线表现（图 5-8）

（1）两肺野中内带多见小结节状、斑片状阴影，边缘模糊，可融合成大片状，心脏增大。

（2）肺纹理增强，肺气肿。

（3）肺门大、模糊。

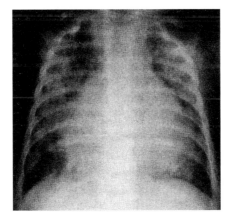

图 5-8　病毒性肺炎

3. 诊断要点

腺病毒、合胞病毒、流感病毒、麻疹病毒及巨细胞病毒均为病毒性肺炎较常见的致病病毒；在病毒性肺炎中除流感病毒性肺炎之外，其余均常见于小儿。

4. 鉴别诊断

需与细菌性肺炎鉴别，腺病毒肺炎表现为大叶阴影与小结节阴影并存，肺纹理增强与肺气肿明显；合胞病毒肺炎可表现为两中下肺野多发小结节；粟粒型肺结核表现为"三均"，即病灶分布均匀、大小均匀和密度均匀，肺纹理不能显示。

5. 比较影像学与临床诊断

可行血常规、痰液检查；病灶多在 1~2 周吸收。CT 有助于细小病变的检出。

五、肺炎克雷伯菌肺炎

1. 症状与体征

发病急，发热、咳嗽、咳痰，咳黄绿色脓性痰，量多，黏稠带血或为血痰。

2. X 线表现（图 5-9）

（1）两肺大片状阴影，密度均匀。

（2）叶间胸膜下坠。

（3）胸腔积液。

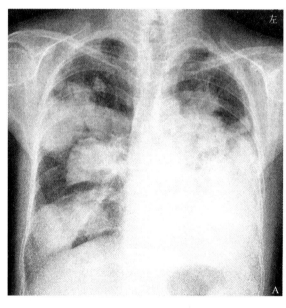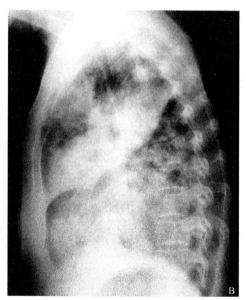

图 5-9 肺炎克雷伯菌肺炎
A. 正位；B. 侧位

3. 诊断要点

（1）多见于老年、营养不良及全身衰弱的患者。

（2）大叶阴影，密度均匀或有透亮区，病变肺叶体积增大或有斑片状融合阴影。

（3）叶间胸膜下坠。

（4）胸腔积液。

（5）细菌学培养显示肺炎克雷伯菌阳性。

4. 鉴别诊断

应与大叶性肺炎鉴别。

5. 比较影像学与临床诊断

肺炎克雷伯菌肺炎的影像表现与其他细菌性肺炎相同，仅根据影像鉴别诊断困难，有赖于细菌学检查鉴别。

六、肺脓肿

1. 症状与体征

急性肺脓肿急性起病，可有发热、咳嗽、胸痛、咳脓臭痰，有时咯血，白细胞总数明显增加。慢性肺脓肿可由急性肺脓肿迁延不愈发展而来，以咳嗽、咯血和胸痛为主要表现，白细胞总数可无明显变化。

2. X 线表现（图 5-10）

（1）急性肺脓肿。患侧肺中野单发，厚壁空洞，壁不规则且模糊，洞内液平面，空洞外可见斑片状浸润影。

（2）慢性肺脓肿。患侧肺多发大小不等的空洞，边界清楚、壁厚，脓肿附近局限性胸膜肥厚粘连。

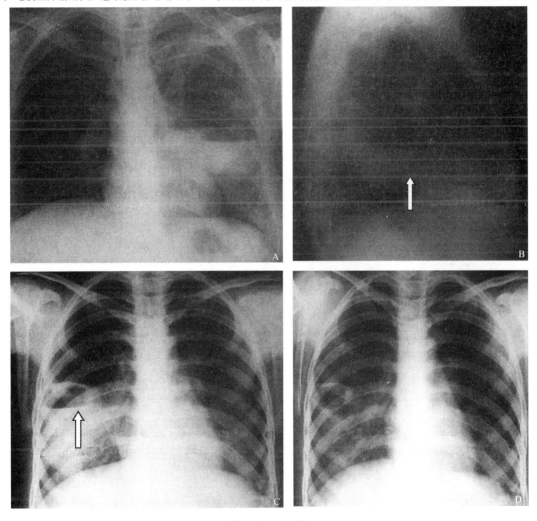

图 5-10　肺脓肿
A、B. 慢性肺脓肿；C、D. 急性肺脓肿

3. 诊断要点

肺脓肿分为吸入性、直接侵犯和血源性 3 种类型。

（1）肺脓肿是化脓性细菌所引起的肺实质的炎性病变、坏死和液化。好发于上叶后段及下叶背段。分为急性肺脓肿和慢性肺脓肿。

（2）急性肺脓肿表现为炎症期大片状致密影，空洞期中心低密度区，厚壁空洞，伴有液—气平面或液—液平面，内壁光滑。

（3）慢性肺脓肿见多个空洞相连，液平面较低，壁光滑。

（4）脓胸或脓气胸。

4. 鉴别诊断

（1）结核空洞内多无气—液平面，周围常有卫星病灶，同侧或对侧伴有结核播散灶。

（2）癌性空洞壁不均匀，呈偏心半月状，内壁可见结节。

（3）肺脓肿抗生素治疗动态变化快。

5. 比较影像学与临床诊断

肺脓肿仅根据影像表现鉴别较困难，查痰找结核菌或癌细胞对疾病诊断有帮助。CT 环形强化有助于诊断。穿刺活检、痰液检查找到结核菌或癌细胞可帮助诊断。

第三节　肺结核

一、原发型肺结核

1. 症状与体征

最常见于儿童，少数可见于青年。初期症状不明显，可有低热、轻咳、食欲减退、盗汗、无力及精神萎靡。病变范围较大或因增大的淋巴结压迫支气管引起肺不张，可有叩诊浊音、呼吸音减弱等体征。

2. X 线表现

（1）原发综合征：原发病灶、淋巴管炎与肿大的肺门淋巴结连接在一起，形成哑铃状(图 5-11A)。

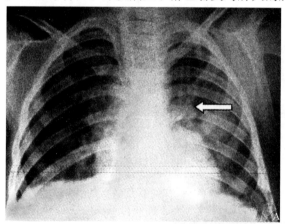
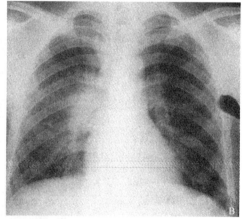
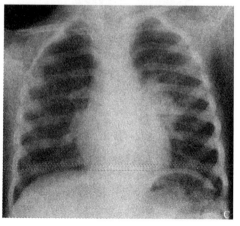

图 5-11　原发型肺结核

A. 原发综合征；B. 炎症型；C. 肿块型

（2）胸内淋巴结结核：原发病灶吸收，表现为纵隔或肺门淋巴结肿大、肺门周围炎（图 5-11B、图 5-11C）。

3. 诊断要点

（1）初次感染结核菌所引起的肺结核病称为原发型肺结核，多见于儿童。分为原发综合征、胸内淋巴结结核。

（2）原发综合征表现。为原发病灶、淋巴管炎与肺门淋巴结炎，双极期呈哑铃状。

（3）胸内淋巴结结核分为炎症型和肿块型。炎症型表现为纵隔、肺门淋巴结肿大及周围片状及模糊炎症（图 5-11B）；肿块型表现为纵隔、肺门淋巴结肿大，边缘光滑（图 5-11C）。

4. 鉴别诊断

应与非结核性肺炎、急性肺脓肿、淋巴瘤相鉴别。

5. 比较影像学与临床诊断

X 线检查是发现和诊断肺结核的主要方法，痰结核菌检查是诊断肺结核活动性的主要依据。CT 能清楚显示病灶结构，发现病灶胸膜的改变。MRI 诊断胸内淋巴结明显优于 CT、X 线。

二、血行播散型肺结核

1. 症状与体征

结核杆菌毒力及短时间内侵入血液的量可决定临床表现。可有高热、咳嗽、呼吸困难、头痛、昏睡及脑膜刺激等症状，红细胞沉降率多增快。也可发病不明显。

2. X 线表现

（1）急性粟粒型肺结核：两肺自肺尖到肺底有弥漫性粟粒状阴影，边界不清，病灶分布均匀，大小为 1～2 mm，密度均匀，肺纹理未能清楚显示（图 5-12A）。

（2）亚急性及慢性血行播散型肺结核：两肺中上肺野分布大小不等、密度不均的阴影，肺尖部纤维化或钙化，中下肺野渗出及增殖（图 5-12B）。

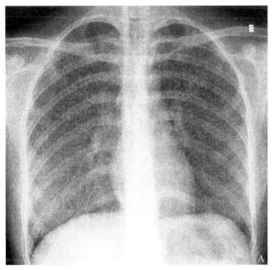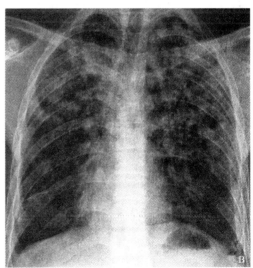

图 5-12　血行播散型肺结核
A. 急性粟粒型肺结核；B. 亚急性及慢性血行播散型肺结核

3. 诊断要点

（1）血行播散型肺结核分为急性粟粒型肺结核和亚急性及慢性血行播散型肺结核。

（2）急性粟粒型肺结核，粟粒状病灶表现为"三均"，即病灶分布均匀、大小均匀和密度均匀。

（3）亚急性及慢性血行播散型肺结核，呈分布不均、密度和大小不均的三不均。

（4）红细胞沉降率增快，结核菌素试验可呈阳性。

4. 鉴别诊断

如发生在成年人，应与细支气管炎相鉴别，痰内查到炎性细胞，则可区别。亚急性及慢性血行播散型肺结核应与急性粟粒型肺结核鉴别。

5. 比较影像学与临床诊断

查痰和结核菌素试验有助于本病诊断；CT 对早期病变显示清楚；MRI 对病变信号有差异，不用于该病的检查；急性粟粒型肺结核需摄胸片，不应选择透视。

三、浸润型肺结核

1. 症状与体征

可有发热、乏力、盗汗、咳嗽、咯血、胸痛及消瘦，时好时坏是本型肺结核临床经过的特点。

2. X 线表现

患侧肺下叶背段多发斑片状或云絮状边缘模糊阴影，密度不均。患侧肺上野薄壁空洞，两上肺渗出、增殖、纤维化（图 5-13）。

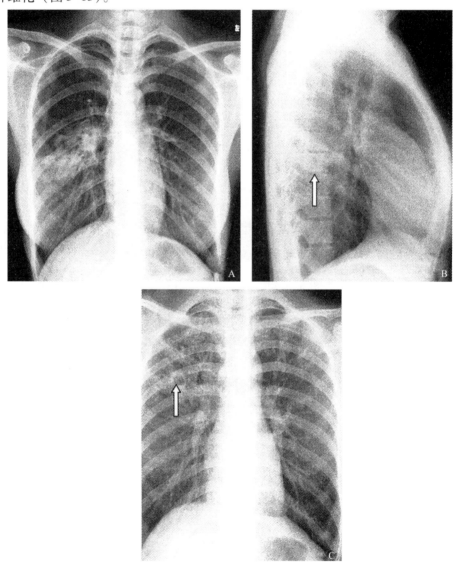

图 5-13　浸润型肺结核

A、B. 浸润型肺结核；C. 结核空洞

3. 诊断要点

（1）小斑片状、云絮状边缘模糊渗出病灶、增殖球形病灶及纤维化钙化等多性质病灶，密度多种多样。

（2）下叶背段及上叶尖后段为好发部位。

（3）空洞内缘规则，形态光整、壁薄、圆形，无液平。

（4）支气管播散或血行播散。

（5）红细胞沉降率增快，痰结核菌素试验阳性率高。

4. 鉴别诊断

（1）与大叶性肺炎消散期鉴别，后者有高热及实变期病史。

（2）与支原体肺炎鉴别，后者病灶密度稍淡且病灶密度一致，短期内就可以吸收。

（3）空洞应与癌性偏心空洞鉴别。

5. 比较影像学与临床诊断

午后低热、盗汗、红细胞沉降率增快，白细胞计数正常。CT、MRI 能显示病灶内部及周边，纵隔及胸膜改变有助于鉴别诊断。

四、肺结核球

1. 症状与体征

症状可不明显，或有结核中毒症状。

2. X 线表现（图 5-14）

（1）患侧肺上叶尖后段边缘光滑清楚的球形或近似球形阴影。

（2）密度较高且均匀，球内钙化。

（3）球周有卫星灶。

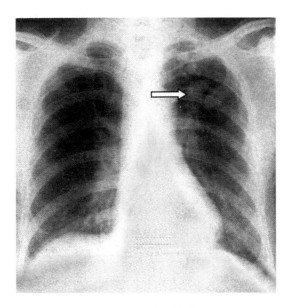

图 5-14　肺结核球

3. 诊断要点

（1）球周卫星灶。

（2）结核球大小为 2 ~ 3 cm，边缘光滑，球形或近似球形阴影，多发生于上叶尖后段与下叶背段。

（3）其内常单发钙化。

（4）近胸膜处有线状或幕状粘连。

4. 鉴别诊断

应与周围型肺癌鉴别。

5. 比较影像学与临床诊断

CT表现与X线胸片相似，但易于发现结核灶的细微改变，如显示结核球内的钙化及卫星灶，CT增强扫描显示结核球常不强化或表现为边缘轻度环状强化。

五、干酪性肺炎

1. 症状与体征

多见于机体抵抗力差、对结核菌高度过敏的患者。

2. X线表现（图5-15）

（1）患侧肺上野可见肺叶实变影。

（2）无壁空洞。

（3）两肺内播散的斑片状阴影。

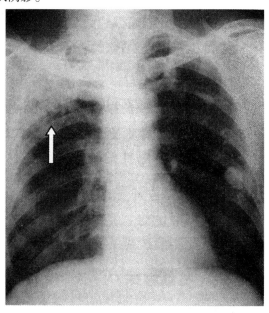

图5-15 干酪性肺炎

3. 诊断要点

（1）分大叶性及小叶性，大叶性为大片渗出性结核性炎、干酪化或慢性炎症所形成，也可由多个小的干酪性病灶融合而成。

（2）范围在一个肺段、一个肺叶的致密实变阴影，轮廓模糊。

（3）其内虫蚀状空洞。

（4）支气管播散灶或小叶性病灶。

（5）小叶性呈小斑片致密影。

4. 鉴别诊断

（1）大叶性肺炎起病急，好发于青壮年，表现为一个或多个肺叶、肺段的实变，实变期病灶密度均匀，有空气支气管征。

（2）肺不张表现为一个肺叶或肺段缩小且密度增高、均匀。

5. 比较影像学与临床诊断

CT易检出病变内及周围细微病灶，如小空洞。

六、慢性纤维空洞型肺结核

1. 症状与体征

反复低热、咳嗽、咳痰、咯血、胸痛与气短。

2. X 线表现（图 5-16）

（1）患侧上肺野内可见不规则空洞，其周有广泛的纤维化病灶。

（2）病变广泛，患侧胸廓塌陷，患侧肺门向上移位，肺纹理状似垂柳。

（3）纵隔向患侧移位，邻近代偿性肺气肿，患侧胸膜肥厚粘连。

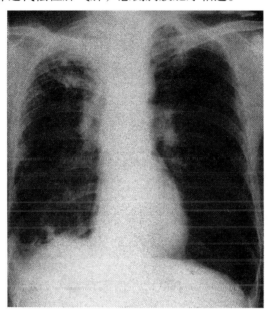

图 5-16 慢性纤维空洞型肺结核

3. 诊断要点

该病为各型结核反复发作、恶化后的结果。

（1）锁骨上下区新老不一的片状、条索状致密影，多为纤维化。

（2）不规则空洞。

（3）两下支气管播散灶。

（4）胸膜肥厚。

（5）肺气肿、肺大疱。

（6）肺门上移，肺纹理呈垂柳状。

（7）痰液检查较易查出结核菌。

4. 比较影像学与临床诊断

该病预后多不良，导致肺心病、肺硬变，应痰液检查结核菌，确诊有无活动性。钙化灶 MRI 不如 CT 直观明确。

七、结核性胸膜炎

1. 症状与体征

分为干性胸膜炎和渗出性胸膜炎。干性胸膜炎以发热及胸部剧烈疼痛为主要症状，深呼吸及咳嗽时胸痛加重，听诊可闻及胸膜摩擦音，进一步发展可出现胸腔积液。渗出性胸膜炎可有发热、胸痛，积液量多时可出现气急。

2. 诊断要点

结核性胸膜炎主要表现为胸腔积液和胸膜肥厚、粘连。

（1）游离性胸腔积液：少量积液时液体首先聚积于后肋膈角，故站立后前位检查难以发现，需使患者向一侧倾斜达60°或取患侧在下的水平投照，才能发现液体沿胸壁内缘形成窄带状均匀致密影。液体量在300 mL以上时，侧肋膈角变平、变钝。透视下液体可随呼吸体位改变而移动，借以同轻微的胸膜肥厚、粘连鉴别。液体量较多时，由于液体的重力作用而积聚于胸腔下部的肺四周，表现为下肺野均匀致密，肋膈角完全消失。膈影不清。

（2）局限性胸腔积液：积液局限于胸腔的某一部位，X线表现为自胸壁向肺野突出的半圆形或梭形致密影，密度均匀，边缘光滑锐利，其上、下缘与胸壁的夹角常为钝角。发生于纵隔旁，积液可局限于上或下部。少量呈位于纵隔旁的三角形致密影，基底在下。液体量较多时，外缘呈弧形突出，侧位表现纵隔密度增高，但无清楚边界。

（3）胸膜粘连肥厚：胸膜肥厚与粘连常同时存在。轻度胸膜肥厚、粘连多见于肋膈角处，X线表现为肋膈角变浅、变平，呼吸时膈运动受限，膈顶变平直而不呈圆顶状。膈胸膜的粘连有时表现为膈上缘的幕状突起。广泛胸膜肥厚时，可显示为肺野密度增高，沿胸廓内缘出现带状致密影，肋间隙变窄，甚至引起纵隔向患侧移位。

第六章

循环系统疾病的 X 线诊断

第一节　冠状动脉粥样硬化性心脏病

一、症状与体征

本病主要侵犯主干及大分支，如前降支的近心段、右冠状动脉和右冠支。由于血流受阻，心肌出现缺血、梗死，严重者出现心室壁瘤。

二、X 线表现

1. 轻度心肌缺血

X 线往往无明显阳性发现。

2. 心肌梗死

心肌梗死的 X 线征象为梗死区搏动异常，此为主要 X 线征象，可出现典型的矛盾运动、搏动幅度减弱或搏动消失等。较广泛或多发的心肌梗死、心力衰竭或心包积液可使心影增大。心力衰竭常从左心开始，以后波及右侧。偶可见血栓钙化。

3. 心室膨胀瘤

心室边缘局部隆起，可见矛盾运动、搏动减弱或消失。

三、典型病例

冠状动脉粥样硬化性心脏病患者，女，52 岁，主动脉弓处可见弧形钙化影（图 6-1）。

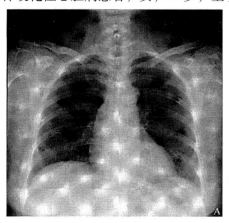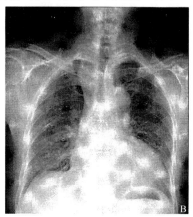

图 6-1　冠状动脉粥样硬化性心脏病

A. 正位；B. 左前斜位

第二节　风湿性心脏病

一、症状与体征

临床症状以劳累后心悸为主，重者可有咯血、端坐呼吸、肝大、下肢水肿等症状，心尖区可闻及舒张期隆隆样杂音。

二、X线表现

不同摄片体位的表现如下。

1. 后前位

两侧肺淤血，上肺静脉扩张，下肺静脉变细，血管模糊，重者出现肺静脉高压征象，如间质性或肺泡性水肿，Kerley线等。左心房增大导致右心缘可见双心房影和（或）心影中央密度增高。主动脉结因心搏量少及心脏旋转而变小。肺动脉段隆起，肺动脉增粗、模糊。左心缘出现第三心弓（左心耳），左下心缘平直，心尖上翘，当有关闭不全时则左心室增大，左下心缘长径与横径均增大，重者左支气管上抬，气管分叉角增大。

2. 右前斜位

心前间隙缩小，肺动脉段隆起，左心房增大，心后上缘后突，压迫充钡食管。

3. 左前斜位

心前间隙缩小，肺动脉段隆起，左主支气管受压上抬。

4. 侧位

胸骨后心脏接触面增加，食管受左心房压迫而后移，单纯狭窄者心后三角存在，关闭不全时缩小或消失。

三、典型病例

风湿性心脏病患者，女，32岁。两肺纹理增多增粗，以两上肺为著，肺门影粗乱模糊，呈淤血性改变，肺动脉段平直，左心缘向左下延伸，右心可见双重阴影，左前斜位可见食管向后移位，心后缘向后延伸，肺动脉圆锥（右室流出道）膨隆（图6-2）。

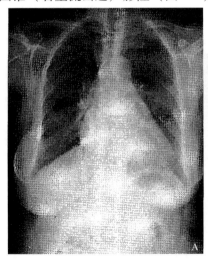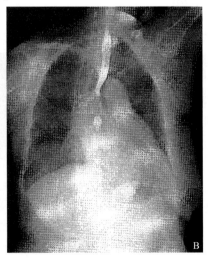

图 6-2　风湿性心脏病

A. 正位；B. 左前斜位

第七章

消化系统疾病的 X 线诊断

第一节　咽部病变

一、咽部异物

1. 临床特点

咽部异物多属意外情况下经口进入。尖锐细长物品如鱼刺、麦芒、竹丝等，可刺入腭扁桃体、咽侧壁、舌根或会厌谿等处。较大异物常停留于梨状窝。尖锐异物可刺透并穿过咽黏膜，埋藏于咽后壁，引起继发感染，甚至造成脓肿。

2. X 线表现

咽部异物有高密度及低密度两种。高密度异物，平片即可完全显现异物位置、形态和大小，并可见咽部软组织肿胀和脓肿；低密度异物，需做钡餐检查，表现为充盈缺损即异物的一个侧面，以及咽部功能紊乱、咽部软组织改变。异物很小时，造影不一定显现，可用钡剂拌棉絮观察，显示钡絮滞留咽部，结合病史进行诊断。

3. 鉴别诊断

结合临床病史及颈部 X 线透视、摄片和服钡检查，可以判断有无异物及并发症的存在。

4. 临床评价

详细询问病史和分析症状可以初步诊断。大多数患者有异物咽下史并在查体时发现异物，部分患者开始有刺痛，检查时未见异物，可能是黏膜擦伤所致，此症状一般持续时间较短。对于疼痛部位不定，总觉咽部有异物存留，发生数日后来就诊者，应注意与咽异感症或慢性咽炎相鉴别（图7-1、图7-2）。

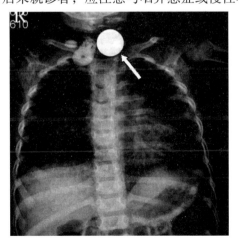

图 7-1　咽部金属异物
咽部见圆形金属密度影，有异物误服史

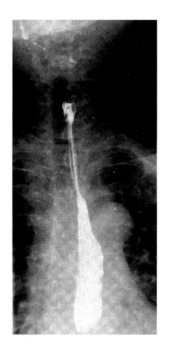

图 7-2　咽部异物
食管钡棉透视示咽部钡棉悬挂，有鱼刺误服史

二、咽壁脓肿

1. 临床特点

本病多见于异物刺伤后，也可因颈椎化脓性或结核性感染所造成。脓肿多位于咽后壁，由于软组织肿胀或脓肿的压迫使咽部变形。

2. X 线表现

除 X 线平片可见咽壁软组织肿胀、咽部受压，以及咽部移位、咽部与颈椎间距离增加外，有时可于肿胀影内见有积气或小液平面。

三、颈椎病

1. 临床特点

颈椎退行性改变，常使椎体骨赘形成，颈椎序列变直，增生骨刺可压及下咽部，造成吞咽困难及异物感。

2. X 线表现

颈椎间隙狭窄，椎体骨赘形成，压迫下咽部后壁形成一明显压迹。

第二节　食管病变

一、食管癌

1. 临床特点

食管癌是我国常见的恶性肿瘤之一，也是引起食管管腔狭小与吞咽困难的一种最常见的疾病。绝大多数食管癌为鳞状上皮细胞癌，但食管下端也可以发生腺癌。统计表明，食管癌好发于胸中段，胸下段次之，颈段与胸上段最少。

早期食管癌（限于黏膜及黏膜下层）的病理形态可分为平坦型、轻微凹陷型与轻微隆起型。随着癌的深层浸润，以及不同的生长方式，一般可分为息肉型、狭窄型、溃疡型与混合型。早期食管癌很少有症状，需做脱落细胞学检查才能发现。但肿瘤生长至一定大小，则出现持续性、进行性吞咽困难。一般说来，男性多于女性，40 岁以上患者多见。

2. X 线表现

（1）早期食管癌：食管黏膜纹增粗、中断、迂曲，可见单发或多发的小龛影，局限性充盈缺损，局限性管壁僵硬（图 7-3）。

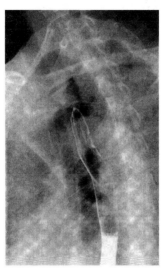

图 7-3　早期食管癌

食管中段黏膜中断、破坏，管壁稍僵硬，管腔未见明显狭窄

（2）中、晚期食管癌：黏膜纹破坏，充盈缺损，管壁僵硬，管腔狭窄，通过受阻与软组织肿块等。根据大体标本结合 X 线表现分述如下。

1）息肉型：肿瘤向腔内生长为主，呈不规则的充盈缺损与偏心性狭窄。但也有肿块向壁外生长，犹如纵隔肿瘤，也称为外展型（图 7-4）。

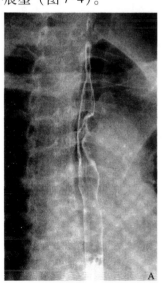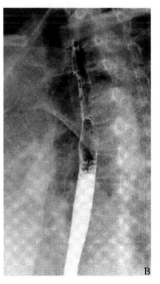

图 7-4　食管癌（息肉型）

食管中段腔内可见不规则的充盈缺损，食管偏心性狭窄

2）狭窄型：即硬性浸润癌，以环形狭窄为主要特点，范围为 3~5 cm，上段食管明显扩张（图 7-5）。

3）溃疡型：呈长条状扁平形壁内龛影，周围隆起，黏膜纹破坏，管壁僵硬，扩张较差，但无明显梗阻现象（图 7-6）。

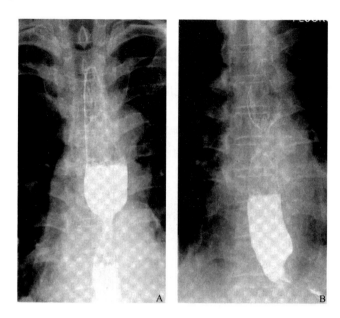

图 7-5　食管癌（狭窄型）
食管中段见环形狭窄，黏膜破坏，管壁僵硬，钡剂通过受阻，狭窄段上方食管扩张

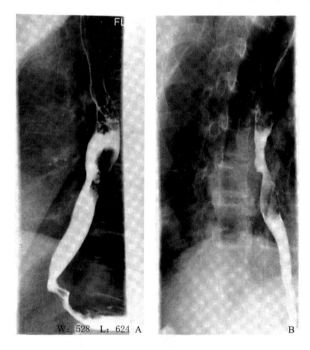

图 7-6　食管癌（溃疡型）
食管中段见管腔狭窄，黏膜中断、破坏，内见不规则龛影

4）混合型：具备上述两种以上的 X 线特征。

（3）并发症。

1）穿孔与瘘管形成：仅少数病例可出现食管气管瘘，也可向纵隔穿破，形成纵隔炎与纵隔脓肿。

2）纵隔淋巴结转移可出现纵隔增宽，气管受压等 X 线征。

3. 鉴别诊断

（1）食管良性肿瘤：表现为向腔内凸出的偏心性充盈缺损，呈半球状或分叶状。切线位肿瘤上、下端与正常食管分界清楚，钡剂通过肿瘤时呈偏流或分流，转动体位可发现管腔增宽，肿物不造成梗阻，上方食管无扩张。肿瘤局部食管黏膜皱襞展平消失，其对侧黏膜光整，无破坏性改变，附近食管壁柔和光滑。

（2）贲门失弛缓症：贲门失弛缓症的狭窄段是胃食管前庭段两侧对称性狭窄，管壁光滑呈漏斗状，食管黏膜无破坏。用解痉药可缓解梗阻症状，吸入亚硝酸异戊酯后贲门暂时舒展，可使钡剂顺利通过。

（3）消化性食管炎：易与食管下段浸润癌混淆。炎症后期瘢痕狭窄常在下 1/3，但仍能扩张，无黏膜破坏。食管壁因癌肿浸润而僵硬，不能扩张，边缘不规则，黏膜皱襞有中断、破坏。

（4）食管静脉曲张：食管静脉曲张管壁柔软，没有梗阻的征象，严重的食管静脉曲张，管张力虽低，但仍有收缩或扩张功能，而癌的食管壁僵硬，不能扩张或收缩，局部蠕动消失。

（5）食管外压性改变：纵隔内肿瘤和纵隔淋巴结肿大等压迫食管，产生局限性压迹，有时并有移位，黏膜常光滑完整无中断、破坏。

4. 临床评价

食管癌的放射学检查主要是确定诊断及侵蚀范围。食管癌的中晚期 X 线改变较为明显，诊断并不困难。而早期食管癌由于癌组织仅限于黏膜及黏膜下层，病变表浅，范围小，因此 X 线改变很不明显，容易漏诊和误诊。所以 X 线检查时，必须多轴透视和点片，并采取双对比造影检查，能显示得更清楚。在诊断过程中，既要确定肿瘤类型，又要对肿瘤侵犯范围、黏膜皱襞的变化、狭窄的程度、食管壁僵硬程度等指标进行观察记录，食管周围的侵蚀及淋巴结转移则必须依靠 CT 或 MRI 进行检查，以指导分期，便于临床治疗。

二、食管炎

1. 腐蚀性食管炎

（1）临床特点。吞服化学性腐蚀性制剂（如强酸、强碱）所致，重者可发生食管破裂而引起纵隔炎，轻者则引起不同程度的瘢痕狭窄。

（2）X 线表现。

1）病变较轻时，早期可见食管下段痉挛，黏膜纹尚存在，一般无严重后果。重症病例则表现为中、下段，甚至整个食管，都有痉挛与不规则收缩现象，边缘呈锯齿状，可见浅或深的溃疡龛影，有时因环肌痉挛严重，下段可呈鼠尾状闭塞（图 7-7）。

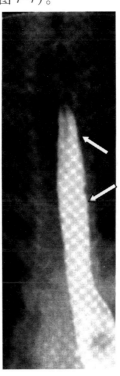

图 7-7 腐蚀性食管炎
食管钡餐透视检查示食管上段壁边缘毛糙，患者有误服强碱病史

2）病变后期，因瘢痕收缩而出现范围比较广泛的向心性狭窄，狭窄多在生理性狭窄部位，狭窄上段食管扩张程度较轻，病变食管与正常食管之间无明确分界，呈逐渐移行性过渡。

（3）鉴别诊断。浸润型食管癌：狭窄上段食管明显扩张，病变与正常食管之间分界截然。

（4）临床评价。应在急性炎症消退后进行钡餐造影检查，以观察病变的范围与程度。如疑有穿孔或有食后呛咳的患者，宜用碘油造影。由于腐蚀性食管炎后期可以发生癌变，因此X线检查对本病的随访非常重要。

2. 反流性食管炎

（1）临床特点。由胃内容物包括胃酸及胃消化酶逆流到食管内对鳞状上皮的自身性消化所致。主要见于食管下段，多并发黏膜糜烂与浅表性溃疡，病变后期因纤维组织增生，可形成食管管腔狭窄与食管缩短。临床上多见于食管裂孔疝、贲门手术后、十二指肠球部溃疡的患者。主要表现为胃灼热、胸骨后疼痛，进食时加重；因食管下段痉挛与瘢痕狭窄，故可有吞咽困难与呕吐等症状；严重者还可发生呕血。

（2）X线表现。

1）早期或轻度反流性食管炎在钡餐造影时，一般只能看到食管下段痉挛性收缩，长达数厘米，边缘光整，有时出现第3收缩波而致管壁高低不平或呈锯齿状，但难以显示黏膜糜烂与浅小溃疡。

2）晚期因管壁纤维组织增生及瘢痕组织收缩，可见食管下段持续性狭窄及狭窄上段食管代偿性扩大。如发现胃内钡剂向食管反流或并发食管裂孔疝，则支持反流性食管炎的诊断。

（3）鉴别诊断。需与浸润型食管癌相鉴别。食管癌时食管狭窄较局限，病变与正常食管之间分界明显，当服大口钡剂时可见狭窄部位管壁僵直，表面不规则，不易扩张。而食管炎时病变食管与正常食管之间无明确分界，呈逐渐移行性过渡，狭窄部位比较光滑，偶见小龛影。

（4）临床评价。X线钡餐检查对于判断病变的有无、病变部位及程度、病变原因很有帮助。采用双对比造影易于发现早期的细微黏膜管壁，但非特异性。诊断应结合临床病史、内镜活检及实验室检查结果进行综合诊断。

三、食管瘘

食管瘘按其病因来看，可分先天性和后天性两类，如按瘘管部位与相通的器官不同，又可分为食管—气管瘘、食管—支气管瘘、食管—纵隔瘘及食管—纵隔—肺瘘。

1. 食管—气管瘘或食管—支气管瘘

（1）临床特点。主要症状为进食后呛咳、肺部感染等。

（2）X线表现。造影时见造影剂进入气管或支气管，比较容易诊断。但要排除各种因素所造成的造影剂由咽喉部吸入气管内的假象，应特别注意第1口造影剂通过的情况及瘘管影的显示（图7-8）。

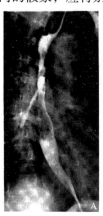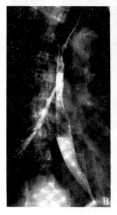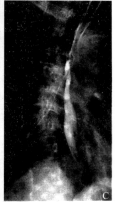

图7-8 食管—气管瘘（食管癌病例）
口服造影剂后见食管中段造影剂外溢，与支气管沟通

2. 食管—纵隔瘘／食管—纵隔—肺瘘

（1）临床特点。单纯食管—纵隔瘘少见。主要症状为高热及胸骨后疼痛。

（2）X 线表现。X 线下显示纵隔阴影明显增宽，造影时造影剂溢入纵隔内。当纵隔脓肿逐步增大，最后则向肺或支气管穿通，而形成食管—纵隔—肺瘘。这种病大多发生于肺脓肿，必要时进行碘油食管造影，可显示瘘管及造影剂进入肺内，X 线诊断较容易建立。

四、食管重复畸形（先天性食管囊肿）

1. 临床特点

食管重复畸形又称先天性食管囊肿，是较少见的先天性消化道畸形。为胚胎时期原始消化管头端的前肠发育畸形所致，多位于食管中段或下段，呈囊状或管状，可与食管相通，其囊内黏膜多数为胃黏膜，部分为肠黏膜、支气管黏膜或食管黏膜组织，可产生溃疡，可无临床症状。食管重复畸形又称副食管，较大的副食管可压迫气管引起呼吸困难，压迫食管产生吞咽困难，或副食管内溃疡出血，甚至穿孔等。

2. X 线表现

（1）正侧位胸片：可见副食管呈边缘清晰、密度均匀的块影，并压迫纵隔使之移位，或突向邻近肺野的块影（图 7-9）。

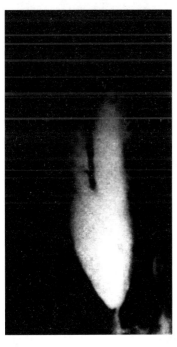

图 7-9　食管重复畸形

食管上段见重复畸形，下段融合扩张

（2）若副食管与食管相通，钡餐造影可显示副食管与食管平行，其远端为盲端，内有黏膜纹。

3. 鉴别诊断

（1）食管憩室：食管壁局限性腔外膨出而呈陷窝或盲袋状，易于鉴别。

（2）缺铁性吞咽困难综合征：有缺铁性贫血表现，内镜检查见咽下部和食管交界处附近有食管黏膜赘片形成，其特征性改变有利于鉴别。

4. 临床评价

食管重复畸形的发生可能与遗传有关。本病变不仅影响食管正常功能，而且易反复损伤继发炎症，长期可能诱发恶变，故应提醒患者注意饮食方式及自我保护，追踪观察，定期复查，酌情处理。CT 和超声检查有助于本病的诊断和鉴别诊断。

五、食管黏膜下血肿

1. 临床特点

食管黏膜下血肿，主要是由于动物性尖锐骨性异物通过食管生理狭窄时所产生的继发性食管黏膜急性损伤性病变，偶尔也可由于烫伤或进食过快引起。在有血小板减少症、血友病或抗凝药治疗的患者中也可自行出现。主要发生于食管第1、第2生理狭窄处，较为少见。主要症状为突发的胸骨后疼痛、呕血、吞咽痛、吞咽困难。

2. X线表现

食管腔内黏膜层轮廓光滑的圆形或椭圆形充盈缺损，边缘清楚，形态轻度可变；如血肿破裂钡剂渗入血肿内，则形成腔内液—钡平面或腔内囊状钡剂充填影，钡剂渗入少并在立位时表现为腔内液—钡平面；当钡剂渗入多或卧位时表现为腔内囊状钡剂充填影（图7-10）。

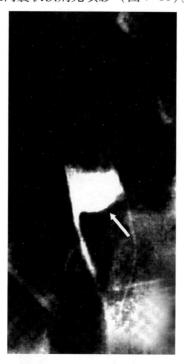

图7-10 食管黏膜下血肿
食管钡棉透视点片示食管腔内椭圆形囊状钡剂充填，边缘清楚（箭头）

3. 鉴别诊断

（1）黏膜层良性肿瘤：血肿患者有明确的尖锐异物误吞史，疼痛不适大多较广泛或最痛点与发现病变部位相一致，短期复查血肿消失或明显缩小；良性占位性病变患者无症状或症状轻，短期复查病灶无变化。

（2）食管外压性病变或黏膜下占位性病变：通过切线位显示黏膜下层隆起性病变；血肿临床表现及病史典型，来源于黏膜层隆起性病变。

（3）食管憩室：憩室切线位于腔外，黏膜向内延伸，形态可变性大，钡剂可排空；血肿始终位于腔内，短期复查变小或消失。

（4）食管内气泡：气泡多发、圆形，通过重复服钡，可消失或下移；血肿位置固定且始终存在。

4. 临床评价

食管黏膜下血肿多由细小血管损伤引起，血肿往往较为局限，极少引起大出血。食管黏膜下血肿根据临床表现的特点及X线影像表现，结合短期复查血肿变小或消失等特点，不难作出明确诊断。

第三节　胃部病变

一、慢性胃炎

1. 临床特点

慢性胃炎是成人的一种常见病，主要由于黏膜层水肿、炎症细胞浸润及纤维组织增生等造成黏膜皱襞增粗、迂曲，以致走行方向紊乱。

2. X 线表现

（1）胃黏膜纹有增粗、迂曲、交叉紊乱改变。

（2）由于黏膜皱襞盘旋或严重上皮增生及胃小区明显延长，形成较多约 0.5 cm 大小的息肉样透亮区。

（3）半充盈相上可见胃小弯边缘不光整及胃大弯息肉状充盈缺损，缺损形态不固定，触之柔软。

3. 鉴别诊断

胃恶性肿瘤：胃壁僵硬、蠕动消失，胃黏膜中断破坏，充盈缺损形态恒定不变。

4. 临床评价

X 线上只从黏膜皱襞相的变化来诊断胃炎是不可靠的。一些慢性胃炎本质为萎缩性胃炎，加上增生及化生等因素，致使肉眼观察及 X 线上都为肥厚性胃炎的征象。因此从皱襞的宽度来判断是肥厚性胃炎还是萎缩性胃炎不准确。此外，皱襞的肥厚还受自主神经系统的影响，甚至黏膜肌层的挛缩、药物的影响等也会导致皱襞的变化。

二、慢性胃窦炎

1. 临床特点

慢性胃窦炎是一种原因不太清楚而局限于胃窦部的慢性非特异性炎症，是消化系统常见疾病之一。临床上好发于 30 岁以上的男性，表现为上腹部饱胀、隐痛或剧痛，常呈周期性发作，可伴有嗳气、反酸、呕吐、食欲减退、消瘦等，慢性胃窦炎还可表现为厌食、持续性腹痛、失血性贫血等。本症与精神因素关系密切，情绪波动或恐惧紧张时，可使症状加剧。副交感神经系统兴奋时也易发作。有些胃窦炎患者，上腹部疼痛症状与十二指肠球部溃疡相似。

2. X 线表现

（1）胃窦激惹：表现为幽门前区经常处于半收缩状态或舒张不全，不能在蠕动波将到达时呈囊状，但能缩小至胃腔呈线状。若有幽门痉挛，则可造成胃排空延迟。

（2）分泌功能亢进：表现为空腹滞留，黏膜纹涂布显示不良。

（3）黏膜纹增粗、增厚、紊乱，宽可达 1 cm 左右，胃窦黏膜纹多呈横行，胃黏膜息肉样改变出现靶样征或牛眼征，胃壁轮廓呈规则的锯齿状，锯齿的边缘也较光滑。

（4）当病变发展至肌层肥厚时，常表现为卧位时胃窦向心性狭窄，形态比较固定，一般可收缩至极细，但不能舒张，与正常段呈逐渐过渡或分界比较清楚。狭窄段可显示黏膜纹，多数呈纵行。而立位观察形态多接近正常。

（5）胃小区的形态不规则、大小不一，胃小沟密度增高且粗细不均、变宽模糊（图7-11）。

3. 鉴别诊断

胃窦癌：黏膜纹显示僵硬、破坏，可伴有黏膜纹紊乱。胃窦多呈偏侧性狭窄变形，轮廓呈缺损性不规则。胃壁僵硬，蠕动完全消失。与正常胃壁边界清楚、陡峭。扪诊检查，大多有质硬的肿块。胃窦炎黏膜纹主要表现为增粗、迂曲、走行紊乱，无黏膜纹僵硬、破坏；胃窦多呈向心性狭窄变形，轮廓光整或呈锯齿状；病变区胃壁柔软度及蠕动存在或减弱，病变区边界常为移行性，故其边界多不够明确，多无肿块。胃镜在区分慢性胃窦炎与胃窦癌时有优势。

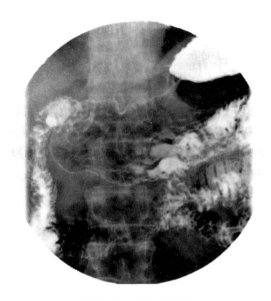

图 7-11 慢性胃窦炎
胃钡透气钡双重造影示胃窦部胃小区形态不规则，大小不一，胃小沟
增宽，胃窦部胃壁边缘欠光整

4. 临床评价

常规钡餐只能显示黏膜纹的改变，黏膜纹的宽度 > 5 mm，边缘呈波浪状，是诊断胃窦炎的可靠依据。而低张力气钡双重造影能显示胃小区的改变，有利于胃窦炎的诊断。临床研究证明，胃癌与萎缩性胃窦炎之间有着密切的关系。因此，早期诊治慢性胃窦炎非常重要。而上消化道钡餐造影检查与临床体征相结合，是诊断慢性胃窦炎的可靠依据。在实际工作中要注意胃窦炎与胃窦癌相区别。

三、浸润型胃癌

1. 临床特点

浸润型胃癌是胃癌中最少见的一型，癌肿主要沿着胃壁浸润型生长，胃壁增厚，黏膜面粗糙，有颗粒样增生，黏膜层固定，有时伴有浅表溃疡。根据病变范围，可分为局限型及弥漫型。

2. X 线表现

病变范围可广泛或局限，病变区表现如胃壁僵硬、蠕动消失、胃腔缩小，黏膜纹破坏、紊乱，严重者如脑回状黏膜纹，可伴有不规则的浅在性的龛影。充盈相上胃轮廓不规则。如病变范围广，可使全胃缩小、僵硬如皮革囊袋，故又称革袋状胃或皮革胃。当幽门被癌肿浸润而失去括约能力时，则胃排空加快。个别病例可仅有胃壁僵硬、蠕动消失，而无黏膜纹破坏，也应加以注意（图 7-12）。

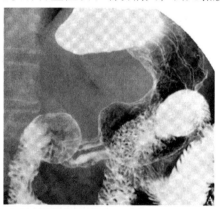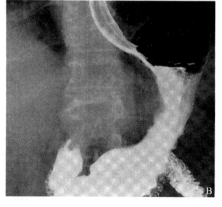

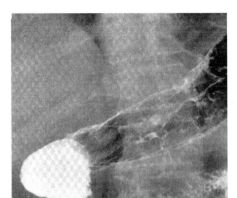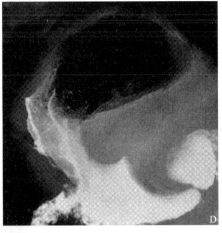

图 7-12　浸润型胃癌（胃体）
胃体胃壁僵硬、蠕动消失、胃腔缩小，黏膜纹破坏、紊乱

3. 鉴别诊断

（1）高张力角型胃：浸润型胃癌，黏膜皱襞消失，无蠕动波，且因幽门受浸润排空增快，有时可见因贲门口受浸润僵硬而引起的食管扩张，而角型胃及其食管柔软，不会出现食管扩张和排空增快，有助于两者的鉴别。

（2）胃淋巴瘤：见本节。

4. 临床评价

浸润型胃癌发病率较其他类型少，传统单对比造影检查时容易误诊为胃炎或正常。双对比检查，可降低胃张力，增加胃扩张程度，容易发现胃壁僵硬和胃腔狭窄，有利于诊断和鉴别。

四、胃淋巴瘤

1. 临床特点

起源于胃黏膜下层的淋巴滤泡组织，沿黏膜下层浸润生长，易导致管壁增厚、黏膜粗大及肿块形成。黏膜表面可保持完整，也可产生溃疡。胃淋巴瘤临床表现与胃癌相似，发病率相对偏小，发病年龄较年轻，临床表现主要取决于肿瘤的病理学改变及生物学特征。胃淋巴瘤临床症状不太严重，而 X 线提示胃部病变严重，这种临床表现与 X 线不相一致是一个特征。

2. X 线表现

其 X 线表现一般可分为 6 型。

（1）溃疡型：表现为龛影，其发生率较高，为最多的一种类型。溃疡的形态、大小、数目不一，多位于充盈缺损内，形态不规则或为盘状、分叶状、生姜状等。溃疡环堤常较光滑规则，部分黏膜皱襞与溃疡型胃癌的坏堤常有明显的指压痕和裂隙征。邻近黏膜粗大而几中断破坏，病变区胃壁呈不同程度僵硬但仍可扩张，胃蠕动减弱但仍存在。

（2）肿块型：常表现为较大的充盈缺损，多见于胃体、窦部，呈分叶状，边界清楚，其内可有大小不等、形态不规则的龛影。

（3）息肉型：表现为胃内（体、窦部）多发性息肉状充盈缺损，直径多为 1~4 cm，大小不等，边缘多较光整，也可呈分叶状，其表面可有大小不一的溃疡；周围环以巨大黏膜皱襞。病变范围广，但仍保持一定扩张度及柔软性，胃蠕动仍能不同程度地存在为其特征。

（4）浸润型：累及胃周径的 50% 以上，表现为胃壁增厚，蠕动减弱但不消失，病变范围和程度与胃腔狭窄程度不成比例，有时胃腔反而扩张。

（5）胃黏膜皱襞肥大型：表现为异常粗大的黏膜皱襞，为肿瘤黏膜下浸润所致。粗大的黏膜皱襞略显僵硬，但常无中断、破坏。于粗大皱襞之间可见大小不等的充盈缺损。

（6）混合型：多种病变如胃壁增厚、结节、溃疡、黏膜粗大等混合存在（图7-13）。

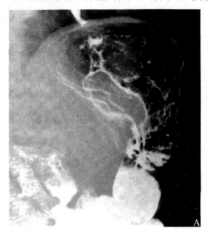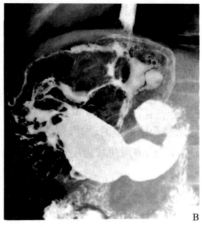

图7-13　胃淋巴瘤（混合型）
胃底胃体广泛黏膜破坏，可见充盈缺损、龛影

3. 鉴别诊断

（1）浸润型胃癌：淋巴瘤胃壁僵硬、蠕动消失似浸润型胃癌的"革袋状胃"，但淋巴瘤压迫时胃壁可有一定的形态改变，不似胃癌僵直。同时，其胃壁边缘可见弧形充盈缺损，较多则呈"波浪"状，胃癌无此征象。其次，淋巴瘤黏膜破坏表现特殊，似多数大小形态不等的结节样充盈缺损构成，呈现凹凸不平状，充盈缺损表面不光整，可见不规则龛影。这与胃癌的黏膜中断、消失不同。此外，淋巴瘤多为全胃受累、病变广泛，浸润型胃癌如未累及全胃，病变区与正常胃壁分界清楚，有时可见癌折角，鉴别诊断不难。

（2）肥厚性胃炎：肥厚性胃炎可形成大小不等的凸起状结节，其结节为黏膜增生肥厚形成，表现为与黏膜相连，似黏膜扭曲形成，而淋巴瘤的结节表现为彼此"孤立"，与黏膜皱襞不连；此外，较重的肥厚性胃炎胃壁柔韧度降低，有时蠕动也不明显，但不僵硬，与淋巴瘤不同。

4. 临床评价

胃淋巴瘤患者临床表现无特殊性，内镜活检有时难以取到深部浸润的肿瘤组织而不能作出准确诊断。胃肠钡餐检查时多表现为多发结节状充盈缺损或多发肿块，周围黏膜皱襞推移、破坏不明显，可见收缩和扩张；CT扫描可见胃壁增厚，多密度均匀，呈轻、中度均匀强化，或呈黏膜线完整的分层强化，可伴有大溃疡或多发溃疡形成，在三期扫描中胃的形态可变。由于胃淋巴瘤对胃的形态和功能的影响均与胃癌有所不同，因此，联合胃肠钡餐和CT两种检查方法既了解胃的病变形态和范围，又观察胃的扩张和蠕动功能，作出胃淋巴瘤的提示诊断；胃镜活检时多点深取，或在CT引导下肿块穿刺活检，不需手术而作出胃淋巴瘤的正确诊断。

五、胃溃疡

1. 临床特点

常见慢性病，男性多于女性，好发于20～50岁，主要大体病理是黏膜、黏膜下层溃烂深达肌层，使胃壁产生圆形或椭圆形溃疡，深径为5～10 mm，横径为5～20 mm，溃疡底可为肉芽组织、纤维结缔组织，溃疡口部主要是炎性水肿。临床主要症状即规律性的上腹部饥饿痛。

2. X线表现

龛影即溃疡腔被钡剂充填后的直接X线征象，正位显示为圆形或椭圆形钡斑，侧位观显示壁龛，据溃疡位于壁内、周围黏膜水肿、肌纤维收缩及瘢痕纤维组织增生等，而形成下述良性溃疡X线特征。

（1）壁龛位于腔外：若溃疡位于胃窦前、后壁或伴有胃窦变形时，壁龛影的位置往往难以确定，因而这一征象不易判断（图7-14）。

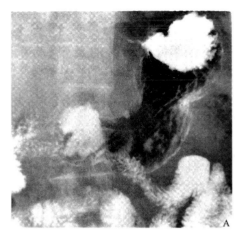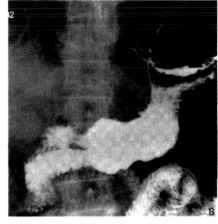

图 7-14　胃角溃疡

胃角处见小腔外龛影，周围黏膜呈放射状

（2）Hampton 线：不常见，由残留于溃疡口缘水肿的黏膜所形成，犹如溃疡口部一"垫圈"，切线位于龛影口边的上侧或下侧，呈宽 1 ~ 2 mm 的窄透亮线，也可见于整个龛边，使充盈钡浆的壁龛与胃腔分隔开。此征虽较少见，却是良性溃疡的特征。

（3）"狭颈"征和"项圈"征：由 Hampton 线及溃疡口周围肌层中等度水肿而构成。表现为 Hampton 线的透亮区明显增宽，至 5 ~ 10 mm，位于壁龛上、下侧。轴位相加压时，于龛影周围形成"晕轮"状透亮带。

（4）"环堤"影：为溃疡口部以黏膜层为主的高度炎性水肿。钡餐检查，在适当压迫下取轴位观，呈一环状透亮带，内界较为明确，外界模糊不清，如"晕轮"状；切线位则表现为一"新月"样透亮带，溃疡侧边界明确，外界模糊不清。该透亮带无论是轴位还是切线位观，其宽度均匀，边缘较光整，黏膜纹直达"环堤"影边缘，此为良性"环堤"影特征。

（5）以溃疡为中心、分布均匀的放射状黏膜纹，为溃疡瘢痕组织收缩的表现，是良性溃疡的特征，壁龛旁黏膜纹略增粗或伴有黏膜纹轻度扭曲现象。纠集的黏膜纹大多到达龛边，但部分病例由于溃疡口部严重水肿，靠近壁龛的黏膜纹逐渐消失而显示不清。

有学者认为，龛影边缘"点状投影"，为钡浆存留于皱襞内造成，它提示该溃疡周围有黏膜增厚和放射状黏膜皱襞存在，因此是良性溃疡较为特征性的表现。

上述黏膜纹无论是何种表现，均应有一定的柔软度和可塑性，这一点不可忽视。

（6）新月形壁龛：它的产生是由于溃疡口缘黏膜严重的炎性水肿，并突向溃疡腔内。钡餐造影时壁龛显示如新月形，其凹面指向胃腔，凸面指向胃腔外。

3. 鉴别诊断

溃疡型胃癌：癌肿内的恶性溃疡，大而浅，形态不规则，为"腔内龛影"，周围见高低、宽窄、形态不规则的"环堤"，"环堤"内可见"尖角"征，龛影边缘有"指压"迹，龛影周围纠集的黏膜纹中断、破坏，邻近胃壁僵硬，蠕动消失等。骑跨于胃小弯的溃疡型癌，切线位加压投照时，呈"半月"征图像。这些均与良性溃疡不同，同时，良性溃疡临床上有节律性疼痛的症状。

4. 临床评价

关于良性溃疡与溃疡性胃癌的鉴别，主要是依据龛影的大小、形态和周围黏膜等情况。少数情况下慢性胃溃疡和溃疡性胃癌临床上缺乏特异性。X 线检查时，对溃疡大小、形态缺乏新的认识，X 线诊断有一定难度。"恶性特征"对恶性溃疡诊断意义虽然重要，但并非其独有，有些良性溃疡病变时间很长，瘢痕修复不能填充愈合坏死组织形成的龛影，反而因瘢痕收缩使胃小弯缩短，形成假"腔内龛影"，且龛影大小可因溃疡周围瘢痕收缩而较实际扩大。

第八章

泌尿系统疾病的 X 线诊断

第一节 泌尿系统结石

一、肾结石

1. 症状与体征

肾区疼痛伴肋脊角叩击痛、血尿。

2. X 线表现

X 线平片可见肾盂肾盏内均匀致密影，肾盂饱满，肾盏杯口圆钝变形，肾脏轮廓较小。静脉肾盂造影片示肾盂肾盏形态与 X 线平片一致，健侧肾盂肾盏显影形态正常。输尿管及膀胱充盈显影正常(图 8-1)。

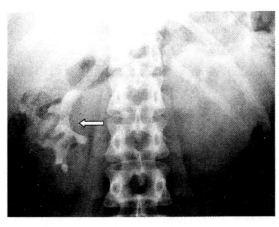

图 8-1 肾结石

3. 诊断要点

(1) 平片肾窦区及其附近单个或多个致密影。

(2) 静脉尿路造影显示肾盂、肾盏积水，不显影或延迟显影。

(3) 阴性结石肾盂肾盏内充盈缺损。

4. 鉴别诊断

(1) 结核的钙化：在皮质内，有相应肾盏的破坏。

(2) 胆石症：胆性结石位置偏前，肾结石偏后与脊柱重叠。

5. 比较影像学与临床诊断

(1) 透视对 X 线平片上有疑问的阳性结石做多角度、多体位检查效果较好。

(2) 阴性结石或 X 线平片难以确认的阳性结石，超声、CT 可提供较大的帮助。

二、输尿管结石

1. 症状与体征

肾绞痛，间歇性血尿。镜检：尿液红细胞阳性，肉眼血尿。

2. X 线表现

尿路平片示横突旁"粒状"致密影，边缘光滑，逆行造影相对应的位置造影剂截断，肾盂、肾盏积水（图 8-2）。

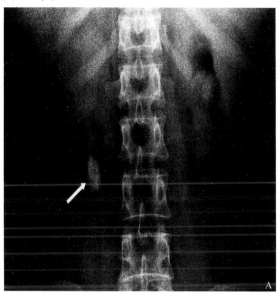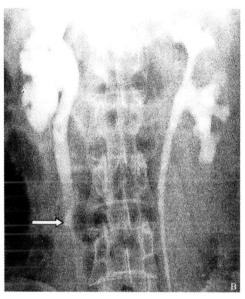

图 8-2 输尿管结石
A. 尿路平片；B. 逆行造影

3. 诊断要点

（1）X 线平片常呈圆形、类圆形、枣核形等，位置与输尿管行径相符。

（2）结石嵌顿于输尿管生理狭窄处。

（3）造影表现为肾盂、肾盏显影延迟；肾实质显影密度高；肾盂、肾盏积水。

（4）阴性结石在静脉肾盂造影或逆行尿路造影时，可见输尿管扩张，充盈缺损，呈杯口状改变，在同一部位中断，输尿管中断处 X 线平片上无表现。

4. 鉴别诊断

结石常与肠袋及骨组织影相重叠不易确定，须与淋巴结钙化、盆腔静脉石、胰腺钙化、横突端骨影等相鉴别。

5. 比较影像学与临床诊断

（1）大多数输尿管结石在尿路平片上明确显示，可多发，甚至相邻排列在输尿管内呈串珠状改变。

（2）输尿管阴性结石在静脉肾盂造影或逆行尿路造影时显示，CT 平扫、强化诊断准确。

（3）MRI 较少应用于该病，B 超对下段结石不敏感。

三、膀胱结石

1. 症状与体征

排尿突然中断，疼痛放射至远端尿道及阴茎头部，伴排尿困难和膀胱刺激症状。常有终末血尿，小便困难，日间较甚。小腹胀痛，排尿时刺痛。

2. X 线表现

膀胱区内可见椭圆形致密影，边缘光滑（图 8-3）。

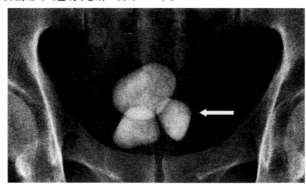

图 8-3　膀胱结石

3. 诊断要点

（1）平片可见小骨盆中部圆形、椭圆形致密影，随体位而移动。

（2）造影片显示膀胱内充盈缺损。

4. 鉴别诊断

（1）输尿管下端结石较小，长轴与输尿管走行一致，位置偏高、偏外。

（2）前列腺结石通常为两侧性多发，位于耻骨联合附近。

5. 比较影像学与临床诊断

（1）膀胱阳性结石，X 线一般诊断不难。

（2）对疑有阴性结石或平片难以确诊时，造影检查能检出结石。

（3）B 超检查能发现强光团及声影，膀胱内强回声团随体位而改变。

（4）膀胱镜检查直接见到结石。

（5）结石较大者直肠指检可扪及。

第二节　肾脏异常

一、孤立性肾囊肿

1. 临床特点

孤立性肾囊肿最为常见，主要发生于成人。孤立性肾囊肿可以是先天性的，也可以是后天性的，其病理基础尚不清楚。有学者认为是肾小管在发育过程中联合不佳，也有学者认为是由于肾小管发生阻塞引起。囊肿位于皮质或髓质中，囊壁薄而透明，由单层扁平上皮细胞构成，内含透明液体。

2. X 线表现

较小囊肿在平片上不易显示，较大囊肿表现为肾脏局部呈圆形隆起。静脉尿路造影（简称 IVU）显示囊肿区显影密度淡，肾盂肾盏受压变形，可呈半月形，变平、伸长、扩大、移位，甚至消失。囊肿较大且位于肾的一极时，可使肾轴旋转。囊肿与肾盂肾盏相通时造影剂可进入囊腔而显影（图 8-4）。

3. 鉴别诊断

需与肾癌鉴别，在平片中软组织肿块密度较高，IVU 中当肾实质显影时，由于造影剂在富血供的肿瘤中积聚，密度可增高。此外，肾盂肾盏的改变主要以破坏为主。

4. 临床评价

患者多无症状，囊肿可发生感染或出血而呈现相应的临床症状。较小囊肿，X 线不能显示。较大囊肿，引起肾脏轮廓及肾盂肾盏变形可以初步诊断，但需与肾肿瘤鉴别，后者在造影上常有肾盂肾盏的破坏。

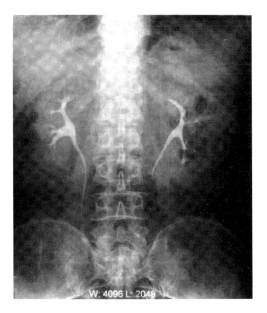

图 8-4　左肾囊肿

左侧肾脏外侧缘膨隆明显，肾盂肾盏受压变形，边界光整

二、多囊肾

1. 临床特点

多囊肾常伴发其他脏器囊变，如肝、脾、胰等。病理上可见两肾布满大小不等的囊肿，囊肿间肾实质退化。囊内含水样黄色液体，囊与囊不相通。肾脏呈葡萄状或分叶状增大，可比正常肾大 5～6 倍。多囊肾可并发结石和肿瘤。

2. X 线表现

两侧肾增大，边缘呈分叶状，可不对称。IVU 显示肾盏受压缩短、拉长、分离或聚拢，有的肾盏拉长呈"蜘蛛足"状，有的肾盏颈变细远端扩张积水（图 8-5）。病变晚期，可因功能减退而显影不良。

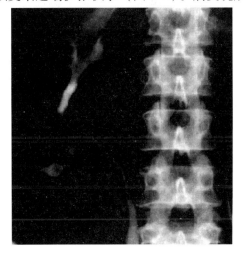

图 8-5　多囊肾

右侧肾盂肾盏伸长变细，并显示多弧形压迹

3. 鉴别诊断

主要与肾胚胎瘤鉴别。后者多为单侧性，且肾盂肾盏的受压及牵拉等改变往往不及前者广泛，发病年龄也较早。

4. 临床评价

多囊肾虽是先天性疾病，但多数病例到 40～50 岁时肾体积增长到相当程度才出现症状。主要症状为肾脏增大、钝痛和血尿。由于肾小动脉硬化，引起一系列的症状，如头痛、高血压、脑卒中、水肿、呼吸困难等。根据病史及 X 线表现可以初步诊断多囊肾。本病与肾癌不同之处在于本病为两侧性，累及全肾，不造成肾盂肾盏的侵蚀破坏。进一步确诊还需进行 CT 或 MRI 检查，不仅能确诊，而且可明确多囊肾是否有并发症。

三、肾动脉狭窄

1. 临床特点

肾动脉狭窄是指各种原因引起的肾动脉起始部、肾动脉主干或其分支的狭窄。肾动脉狭窄是继发性高血压的常见原因。

肾动脉狭窄的病因较多，常见的原因为大动脉炎、动脉粥样硬化、纤维肌肉发育不良和肾动脉周围病变引起的肾动脉压迫等。

2. X 线表现

肾动脉狭窄可引起患侧肾脏缩小。常规 IVU 对肾动脉狭窄的诊断无特殊价值。采用快速 IVU 法对肾动脉狭窄的筛选有较大的帮助。具体方法为将 20～25 mL 的 IVU 剂在 15～30 s 内快速静脉注射。注射开始 30 s 摄肾实质像，并在最初 5 min 内每分钟摄片一张，以后在 10 min、15 min 和 30 min 各摄片 1 张，比较两肾大小。其诊断标准为：①肾脏阴影缩小；②造影剂延迟排泄；③肾盂显影延迟且增浓。其中造影剂延迟排泄的意义最大。

肾动脉造影对肾动脉狭窄具有诊断价值，为血管性病变诊断的金标准。造影有多种表现：①大动脉炎表现为肾动脉起始段或近段呈较光滑的向心性狭窄；②纤维肌肉发育不良，狭窄部发生于肾动脉的远段或分支，病变较长，呈串珠样改变；③动脉粥样硬化，肾动脉起始段向心性或偏心性狭窄。

3. 鉴别诊断

肾动脉梗死在动脉造影时可见肾动脉影的突然中断，同时无造影剂进入肾内动脉，也见不到明显的侧支循环显影，肾实质也不能显影。结合临床症状，容易诊断。

动脉粥样硬化在动脉造影时可见到较广泛的动脉改变的表现，特别是腹主动脉表现为管径增粗且管壁不规则，有时可呈动脉瘤样扩大。而肾动脉的改变大多是双侧性的，表现为范围广泛的管径粗细不一致且管壁不规则，同时可见肾动脉内有过分的扭曲或管径变细的现象。

4. 临床评价

肾动脉狭窄临床上常以高血压表现为主，当降压药难以控制血压时，应考虑肾动脉狭窄的可能。常规 X 线检查提示患侧肾脏影缩小。IVU 可更清晰显示病变侧肾影缩小及肾功能减退。CTA 及 MRA 作为首选的无创伤筛选检查，可进一步发现有无肾动脉狭窄。选择性肾动脉造影可以明确诊断肾动脉病变。

四、肾盂肾炎

1. 临床特点

肾盂肾炎为常见的肾脏感染性疾病，好发于女性，多为逆行性感染所致，也可因先天发育异常或因结石引起阻塞而继发感染。还可经血行或淋巴途径感染而发病。

急性肾盂肾炎常为双侧性，两侧肾脏有不同程度的肿大，皮质与髓质分界不清，肾盂肾盏黏膜水肿。慢性肾盂肾炎大多是急性肾盂肾炎没有及时治愈迁延而引起或是长期低毒炎症的结果。肾盂肾盏呈瘢痕性收缩，肾包膜粘连，肾皮质内纤维瘢痕形成，肾小管阻塞性坏死，肾小球纤维化。最后肾脏缩小变硬，肾盏变细、拉长，变平且宽，是由乳头萎缩所致，同时有间质炎症性改变。急性期患者有发热、寒战、尿频尿急、肾区疼痛及血尿的症状。

2. X 线表现

急性肾盂肾炎在临床上较易诊断，一般不需做 X 线检查，静脉肾盂造影时，急性期肾盂肾盏显影的时间与浓度一般均正常，少数病例可见肾盏边缘变平而钝。慢性肾盂肾炎时，肾功能减退，肾盂肾盏的显影延迟，浓度降低。肾盂肾盏边缘变钝而平，有扩大积水的征象，肾实质萎缩以肾皮质变薄为主。病变多为双侧性，但以单侧的改变较为明显。

3. 鉴别诊断

慢性肾盂肾炎引起肾脏缩小时，需与肾脏先天发育不良及肾血管狭窄引起的肾萎缩相鉴别。肾脏先天性发育不全，平片上肾脏外形常更小，但边缘光滑，IVU 上其功能降低的程度更明显。肾盂肾盏也小但与肾的大小成比例，小肾盏多缺如，输尿管也成比例地细小，无肾盂肾盏的瘢痕性牵拉畸形。肾血管狭窄引起的肾萎缩，平片上可见肾外形缩小，IVU 上肾脏显影可延迟，且密度较淡。

4. 临床评价

肾盂肾炎可由上行性及血行感染而引起。常发生于女性，多为双侧感染。各种原因引起的尿路梗阻、畸形和发育不良等因素均可成为发病诱因。纤维组织增生和瘢痕收缩可导致肾轮廓呈分叶状。根据临床症状、尿液检查及尿路造影检查一般可以明确诊断，CT 检查有助于与其他疾病鉴别。

五、肾结核

1. 临床特点

泌尿系统结核大多为继发性，原发灶多在肺内。其中以肾结核更为重要，多为单侧。人多见于20～40 岁的成人。

肾结核的发病有 4 种途径：经血液、经尿路、经淋巴管和直接蔓延。经血液途径是肾结核最重要的途径。原发病灶的结核杆菌经血液侵入肾脏，在肾小球的毛细血管丛中开始感染，并形成结核结节。主要位于肾皮质，并不引起临床症状，但在尿中可查到结核分枝杆菌，称为病理肾结核。这种病理肾结核自行愈合的机会较大。如病变继续发展，结核结节融合扩大，病变侵入肾髓质或肾小管到达肾乳头，在肾的髓质内形成病灶。病灶进行性发展形成临床症状，这就是临床肾结核。

2. X 线表现

早期肾结核，肾脏轮廓可以正常，但当结核病变继续发展，有脓肿形成时，则局部轮廓可向外凸出。多数脓肿形成时，肾脏外形可呈分叶状，整个肾脏的大小可以无改变或稍大。晚期肾结核，由于有广泛的结核性肾炎纤维瘢痕，以致肾外形缩小。肾结核晚期常形成钙化灶，肾结核钙化的特点有：①全肾或肾脏大部弥漫性钙化；②云朵状钙化；③斑点状钙化（图8-6）。

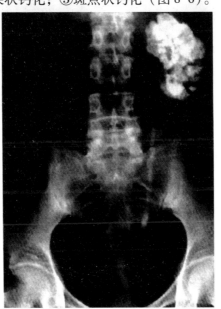

图 8-6 肾结核

肾/输尿管结核后期，腹部平片示左肾钙化，左侧输尿管中上段钙化

IVU 按肾结核病理改变的不同阶段，其 X 线表现如下。①肾功能障碍而肾盂肾盏正常的早期肾结核，因肾脏分泌功能障碍使肾脏显影较淡或显影延迟，但外形正常。②肾皮质脓肿：肾皮质结核病变继续发展，破溃而形成脓肿。脓肿内脓液通过肾盏完全或部分地排空，造影片上，脓肿显示为边缘不规整的、密度不均匀的类圆形阴影，脓肿与肾盏之间有条状瘘管影相连，相应肾盏的边缘常不整齐或狭窄变形（图 8-7）。③溃疡空洞型肾结核：此种类型常见。肾皮质脓肿继续发展，侵犯肾乳头，继而侵犯肾盏。肾小盏杯口部分显示有虫蚀样改变，边缘毛糙。破坏区扩大，由一个肾小盏扩大到数个肾小盏，干酪样物质破溃形成空洞。造影显示为云朵状、边缘不整的空洞阴影和肾盂肾盏虫蚀样改变。因肉芽增生可形成肾盏颈部瘢痕狭窄，逆行造影时，造影剂无法进入病变的肾盏而显示肾盏缺如。但排泄性造影可显示出狭窄上方的肾盏，并见狭窄前扩张。④肾盂积脓：病变继续发展，使输尿管痉挛、狭窄、梗死而形成肾盂积脓。肾脏轮廓增大，肾盂扩张。肾盂边缘呈广泛虫蚀样改变。输尿管受累，管腔变得粗细不一，自然弯曲度消失、僵硬、影像模糊。此时有更多的肾小盏、肾乳头被破坏。最后使肾脏全部组织破坏，成为含脓的囊腔。逆行造影多因输尿管梗阻无法成功。排泄性造影因肾功能丧失也不能显影。⑤一侧肾结核伴对侧肾盂积水，肾结核常可继发膀胱结核，使膀胱黏膜产生结核性溃疡和纤维组织增生，并可涉及健侧输尿管口而产生狭窄，从而形成健侧肾盂积水。在排泄性肾盂造影时，该侧肾显影延迟，肾小盏的杯口变圆钝，边缘光滑，严重者肾盂肾盏和输尿管均有明显扩张，但无破坏现象。⑥病变波及整个肾脏，全肾广泛破坏，肾盂肾盏不能辨认，最后形成肾大部分或全肾钙化且肾功能完全丧失，称为肾自截。

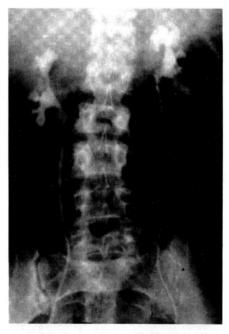

图 8-7　左肾、输尿管结核

逆行造影示左侧肾盂肾盏破坏变形，周边有不规则小脓腔，输尿管上段粗细不均，边缘不光整

3. 鉴别诊断

平片发现肾区不规则、无定形散在或比较局限的斑点状钙化，需与肿瘤或其他肾内外的钙化鉴别，也需与结石鉴别。结石阴影密度较高且均匀，多有一定的形态，多发生于肾盂肾盏内。钙化还需与腹腔淋巴结钙化鉴别。

4. 临床评价

早期肾结核，仅有肾功能障碍，影像学上与常见的非特异性肾盂肾炎相似。病变进展，侵犯肾乳头及肾盂肾盏时，IVU 有一定特异性，但仍需与集合系统肿瘤鉴别。结合临床及实验室检查可以确诊。

六、肾母细胞瘤

1. 临床特点

好发于婴幼儿，本病来自肾脏胚胎期组织，发展迅速，可直接侵犯肾周围组织及腹腔脏器，很少侵犯肾盂，故多无血尿。

2. X 线表现

腹部 X 线平片（简称 KUB）：腹部膨隆并可使脂肪线消失。

IVU：肾盂肾盏受压移位及肾盂肾盏积水征象。IVU 表现可分为 5 型。①移压型：肾盂肾盏以受压移位为主，此型占 32.6%。②积水型：肾盏或肾盂肾盏呈囊状扩张，占 7.6%。③破坏型：肾盂肾盏拉长变形、分离或部分不显影，残存肾盏形态不规则，占 24.2%。④不显影型：占 33.3%。⑤肾外型：肿瘤位于肾包膜外，对肾脏可有压迫移位，肾盂肾盏完整，占 2.3%。

3. 鉴别诊断

肾癌：约占小儿恶性肿瘤的 1%。多见于年长儿，腹部肿块相对较小，最后需依靠病理学确诊。

神经母细胞瘤：少数神经母细胞瘤可侵入肾内，实验室检查儿茶酚胺在尿中排出增加有助于诊断神经母细胞瘤。

腹膜后畸胎瘤：畸胎瘤为肾外肿瘤，肿瘤密度不均匀，内见脂肪及钙化灶。

4. 临床评价

本病可以根据影像学表现及患者发病年龄小、病变进展迅速的特点进行诊断。KUB 常为首选的检查方法，因肿瘤较大，多见于小儿，腹部肠管充气很容易显示占位病变的大小和位置，约 5% 可见条状或点状的钙化。但不能区别肾内或肾外的病变，故不能确诊。

IVU 可反应肾功能变化及肾盂肾盏形态、大小及位置，但其缺点为部分病例 IVU 不显影，不能显示腹部脏器有无转移灶。CT 及 MRI 不仅能显示病灶位置及大小，而且能清楚显示病灶内部的结构，如钙化出血、囊变坏死等，同时可发现有无周围组织侵犯和远处转移（图 8-8）。

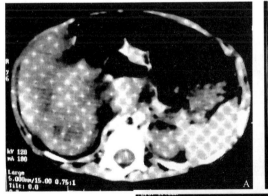
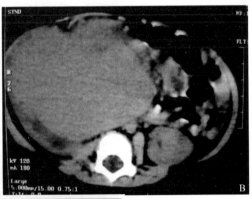
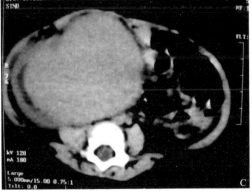

图 8-8　右肾肾母细胞瘤

患者女，4 个月，发现腹部肿大 4 d。CT 示右侧肾区巨大占位，右肾影消失，周围脏器组织受压推移

七、肾盂癌

1. 临床特点

肾盂癌最常见的为移行上皮癌。多呈乳头状结构，少数为坚实硬结，可单发或多发。肿瘤发生在肾盂或肾盏，向输尿管及膀胱扩散。主要临床症状为间歇性无痛血尿、腹部肿块和腰痛。

2. X 线表现

KUB：多无阳性。偶有不规则钙化。

IVU：肾盂肾盏内见不规则充盈缺损（图 8-9、图 8-10），如肾盏漏斗部受阻，则发生肾盏积水。

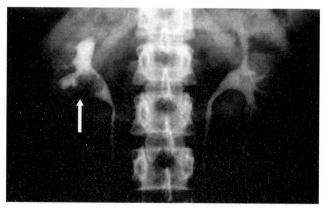

图 8-9　右侧肾盂癌
右侧肾盂内见乳头状充盈缺损，边界毛糙，僵硬（箭头）

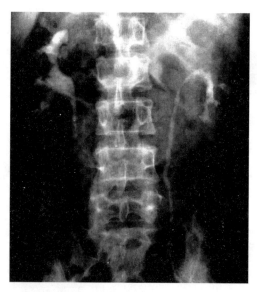

图 8-10　左侧肾盂癌
左侧肾盂内见大而不规则充盈缺损，肾盏显影不全

3. 鉴别诊断

主要与乳头状瘤及异位肾乳头区别。与乳头状瘤鉴别困难，一般乳头状瘤较小，常为多发，应结合临床应用考虑。与异位肾乳头的区别为典型的异位肾乳头形态光滑且呈锥形，IVU 片中正面观为圆形或椭圆形，旋转体位时常可见较宽的与壁相连的基地，肾盂肾盏的本身正常，无牵拉压迫及阻塞征象。另外需与血块及阴性结石鉴别。血块及阴性结石表现为腔内的充盈缺损，变动体位或复查时则此种充盈缺损往往可以移位、变形或消失。

4. 临床评价

　　IVU 为肾盂肿瘤首选的检查方法，可显示肾盂内充盈缺损的大小、形态和位置，能比较全面地反映肾积水的程度和肾功能的状况。

第九章

骨骼与关节疾病的 X 线诊断

第一节 骨折

X 线诊断骨折主要根据骨折线和骨折断端移位或断段成角。骨折线为锐利而透明的骨裂缝。

一、骨折类型

骨折包括青枝骨折（图 9-1）、楔形骨折（图 9-2）、斜形骨折（图 9-3）、螺旋骨折（图 9-4）、粉碎骨折（图 9-5）和压缩骨折（图 9-6）。

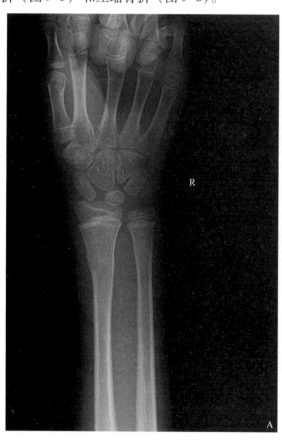 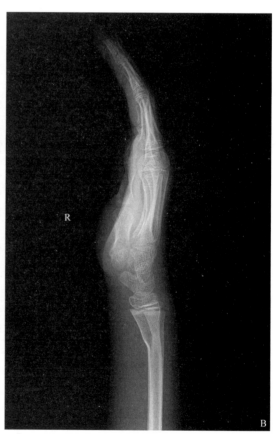

图 9-1 青枝骨折
A. X 线正位片；B. X 线侧位片

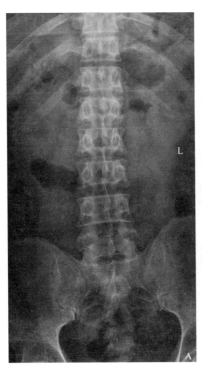
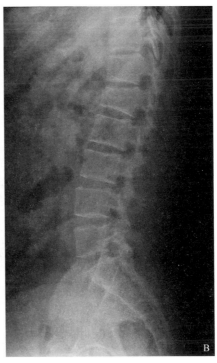

图 9-2　楔形骨折

A. X 线正位片；B. X 线侧位片

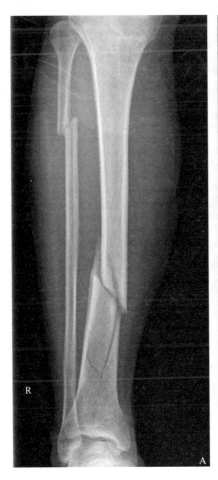
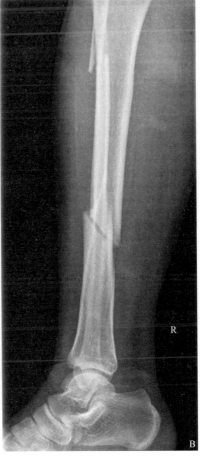

图 9-3　斜形骨折

A. X 线正位片；B. X 线侧位片

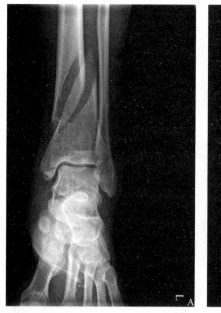
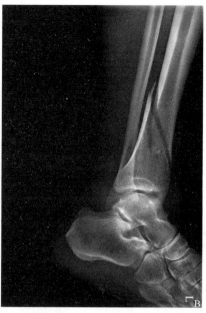

图 9-4 螺旋骨折

A. X 线正位片；B. X 线侧位片

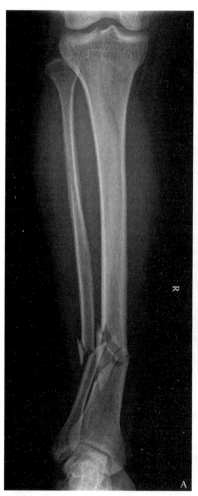
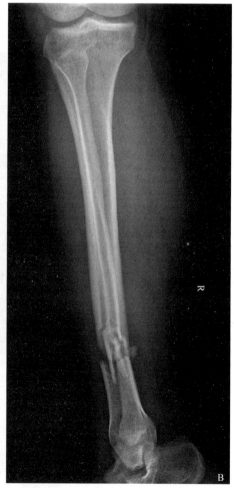

图 9-5 粉碎骨折

A. X 线正位片；B. X 线侧位片

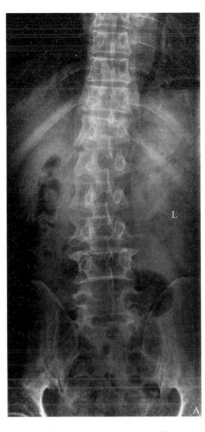
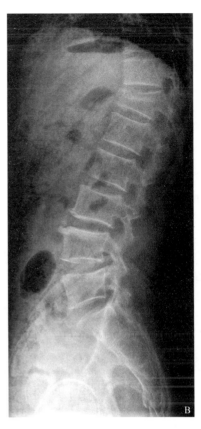

图 9-6 压缩骨折

A. X 线正位片；B. X 线侧位片

二、骨折移位

骨折移位包括成角（图 9-7）、横向移位（图 9-8）、重叠移位（图 9-9）、分离移位（图 9-10）、旋转移位（图 9-11）。

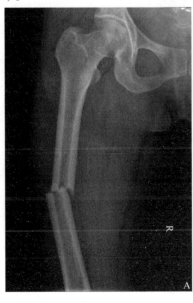
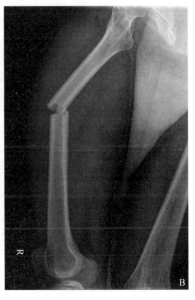

图 9-7 成角

A. X 线正位片；B. X 线侧位片

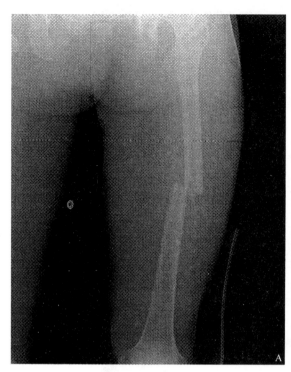
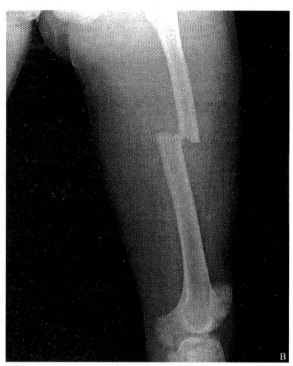

图 9-8　横向移位

A. X 线正位片；B. X 线侧位片

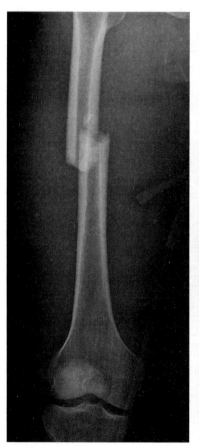
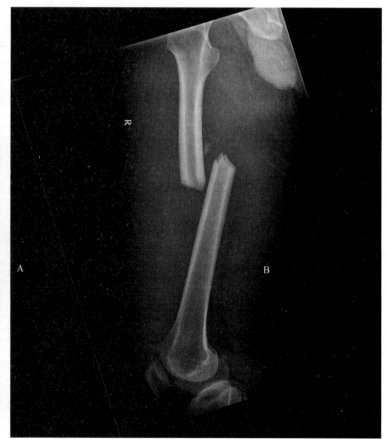

图 9-9　重叠移位

A. X 线正位片；B. X 线侧位片

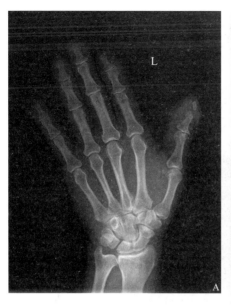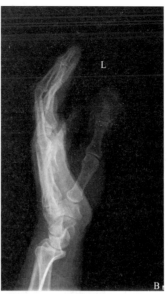

图 9-10 分离移位

A. X 线正位片；B. X 线侧位片

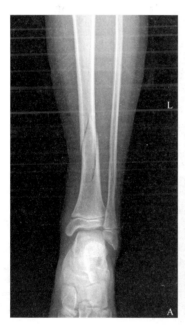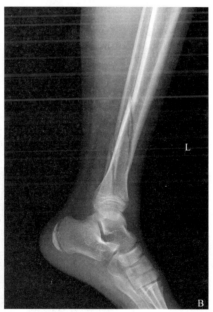

图 9-11 旋转移位

A. X 线正位片；B. X 线侧位片

三、骨折愈合

骨性骨痂在骨折 2～3 周后形成。断端外侧与骨干平行的梭形高密度影，即为外骨痂。同时可见骨折线模糊，主要为内骨痂、环形骨痂和腔内骨痂的密度增高所致。如骨折部位无外骨膜（如股骨颈关节囊内部分、手足的舟骨、月骨等）或骨膜受损而不能启动骨外膜成骨活动，则仅见骨折线变模糊。松质骨如椎体、骨盆骨等的骨折，也仅表现为骨折线变模糊。编织骨被成熟的板层骨所代替，X 线表现为骨痂体积逐渐变小、致密，边缘清楚，骨折线消失，断端间有骨小梁通过。骨折愈合后塑形的结果与年龄有关，儿童最后可以看不到骨折的痕迹。

第二节　关节创伤

一、关节脱位

1. 肩关节脱位

根据肩关节损伤机制可分为前脱位和后脱位（图9-12）。

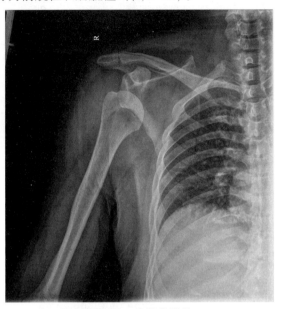

图 9-12　肩关节脱位

2. 肘关节脱位

常并发骨折，或伴有血管、神经损伤，以后方脱位多见（图9-13）。

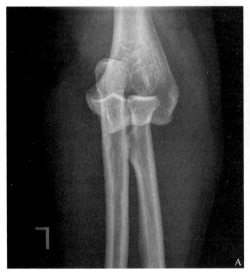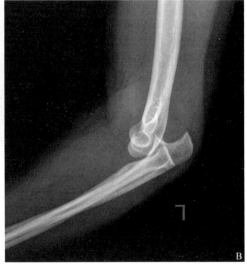

图 9-13　肘关节脱位

A. X 线正位片；B. X 线侧位片

3. 腕关节脱位

（1）月骨脱位：月关节间隙消失，侧位片显示上月骨脱出于掌侧。

（2）月骨周围脱位：正位片显示头月重叠或关节间隙消失；侧位片见头部脱出月骨的关节面，向背侧移位（图9-14）。

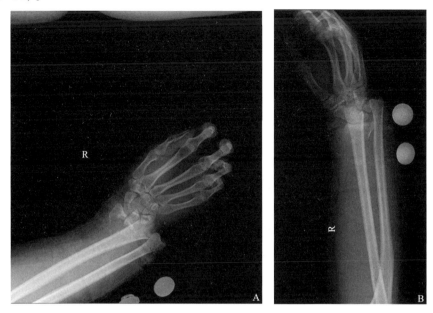

图 9-14 腕关节脱位
A. X 线正位片；B. X 线侧位片

4. 髋关节脱位

以后脱位多见，常伴有髋臼后上缘骨折。中心性脱位并发髋臼粉碎性骨折，股骨头突入盆腔。

二、关节创伤

1. 肩袖撕裂

肩关节囊与肩山峰下三角肌滑液囊相通。

2. 肱骨外髁骨骺骨折

骨折线通过滑车部骺软骨，斜向外上方，达外髁干骺端。

3. 膝关节半月板的损伤

见图9-15。

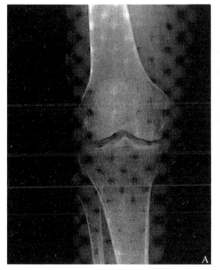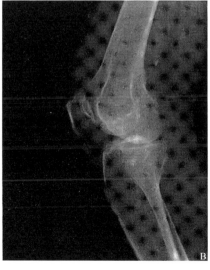

图 9-15 膝关节半月板的损伤
A. X 线正位片；B. X 线侧位片

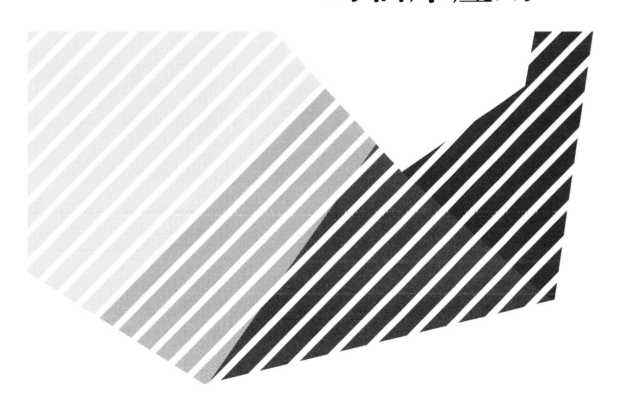

第三篇

CT 的临床应用

第十章

脑血管病的 CT 诊断

脑血管病是导致人类死亡的三大疾病之一。特别是 50 岁以上中老年人，具有高患病率、高致残率和高死亡率的特点。脑血管病的早期正确诊断和及时治疗是减少死亡率和致残率的关键。CT 以其快速、准确、无创等优点成为必不可缺少的诊断工具之一。

第一节　出血性脑血管病

血液从血管腔内外出到脑组织内称为脑出血。

一、自发性脑出血

大多数人有高血压病史，出血前有血压急剧升高。以往认为高血压出血多发生于 40 岁后（资料表明 40 岁前发病率有增加的趋势）。高血压脑出血发病率仅次于脑血栓，而死亡率占脑血管病的首位。

1. 病因

发生机制仍不十分清楚，主要原因如下。①粟粒型微动脉瘤破裂。脑出血患者尸检发现血管壁为 $100 \sim 200 \, \mu m$，缺乏壁肌层的动脉瘤存在的发现可支持这一理论。②高血压患者动脉壁粥样斑块，阶段性、局灶性纤维素样变，管壁溃疡形成、坏死、破裂。③脑动脉缺乏外弹力层，加之豆纹动脉行径长，管径小，高血压时直接冲力较大。④神经血管麻痹导致神经组织坏死和血管壁坏死。但目前仍没有被广泛接受的类似自发性高血压脑出血的动物模型问世，仍是今后研究的重点之一。

2. 临床表现

（1）常突然发生剧烈头痛、意识障碍、恶心、呕吐、偏瘫、失语、脑膜刺激征等。好发部位：壳核和内囊区（约占 50%）；中心部脑白质；丘脑和丘脑下部；小脑半球；脑桥；脑室内出血。

（2）脑出血预后：与出血的部位及出血量的多少有关，出血位于皮质下白质区，血肿及水肿引起占位效应，导致出血区功能丧失，但预后相对较好，出血量 >30 mL 有手术指征。小脑或脑干出血压迫第四脑室，继发急性颅内压升高，常伴发延髓生命中枢损害，直接危及生命，血肿直径 >30 cm 即应手术。

（3）出血量的估计：Haaga 认为，脑内血肿直径 >2 cm 时为大量出血，直径在 $1 \sim 2$ cm 和灰、白质交界区裂隙状出血和斑片状出血为小量出血。

3. CT 表现

临床按病情发展一般分为急性期、亚急性期和慢性期。血肿内红细胞分解、破坏、吸收的过程是 CT 表现的基础。按 CT 平扫密度可分为四期。

（1）高密度期（$1 \sim 14$ d）：血液逸出血管后，在脑内形成血肿，随红细胞分解，释放含铁血红素及纤维蛋白引起血肿收缩，CT 值在 $50 \sim 80$ HU（此时血容量为 100%，血红蛋白为 150 g/L）。血肿 CT 值与血红蛋白含量有直接关系，血红蛋白每下降 1 g，CT 值减少 2 HU，所以严重贫血的患者，脑出血

— 79 —

CT 表现为等密度或低密度。血肿形成占位，邻近结构受压移位，称为占位效应，血肿周围为窄带状低密度水肿环绕，CT 值为 18 ~ 28 HU（图 10-1）。

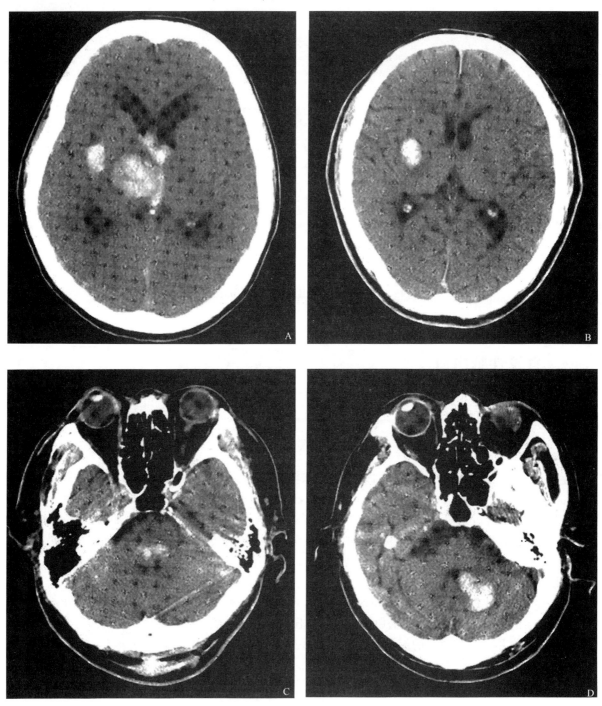

图 10-1　脑内血肿高密度期

A. 右侧丘脑、基底节血肿破入侧脑室；B. 右侧豆状核血肿，发病 10 h；C. 脑桥血肿，发病 3 h；D. 左侧小脑血肿，发病 3 h

（2）等密度期（14 ~ 64 d）：血肿内血红蛋白分解，含铁血黄素逐渐被吸收，CT 表现为血肿从周缘到中心逐渐演变为等密度肿块，有占位效应，水肿仍存在，与等密度部分的血肿分界不清，呈低密度带增宽（图 10-2）。增强扫描出现环状强化。

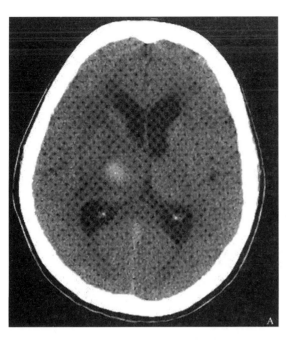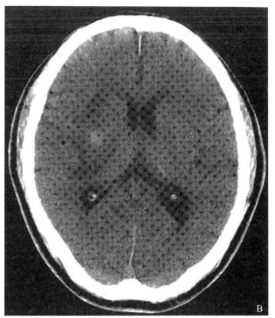

图 10-2　脑内血肿等密度期

A. 出血后第 16 天；B. 出血后第 15 天

（3）低密度期（30～84 d）：血肿周围的新生血管及神经胶质增生，形成完整的血肿壁；血肿内含铁血黄素，血红蛋白吸收，CT 扫描呈低密灶，水肿消失，无占位效应（图 10-3A）。增强扫描出现环形强化（图 10-3B）。

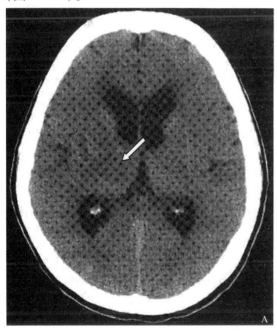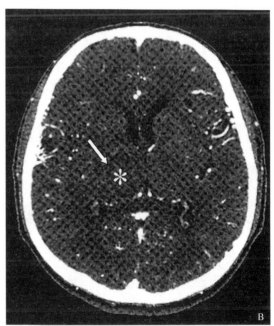

图 10-3　脑内血肿低密度期

A. 发病后第 31 天；B. 丘脑出血（星号）增强后呈现轻度环状强化（箭头）

（4）慢性期（3 个月后）：少量脑出血被胶质纤维替代，CT 表现为低密灶。大量脑出血，CT 表现为脑软化囊腔形成，腔内血液分解、吸收呈液体密度，CT 值略高于水。病灶出现牵拉收缩征象，如邻近脑室扩大、脑沟增宽、脑萎缩等，也称为负占位效应。增强扫描无或轻微强化（图 10-4）。

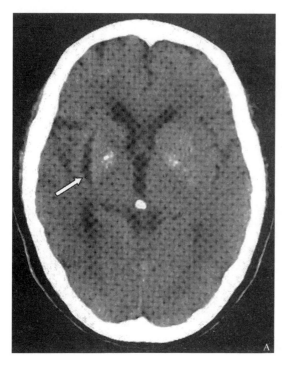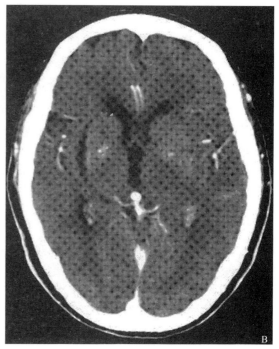

图 10-4　脑内血肿慢性期
A. CT 平扫，右侧外囊软化灶（出血后 91 d）；B. 增强 CT 扫描，病灶边缘轻微强化

二、脑室内出血

依据检查体位不同，如仰卧位扫描出血量少时多沉积在两侧脑室后角、第三脑室后部或第四脑室顶部。大量出血常呈现脑室"铸型"样高密度改变，整个脑室系统均有血液填充（图 10-5A、图 10-5B）。早期为高密度，可有分层现象，下部为高密度血液，上部为低密度脑脊液。以后随时间推移，血液被分解并随脑脊液循环吸收呈低密度（图 10-5C、图 10-5D）。后期脑室扩大，形成脑积水的征象，提示脑脊液吸收障碍，预后不良。

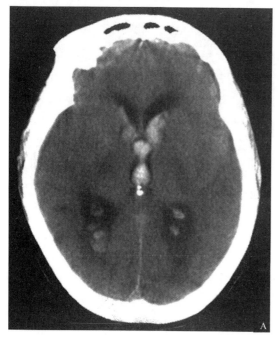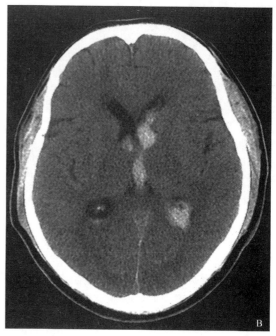

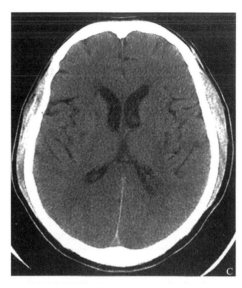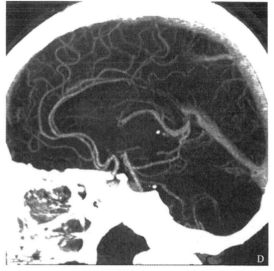

图 10-5　脑室内出血
A. CT 平扫，脑室系统大量出血常呈现脑室"铸型"样改变；B. 脑室系统大量出血。C、D. 另
一患者。C. 12 d 后 CT 平扫脑室内出血基本吸收；D. CTA 重建未见明显异常血管表现

第二节　缺血性脑血管病

一、脑梗死

脑组织因血管阻塞而引起缺血性坏死称为脑梗死。

1. 病因

（1）血栓形成：动脉粥样硬化，全身性病变特别是系统性红斑狼疮。

（2）栓塞：主要为心源性，如风湿、心肌梗死、粥样斑块、细菌、肿瘤栓子。

（3）夹层动脉瘤（颅内动脉、椎动脉）。

（4）血流动力学因素：低血流量及高凝血状态。

（5）血管痉挛：多见于蛛网膜下隙出血后。

（6）青年人脑梗死与遗传因素、高血脂、高黏血症、吸烟、饮酒、器质性心脏病如先心病、风湿性心脏病、细菌性心内膜炎等有关。口服避孕药是青年女性脑梗死的原因之一。

2. 病理生理

（1）0~6 h：脑缺血后，首先导致脑细胞线粒体氧化代谢障碍，ATP 产生减少或停止，影响细胞膜上的钠钾 ATP 酶活性，Na^+ 在细胞内浓度增高形成高渗透状态，细胞内水分增加，称为细胞毒性脑水肿。缺血继续发展既涉及脑白质又涉及脑灰质，水肿加重，动脉血供氧中断后，弥散在脑组织内和结合在血液中的红细胞中的氧将在 8~12 min 完全耗尽，储存的能量如 ATP、肌酸磷酸在 2~3 min 耗尽，5 min 大脑皮质细胞开始死亡。血流测量显示，梗死血流量降低，脑组织缺血，即使短期内去除原因也不出现血流恢复。

（2）6~12 h：线粒体、细胞膜、血管内皮细胞损伤，血脑屏障破坏，大分子物质及水外渗出细胞外间隙，形成血管源性脑水肿，主要涉及脑白质。代谢物质引起脑血管调节功能障碍，梗死周边血管扩张，通透性增加，边缘血流量增多，加重脑水肿。

（3）3~7 d：脑水肿加重，压迫神经、血管，脑梗死进一步恶化。梗死周围血流量超过脑组织代谢需要，呈过度灌注现象，对侧血流可出现降低。

（4）7~30 d：脑水肿减轻，血脑屏障破坏达高峰，脑细胞坏死区出现胶质细胞增生，脱髓鞘及

wallerian 变性，坏死区变为囊腔，出现牵拉收缩征象，局部脑室扩大，脑沟增宽。

3. CT 表现

CT 脑梗死发现率为 75% ~90%。以往认为 24 h 内梗死 CT 检查多呈阴性，随着 CT 设备改进、增加密度及空间分辨率以及对早期梗死认识的提高，早期脑梗死 3 h CT 即可显示，24 h 内阳性率达 79%。

（1）梗死区灰质密度减低，灰、白质交界消失；发生于基底节区的梗死，表现为豆状核轮廓模糊或部分界限消失（图 10-6）。发生于脑岛部的梗死，表现为岛皮质边界不清，灰、白交界消失。

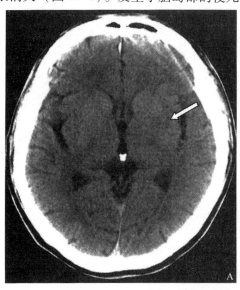
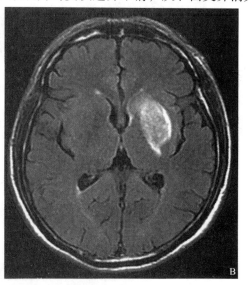
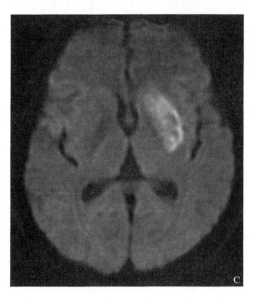

图 10-6 早期脑梗死的 CT 征象

A. CT 平扫，发病早期，左侧豆状核局部密度减低，界限模糊（箭头）；B、C. 发病 12 d，
MRI FLAIR 和 DWI 序列均显示豆状核呈明显高信号

（2）轻微占位效应，与脑缺血脑水肿有关，表现为脑沟消失，脑室受压变形等。

（3）脑动脉密度增高征，多见于大脑中动脉水平段，又称大脑中动脉征（MCA 征），其次是基底动脉（图 10-7）。48 h 后，无菌性炎症进一步加重，梗死呈低密度，水肿形成的占位效应明显（10% ~ 25%），动脉主干栓塞，脑沟消失，中线结构移位。梗死持续到第 2 ~3 周，低密区变为模糊不清，呈等密度表现，故此期称为模糊效应期，主要由于梗死坏死区出现吞噬细胞、胶质细胞成分，侧支血管逐渐增多，脑水肿消失。此期只有在增强后才能发现，表现为脑回样强化。3 周以后，梗死灶再次变为低密区，巨噬细胞吞噬坏死组织，分解为脂性物质，吸收、囊变。几个月后梗死侧脑室扩张，邻近脑沟扩大，有时难以区别陈旧性梗死或局限性脑萎缩（图10-8）。

4. 增强扫描（一般不需增强扫描）

5%~10%平扫阴性或"模糊效应期"的患者，采用灌注检查可检测出脑梗死。皮质梗死呈指套状或脑回状增强（图10-9），基底节梗死出现神经团增强，单个梗死灶的边缘或部分增强。强化改变从第4天开始，持续3~4周，最长达6个月。Kloska对<8 h的44例脑梗死进行CT平扫、CT灌注和CTA检查，敏感性分别为55.3%，57.9%和76.3%。8例<15 mm的腔隙性脑梗死在最初CT检查中漏诊，4例CT灌注对脑白质腔隙性脑梗死漏诊。早期脑梗死MRI灌注及扩散序列较CT增强及灌注敏感。CT灌注的目的是：①早期确诊；②确定半暗带，尽早抢救可逆性神经元，最大限度地减少功能受损区。

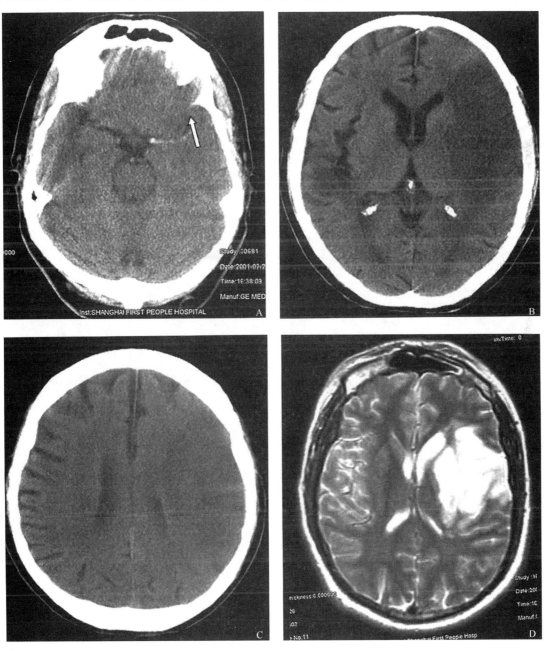

图10-7 大脑中动脉征

A. 心脏手术后2 h，左侧大脑中动脉呈高密度（箭头）。术后24 h（B）、48 h（C）CT平扫，示左侧颞顶部脑组织大面积水肿；D. MRI T$_2$WI示脑梗死

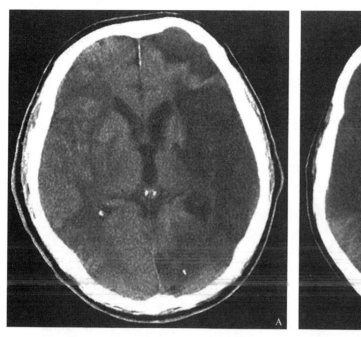
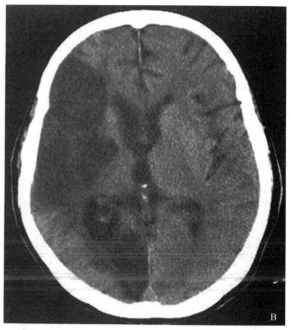

图 10-8　脑软化
A. 左侧半球脑软化，右侧半球早期脑梗死；B. 右侧半球脑软化

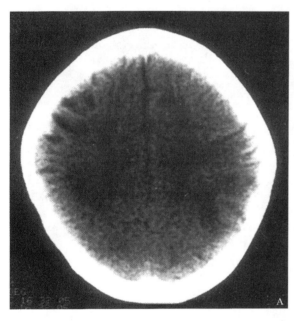
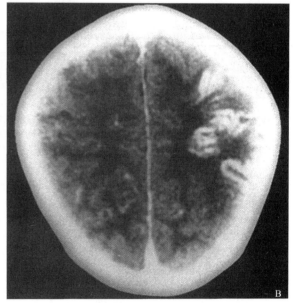

图 10-9　脑梗死脑回样增强
A. 发病 20 d，模糊期，CT 平扫"阴性"；B. 增强 CT 可见左顶皮质脑回样强化

5. 各主要动脉阻塞的 CT 表现

（1）大脑前动脉阻塞：额叶内侧面及下面、胼胝体、前部基底节区，有时一侧大脑前动脉阻塞可引起双侧额叶内侧、下部及胼胝体梗死。

（2）大脑中动脉阻塞：额叶、顶叶外侧面、岛叶、尾状核、屏状核、颞上中回梗死。整个大脑中动脉分布区梗死，阻塞部位在大脑中动脉起始部（图 10-10）。大脑表面为主的脑梗死，阻塞部位在大脑中动脉开口前。大脑半球深部为主的脑梗死，阻塞部位在大脑中动脉开口处。

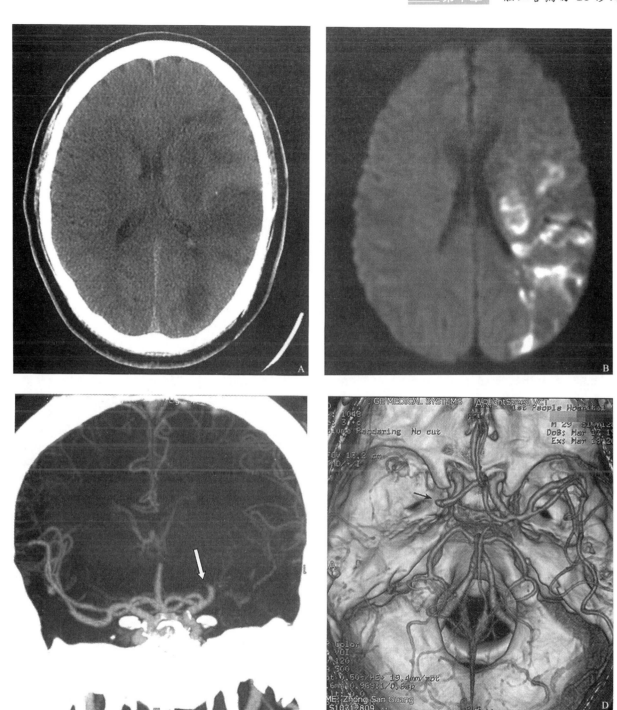

图 10-10　大脑中动脉阻塞

A. CT 平扫，整个左大脑中动脉分布区梗死，密度减低；B. MRI DWI 序列显示左大脑中动脉供血区呈高信号；
C. MIP；D. VR 显示阻塞点位于左侧大脑中动脉开口部（箭头）

（3）脉络膜前动脉阻塞：内囊后肢、壳核、视束梗死，常伴有大脑中动脉闭塞。

（4）基底动脉阻塞：因与颈内、外动脉有多支吻合，梗死可呈双侧性或不对称性低密区。

（5）大脑后动脉阻塞：颞叶、枕叶内下面、楔状回、禽距回梗死。

（6）基底动脉脑干分支阻塞：脑干梗死（图 10-11）。

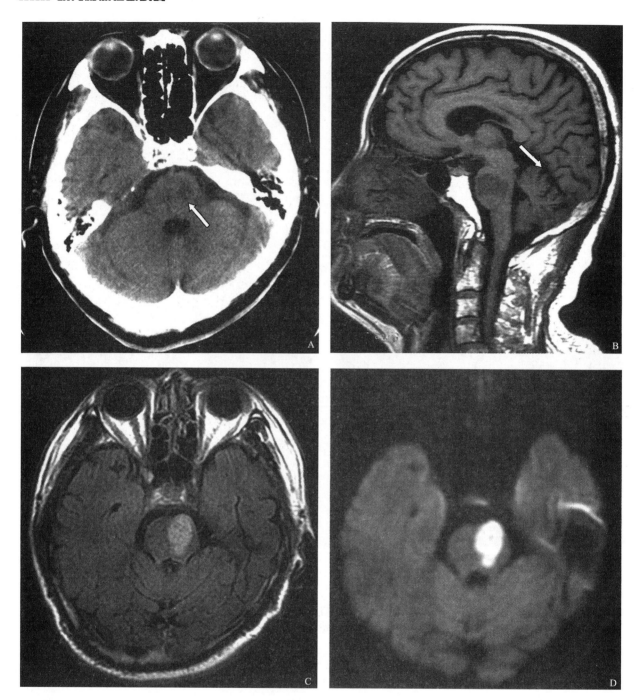

图 10-11　脑桥梗死

A. CT 平扫，脑桥左份斑片密度减低区；B～D. MRI 检查，矢状位 T$_1$WI（B）显示脑桥病变区呈低信号，横断位 FLAIR（C）和 DWI（D）序列显示病变区呈高信号

（7）小脑上动脉阻塞：小脑齿状核以上小脑梗死。

（8）小脑前下、后下动脉阻塞：小脑齿状核以下小脑梗死（图 10-12）。

小脑梗死 CT 扫描因伪影干扰，诊断较困难。现代 CT 设备可减除伪影，大大提高了阳性率。须注意的是，有时急性小脑梗死只表现为第四脑室受压变形，幕上脑积水，偶有小脑扁桃体疝的表现。

CTA 对闭塞性脑血管病的作用：CTA 对大脑中动脉狭窄或闭塞的程度估价较准确，且无假阳性结果。优于经颅多普勒超声，根据设备的类型不同有报道优于 MRA。

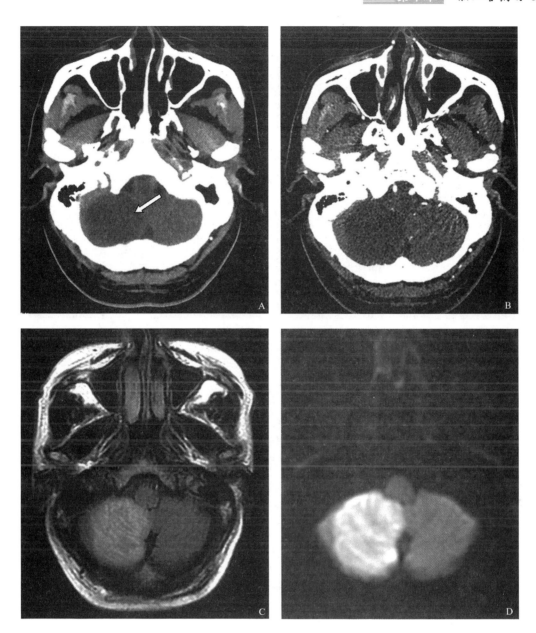

图 10-12 右小脑梗死

A. CT 平扫, 右小脑半球大片密度减低区; B. CT 增强, 右小脑病变区无明显强化表现; C、D. MRI 检查, 横断位 FLAIR (C) 和 DWI (D) 序列显示病变区呈高信号

二、腔隙性脑梗死

腔隙性脑梗死是指脑深部 2~15 mm 大小的脑梗死。

1. 病因

高血压、长期吸烟、糖尿病等。

2. 临床表现

纯运动性偏瘫、纯感觉障碍、下肢运动受限、构音困难、视力障碍、失语及短小步态及共济失调等。

3. CT 表现

占幕上脑梗死的 20%, 尸检的 10%。好发于基底节、内囊、丘脑、脑干等部位, 梗死灶直径在 2~15 mm, 低密度, 边缘清楚, 无水肿, 无占位征象 (图 10-13)。

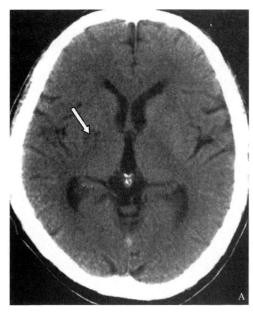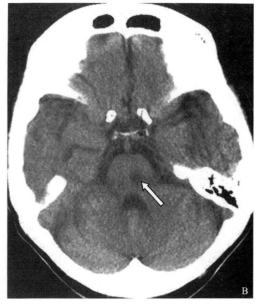

图 10-13　腔隙性脑梗死
A. CT 平扫，右基底节斑片低密度区；B. 脑桥左背侧小类圆形低密度灶（箭头）

三、分水岭脑梗死

分水岭脑梗死指两条主要脑动脉供血交界区或脑表面边缘动脉、脑深部穿动脉如基底节上部脑白质供血区的单支动脉分布区内发生的脑梗死，梗死区域的供血动脉常没有闭塞。CT 诊断分水岭脑梗死的发生率占缺血性脑血管病的 5%～10%。

1. 病因

（1）血流动力学障碍，如低血压、心肌梗死、心律失常、直立性低血压，导致血流动力学障碍。特别要注意的是，一侧颈内动脉狭窄，对侧基底动脉环不能代偿时，是同侧大脑前、中动脉供血分水岭区脑梗死的重要原因。应注意颈动脉的检查。

（2）血管调节功能失常，如糖尿病并发自主神经功能紊乱，长期低血压。

（3）高血压，颅内动脉粥样硬化，过度降压治疗。心脏病附壁血栓脱落进入脑皮质支和深穿支。

2. 临床表现与分型

（1）皮质下型：又称前分水岭梗死，为大脑中动脉皮质支与深穿支的交界区梗死，主要症状为偏瘫、偏身感觉障碍，优势半球者表现为不完全性失语。

（2）皮质前型：又称后上分水岭型，为大脑前、中动脉交界区梗死，主要症状为面部以外的偏瘫、下肢感觉异常。

（3）皮质后型：又称后下分水岭梗死，为大脑前、中、后动脉交界区梗死，表现为偏盲症状。

（4）小脑型：又称幕下分水岭梗死，为小脑上、前动脉交界区梗死，表现为共济失调症状。

3. CT 表现

同上述的脑梗死表现，可以是对称性，也可以表现为出血性脑梗死。特殊部位表现如下所述（图 10-14）。

（1）皮质下型：额、顶叶皮质下低密度带、边缘清楚。

（2）皮质前型：额、顶叶交界区三角形低密区。

（3）皮质后型：颞、顶、枕三角区低密区。

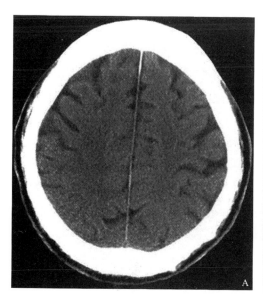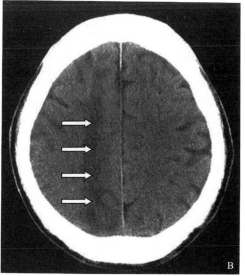

图 10-14　分水岭性脑梗死

A. 发病后 4 h；B. 发病后 70 h，右侧顶—枕部低密度水肿（箭头）

四、脑梗死的溶栓治疗

大脑皮质细胞在供血中断后 5 min 即开始死亡，死亡的神经细胞无再生能力，而临床进行的溶栓治疗在脑梗死最初的 6 h 效果较好，6 h 这一"标准"设定尚有争议。一般认为脑梗死中心区的细胞、血管、纤维组织活动停止，但在其周围，一定时间内仍保持离子平衡和结构的完整性，若及时恢复血供，这些受损的突触传递就可能恢复，代偿部分功能，防止病灶进一步扩大，此点也是目前神经影像学研究"半暗带"的理论基础。溶栓适应证为：①发病 6 h 内；②CT 平扫阴性或阳性，临床症状确切，DSA 血管造影显示有血管栓塞；③意识正常；④脑血流减少或停止。

溶栓的并发症：①再灌注损伤，再通后缺血组织恢复血供，但受伤组织不能利用氧，继发性脑肿胀加剧；②出血，原因包括梗死缺血后血管壁损伤，继发纤溶及凝血障碍，血流再通后灌注区血压升高等。

五、出血性脑梗死

出血性脑梗死指脑梗死区伴有渗出血液。占脑梗死的 18% ~42%。多发生于脑梗死后 2 周内。

1. 病因与病理

心源性脑梗死激活体内纤溶酶系统，血管内血栓溶解，血管再通，血流量增加，经受损的管壁血液进入梗死区。闭塞血管的远端因缺血而坏死，血管损伤，血液渗出。大面积梗死，年龄较大，栓塞后过度再灌注也是诱发因素，溶栓或抗凝治疗可加重出血性脑梗死。

2. CT 表现

脑梗死加上脑出血的 CT 征象，主要表现为脑灰、白质均呈现大面积楔形低密区，内夹杂有斑片状高密度影或梗死周围沿脑回走行的高密度改变；也可表现为中心出血，周围低密度梗死区（图 10-15）。有占位效应，中线结构移位，邻近脑室受压变形，脑沟消失等占位征象。后者应与脑出血及脑肿瘤出血鉴别。脑肿瘤形态不规则，很少有既涉及脑灰质又涉及脑白质，脑肿瘤占位征象更为明显；增强扫描，脑梗死呈指状脑灰质强化，而脑肿瘤强化则既不在灰质也不在白质而在肿瘤区。

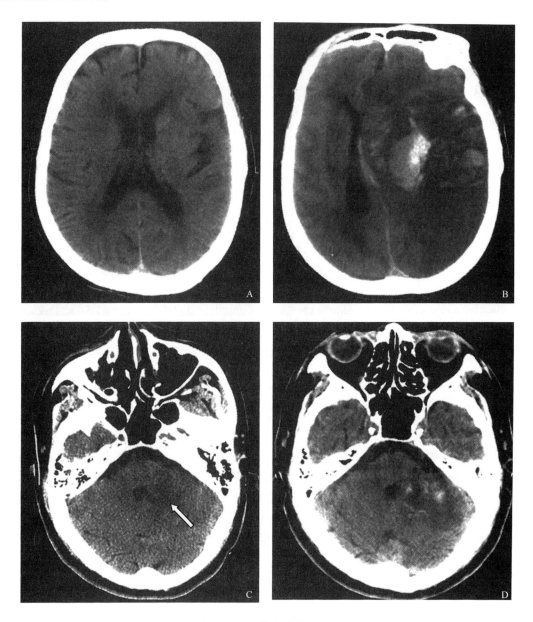

图 10-15　出血性脑梗死

A、B. 同一患者。A. CT 平扫，左大脑半球无明显异常；B. 1 d 后 CT，左大脑半球大面积低密度区内夹杂有斑片状高密度影，中线结构移位，邻近脑室受压变形，大脑镰下疝形成。C、D. 另一患者。C. CT 平扫，左脑桥臂及小脑片状低密度区（箭头）；D. 10 d 后，CT 显示低密度病变区内夹杂有斑片状高密度影

六、静脉性脑梗死

静脉性脑梗死又称淤血性脑梗死，为静脉血流回流受阻导致的脑梗死。

1. 病因

确切机制不清，可能与下列因素有关。

（1）全身因素：脱水、糖尿病、高凝血状态、血小板增多症、口服避孕药、妊娠、产后、近期手术、长期应用激素、肾病综合征、心脏病等。

（2）局部因素：局部感染，中耳乳突炎，鼻旁窦炎，脑膜炎，颅面及中耳手术，颅脑外伤，动、静脉畸形，动静脉瘘，动脉栓塞等造成静脉窦血栓形成。脑静脉回流障碍，脑组织局部血容量不断增加，脑组织水肿，细胞代谢停止，逐渐引起神经细胞坏死，临床上常呈急性或亚急性发病。

2. 临床表现

静脉窦血栓形成导致的脑梗死临床诊断困难，临床可以呈急性也可以呈慢性发病，主要表现为头痛，癫痫，视力下降，运动、感觉功能障碍等局灶性体征或颅内压升高引起的剧烈头痛、恶心、脑膜刺激征等。有时意识不清、昏迷，也有少数无症状患者，没有上述临床表现。以往报道静脉窦血栓形成导致的脑梗死的死亡率为30%～50%，随着现代影像学发展，早期、准确诊断大大降低了脑梗死死亡率，为10%左右。鉴别诊断包括各种原因导致的急、慢性脑出血，如硬膜下血肿、高血压脑出血、血管畸形和动脉瘤等。

3. CT表现

静脉窦血管成像的CT扫描没有更多要求，注射造影剂后延迟25 s左右扫描，一般可得到较好的静脉对比。

不同时期静脉窦血栓形成的CT表现见图10-16。

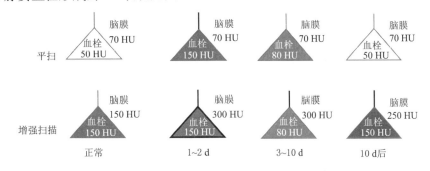

图10-16　不同时期静脉窦血栓形成的CT表现

（1）静脉性脑梗死的CT表现：依据阻塞的静脉，血管回流受阻的脑组织淤血、坏死，神经元以水肿、代谢障碍为主，继之发生细胞坏死，最终病理改变与缺血病理变化大致相同。病变以回流静脉收集区为中心，脑组织常呈斑片状低密度改变，界限不清楚，常伴有较严重的梗死性脑水肿、出血性脑梗死或单纯出血等征象（图10-17）。发生于双侧丘脑的脑梗死提示脑深静脉栓塞。年轻、病史不能解释的脑皮质下出血应该考虑静脉窦或皮质静脉血栓形成的可能，出血性皮质静脉梗死、"细绳征"、高密度的"静脉征"有助于静脉性梗死的诊断。

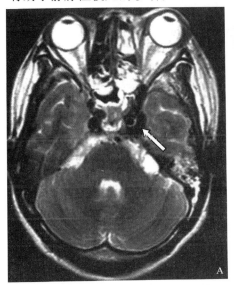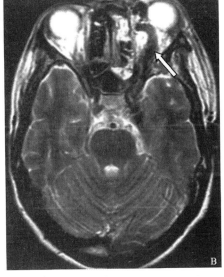

图10-17

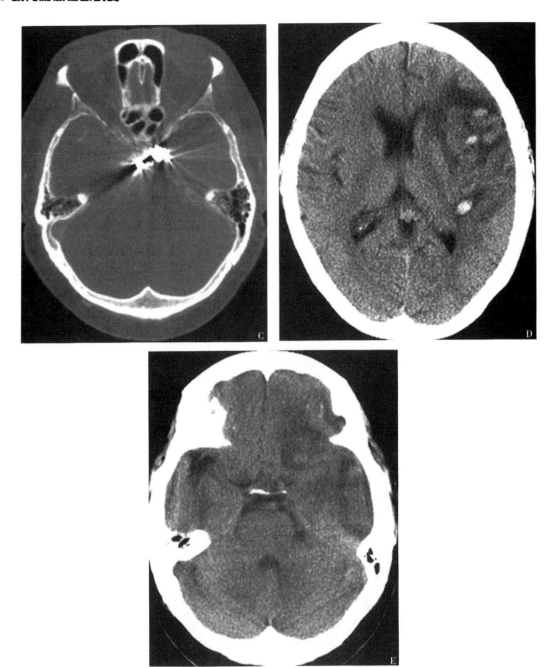

图 10-17 颈内动脉海绵窦瘘（CCF）栓塞后静脉性脑梗死

A. 外伤后左侧 CCF，T$_2$WI 示左侧海绵窦血管扩张（箭头）与左侧眼上静脉扩张（B，箭头）；
C. 左侧 CCF 手术后 CT，可见金属夹伪影；D、E. 手术后脑梗死（淤血性），CT 平扫示左侧额颞部脑组织低密度水肿伴点片状出血

（2）静脉窦血栓形成的 CT 表现：颅内静脉无静脉瓣，切面呈三角形。CT 平扫无异常发现或略有轻微变化。增强扫描呈"空 △"征认为是特征性表现，约占静脉窦血栓形成的 28%～72%，形成原理即静脉窦壁强化，而静脉窦腔内因为血栓填充无强化，相对窦壁呈"△"形低密度（图 10-18A、图 10-18B）。早期（1～2 d）：平扫静脉窦内血凝块呈高密度与硬脑膜相似达 150 HU；增强扫描静脉窦壁及静脉窦内 CT 值基本一致，此期诊断容易漏诊。3～10 d：平扫静脉窦内血凝块渐分解，密度略高，CT 值可达 80 HU；增强扫描静脉窦壁密度达 300 HU 左右，而窦内 CT 值约 80 HU。10 d 后：平扫静脉窦内血凝块吸收，密度接近正常 CT 表现，CT 值约 50 HU；增强扫描静脉窦壁 CT 值达 250 HU，而窦内约为 150 HU。Lee 认为 <5 d 和 >2 个月的静脉窦血栓 CT 的"空 △"可以不存在。多排 CT 进行 CTV 成

像避免了假阴性出现（图 10-18C）。

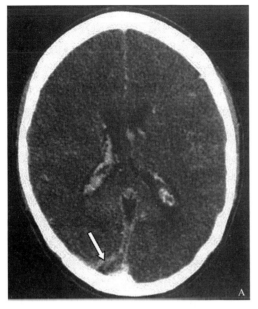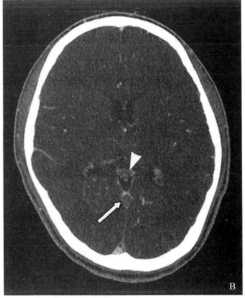

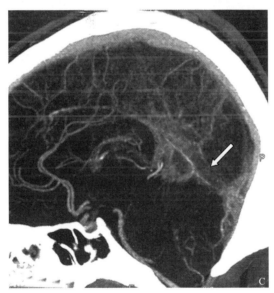

图 10-18　直窦和窦汇血栓形成

A. 增强 CT 可见直窦与窦汇内无增强，窦壁增强（箭头）；B、C. 另一患者，增强 CT（B）双侧
大脑大静脉（箭号）和直窦血栓形成（箭头），CTV（C）显示直窦血栓（箭头）

　　MRI 对不同时期静脉窦内血栓形成表现不一，早期 T_1WI 等信号，T_2WI 低信号，3 ~ 10 d，T_1WI、T_2WI 均为高信号。11 d 后可恢复到正常表现。

　　DSA 血管造影静脉期，可确定静脉血栓的部位。CTV 与 MRV 相似，可代替有创性的 DSA 技术，薄层扫描避免了容积效应，上矢状窦，横窦，乙状窦，直窦显示率达 100%，皮质静脉和脑深静脉显示率达 12% ~97%。发病后 1 ~2 周内检查无假阳性。小的充盈缺损应与蛛网膜颗粒、纤维隔相鉴别。MRI 优点为无须使用造影剂即可成像，但需时较长，危急患者带有抢救设备、恐幽症患者及躁动不安者不宜检查。CT 检查成像速度快，注射造影剂后 1 min 即可完成检查。

七、急性脑血管病的 CT 灌注检查

　　急性脑缺血是血管闭塞致供血区缺血超过一定时限后发生的脑梗死，是临床常见的脑血管疾病。正

常神经功能状态下，脑血流量平均为 55 mL/（100 g·min）。脑灰质血流量为 80 mL/（100 g·min），脑白质血流量为 20 mL/（100 g·min），变化幅度在 20%~30%。局部脑血流灌注为 8~10 mL/（100 g·min）或脑灰质血流量降低到正常的 40%，脑白质血流量降低到正常的 35%，就会引起缺血性反应。平均脑血流灌注 <10 mL/（100 g·min）时，细胞经短暂的可逆期后，很快进入不可恢复性脑损伤。急性脑梗死的脑血流变化会经历 3 个时期，首先是由于脑灌注压下降引起的脑局部血流动力学异常改变，其次是脑循环储备力失代偿性低灌注造成神经元功能改变；最后，由于脑血流量下降超过脑代谢储备力才发生不可逆转的神经元形态学变化，即脑梗死，不过梗死灶周边部有一层尚未死亡的神经元和水肿带（半暗带），这部分组织若能及时恢复血供，则能完全治愈。可见，脑缺血后首先出现功能异常，之后才会出现形态上的改变，并且脑组织的损伤程度与缺血时间密切相关，如早期诊断、早期治疗并恢复脑血供可明显改善患者的预后。

目前对脑缺血最有效的治疗方法是溶栓，但其时间窗只有 3~6 h。常规 CT 扫描是重要的诊断方法，能够早期排除脑出血，但早期发现和诊断脑缺血性梗死较困难，一般要到缺血 24 h 后才能发现。而脑 CT 灌注成像（CT perfusion of the brain, CTP）是一种功能成像，在显示脑形态学变化的同时反映生理功能的改变，利用影像学技术进行灌注成像并测量局部组织血流灌注，了解其血流动力学及功能变化，目前已成为急性缺血性脑血管病早期诊断的重要方法，发病 30 min 就可显示病灶，不但可以早期显示脑缺血的病灶，而且能区分失活脑组织和缺血半暗带（半暗带组织若能及时恢复血供，则能完全治愈），为临床溶栓治疗提供可靠的影像学依据。

1. CT 灌注成像原理

CT 灌注成像由 Miles 等于 1991 年提出，其理论基础来源于放射性核素显像脑灌注图像的数据处理技术，即放射性示踪剂稀释和中心容积原理：CBF = CBV/MTT。CT 灌注成像所用碘对比剂基本符合非弥散性示踪剂的要求，于静脉注射碘类对比剂后，在感兴趣区部位重复扫描，跟踪测量每一个体素随时间变化的 CT 强化值，获得组织特异性的时间—密度曲线。通过测量不同区域所产生的时间—密度曲线，分析所有动态图像上的 ROI 区，得到一系列脑血流灌注参数，设置伪彩后，可获得脑血流量图（CBF）、脑血容量图（CBV）、平均通过时间（MTT）、局部灌注达到峰值时间（TTP）（图 10-19）。对任何所选区域值进行计算（如平均值、标准差），即可得到脑部某一感兴趣区的血流量、血容量和达峰时间，对所有参数计算进行定量分析来获得血流动力学变化的功能性血流信息。

2. CT 脑灌注步骤

①选择 CT 灌注检查程序。②选择颈内动脉的分支层面确定 ROI 位置（也可通过 tMIP 图像帮助选择合适的动脉）。③扫描获取原始数据，选择输入感兴趣区，点击计算钮，观察某一区域的功能参数在该区域设置组织 ROI。④计算灌注值，生成定量图像或曲线。通过镜像 ROI 软件可以查看对侧相同区域的功能参数。扫描时尽量用薄层在某一感兴趣区先做基础扫描，覆盖足够的范围。再从静脉内注射造影剂，在同一区域获得 30~40 s 的增强扫描（两次采集间应间隔 1~2 s）。扫描持续时间应包括一个增强前期和团注对比剂的首过期（最少 30 s 的扫描时间）。采集间隔不要超过 2 s。造影剂注射速率应足够快，以提供较好的脑白质强化（6~8 HU 强化）效果，同时保证较短的团注时间。扫描期间头部应保持不动。

CT 灌注成像所用碘对比剂基本符合非弥散性示踪剂的要求，经静脉注入，同时对选定层面进行动态 CT 扫描，获得的数据经过计算机处理，就可以得到被检查组织的血液灌注状况，即微循环正常与否。通常，CT 灌注成像常采用感兴趣区的时间—密度曲线（time-density curve, TDC）、MTT、TTP、CBF 和 CBV 等血流动力学参数来评价组织器官的灌注状态，早期发现病灶的部位和缺血范围，而且可以定量或半定量评估灌注异常的脑组织及侧支循环的脑血流量（图 10-20）。CT 灌注成像需要有高时间分辨率的动态 CT 数据，以检测造影剂首次通过脑血管时血管内密度强度的快速变化，而多排 CT 灌注成像具有高时间与空间分辨力，可快速、准确、三维地评价组织器官微循环内血流动力学变化，并可进行定量或半定量分析。

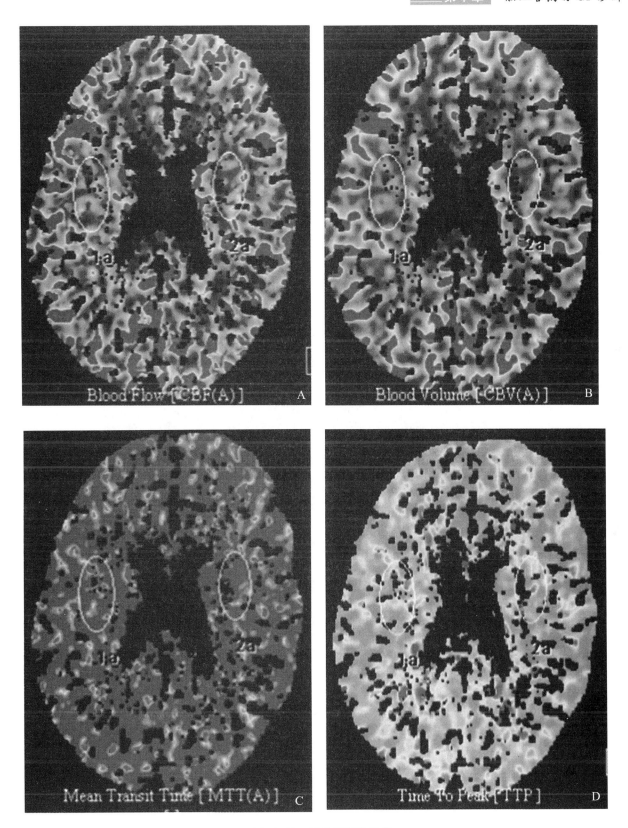

图 10-19 正常脑灌注图像
A. CBF；B. CBV；C. MTT；D. TTP

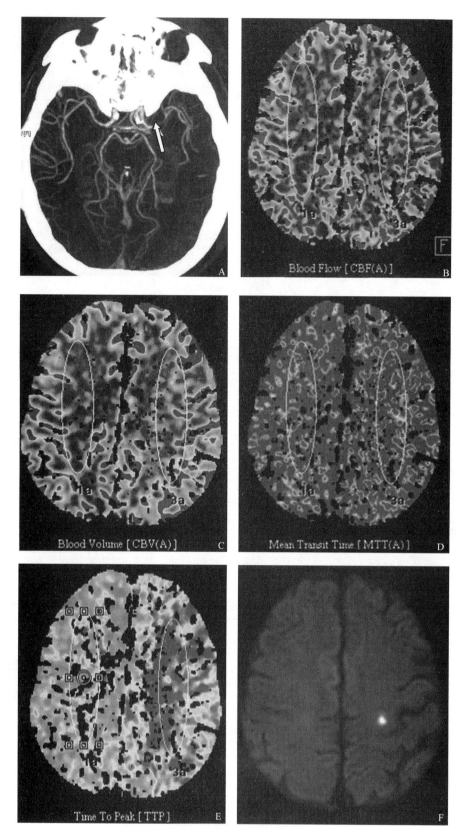

图 10-20 异常脑灌注表现

A. 左侧大脑中动脉水平段（MCA1）明显狭窄（箭头）；B. 左侧大脑 CBF 轻度下降；C. 左侧大脑 CBV 轻度增高；D. 左侧大脑 MTT 轻度延长；E. 左侧大脑 TTP 明显延长；F. 左顶叶小梗死灶，说明左侧大脑异常灌注区大部分为可逆性损伤

Koenig 等认为，CT 脑灌注成像是诊断急性脑缺血的有力工具，敏感度为 90%、特异度为 100%。CTP 通过两种方法显示半暗带。一种方法是利用 CBF 的相对值（缺血侧与对侧的比值）区分梗死和半暗带。Klotz 等认为，CBF 比值为 0.20 是缺血脑组织存活的最低限值，CBF 比值 < 0.20，无论采取何种治疗方法，脑组织都无法存活；CBF 比值在 0.20 ~ 0.35 溶栓效果明显。另一种方法是根据 CBV 区分梗死和半暗带，CBF 下降而 CBV 正常或轻度上升为半暗带，而 CBF 下降伴 CBV 下降为梗死区。CBV 显示减低区范围与最终梗死灶基本一致。其他研究也发现缺血脑组织平均通过时间延长，血容量明显降低，提示为不可逆损伤；而平均通过时间延长，血容量轻度下降，提示为可逆性损伤。

所以 CTP 作为一种功能性影像，可以通过灌注了解组织、器官的功能情况。能够为急性脑缺血患者提供更全面、详细的血流动力学信息，明确低灌注区及其范围、位置，可准确判断脑缺血病灶的范围并可计算其容积，推测半暗带区域；结合重建颅底 Willis 环，能了解相应供血动脉情况，有助于预测脑缺血的预后，对早期诊断和治疗脑梗死具有重要价值，并且还可进行血运再通治疗评估并有助于再通治疗方案的制定，有广泛的临床应用前景。

第十一章

呼吸系统疾病的CT诊断

第一节　肺炎

肺炎是肺部常见的感染性疾病，按病变的解剖分布分为大叶性肺炎、小叶性肺炎和间质性肺炎，比较特殊的还有球形肺炎和机化性肺炎。肺炎大多由肺炎链球菌引起，少数由双球菌、葡萄球菌、流感杆菌和病毒引起。

一、概述

1. 大叶性肺炎

青壮年多见，病理改变分为充血期、红色肝变期、灰色肝变期和消散期四期。起病急，常有高热、寒战、咳嗽、胸痛，疾病早期无痰或少量黏痰，发展到红色肝变期时咳黏稠铁锈色痰。实验室检查显示白细胞总数及中性粒细胞数明显升高。

2. 小叶性肺炎

又称支气管肺炎，多见于婴幼儿及年老体弱者，病理改变为小叶支气管壁水肿、间质炎性浸润、肺小叶渗出和实变，可引起阻塞性肺气肿或小叶肺不张。病情较重，常有发热、胸痛、呼吸困难，疾病初期干咳，继之咳泡沫黏痰及脓痰。部分体弱、机体免疫功能低下者，可不发热。实验室检查显示部分年老体弱者白细胞总数可不增加。

3. 间质性肺炎

多见于婴幼儿。病理改变为肺间质的浆液渗出及炎性细胞浸润。常见临床症状是气短、咳嗽和乏力，体重减轻，少数可见低热，听诊有爆裂音。白细胞总数变化不明显。

4. 金黄色葡萄球菌性肺炎

由溶血性金黄色葡萄球菌引起，好发于小儿和老年人。感染途径分支气管源性和血源性，病理变化是感染物阻塞细支气管，小血管炎性栓塞，致病菌繁殖引起肺组织化脓性炎症、坏死，形成肺脓肿，继而坏死组织液化、破溃，并经支气管部分排出，形成有液气平面的脓腔。支气管壁的水肿和反射性痉挛，易发生活瓣性阻塞而形成肺气肿或肺气囊。该病病程变化快，临床症状重。

5. 球形肺炎

球形肺炎是由细菌或病毒感染引起的急性肺部炎症，且以细菌感染为主，基本病理变化包括炎性渗出、增生和实变。

6. 机化性肺炎

本病多见于成人，病理改变为肺泡壁成纤维细胞增生，侵入肺泡腔和肺泡管内发展成纤维化，合并不同程度的间质和肺泡腔的慢性炎性细胞浸润。该病症状缺乏特异性，多为发热、气短、咳嗽、胸痛等，平均持续时间为5周左右。

二、CT 表现

1. 大叶性肺炎

充血期呈边缘模糊的磨玻璃样影，其内可见肺纹理；实变期呈大叶或肺段分布的大片状密度增高影，边缘清楚，内可见支气管充气征；消散期病灶密度减低且不均匀，呈散在的斑片状阴影（图 11-1）。

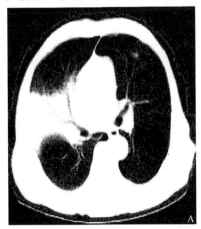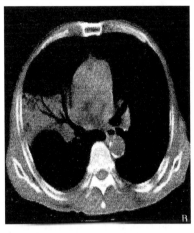

图 11-1　大叶性肺炎

A、B 分别为肺窗和纵隔窗肺炎实变期，呈大叶分布的大片状密度增高影，内可见支气管充气征

2. 小叶性肺炎

常呈沿肺纹理分布的大小不等的斑片状影，可融合成大片，内可见支气管充气征，病变好发于两肺中下部内中带，可伴肺气肿、小叶肺不张、空洞及胸膜腔积液（图 11-2）。

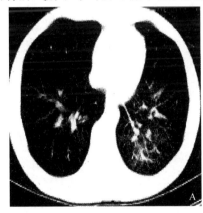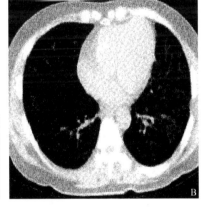

图 11-2　小叶性肺炎

A. 左下叶内后基底段点状及斑片状实密影，沿肺纹理分布；R. 两下肺散在小点状模糊影

3. 间质性肺炎

支气管血管束增粗，双肺磨玻璃样阴影，严重者伴有斑片状密度增高阴影。肺门、纵隔淋巴结可增大（图 11-3）。

4. 病毒性肺炎

常是上呼吸道感染向下蔓延的结果，患者多为婴幼儿、免疫功能缺陷患者和老年人。原发性呼吸道感染病毒有流感和副流感病毒、呼吸道合胞病毒、麻疹病毒、腺病毒等，机遇性呼吸道感染病毒有巨细胞病毒、水痘—带状疱疹病毒、EB 病毒等。一年四季均有发生，以冬、春季多见。病毒侵入细支气管上皮可引起细支气管炎，感染播散至肺间质和肺泡可引起肺炎。病毒性肺炎多为间质性肺炎。病毒性肺炎 CT 表现（图 11-4）：①细支气管炎的小叶中心结节、树芽征；②多灶性磨玻璃影或实变区，实变区可呈边界模糊、斑片状或结节状，可快速融合；③病灶双侧分布不对称；④可有小叶间隔增厚、网状结构；⑤可见气体潴留；⑥胸腔积液少见。

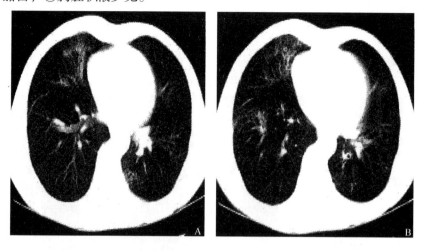

图 11-3　间质性肺炎

A、B. 右中叶及双下肺淡薄密度增高，伴有斑片状实变影，中叶支气管血管束增粗

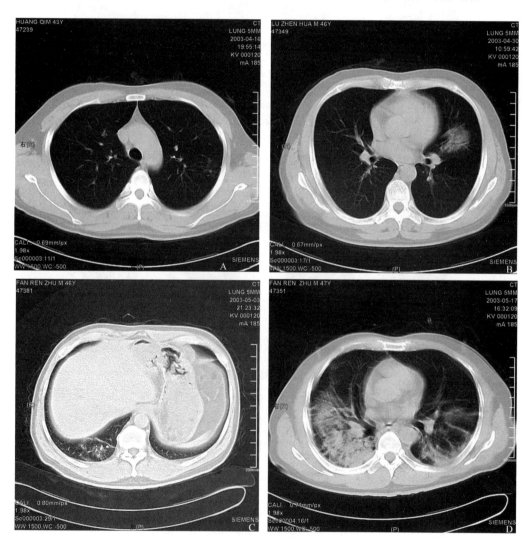

图 11-4　病毒性肺炎

A. 分布在胸膜下的小叶中心结节、树芽影及小叶间隔增厚，呈局部结节样网状影；B. 左舌叶
上支单发小片磨玻璃影，可见血管影和充气支气管征；C. 右肺底单发小片磨玻璃影合并间质改
变；D. 双下叶实变合并磨玻璃影及间质改变

5. 金黄色葡萄球菌性肺炎

片状影：呈分布于多个肺段的散在片状影，边界模糊、大小不等；团块状影：多见于血源性感染者，多肺段分布，病灶呈多发、大小不一、边界较清楚之团块影；空洞影：多发、大小不一厚壁空洞，可有液气平面；气囊影：常呈位于片状和团块状影间的多个类圆形薄壁空腔，有时可见液气平面，肺气囊变化快，一日内可变大或变小，一般随炎症的吸收而消散；脓气胸：气囊或脓肿穿破胸膜，出现脓胸或脓气胸。上述表现具有多样性，可一种为主或多种形态同存，短期内变化明显（图11-5）。

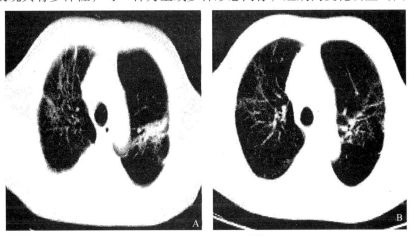

图11-5　金黄色葡萄球菌性肺炎
A.1个月经治疗病变逐渐消散；B.4 d后病灶进一步吸收

6. 球形肺炎

呈孤立圆形或类圆形病灶，以双肺下叶背段和基底段、近胸膜面多见，且邻近胸膜的病变，病灶两侧缘垂直于胸膜，呈刀切样边缘，为特征性改变；边缘毛糙、不规则，呈长毛刺状和锯齿状改变；密度中等，均匀或不均匀，通常病变中央密度较高，周边密度较淡，呈晕圈样改变；周围血管纹理增多、增粗、扭曲，局部胸膜反应显著、广泛增厚；有感染病史，抗感染治疗2~4周病灶可缩小或吸收（图11-6）。

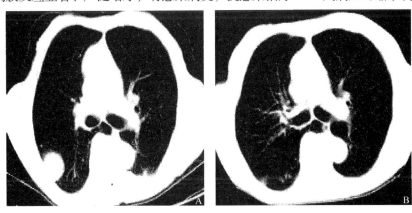

图11-6　球形肺炎
A. 右下叶背段临近胸膜孤立类球形病灶；B. 抗感染治疗后基本吸收

7. 机化性肺炎

呈楔形或不规则形病灶，贴近胸膜面或沿支气管血管束分布，可见支气管充气征，支气管血管束进入病灶为其特征性改变；病灶边缘不规则，呈粗长毛刺状或锯齿状，灶周常伴有斑片状影、索条状影、小支气管扩张及肺大疱形成；邻近胸膜增厚粘连（图11-7）。

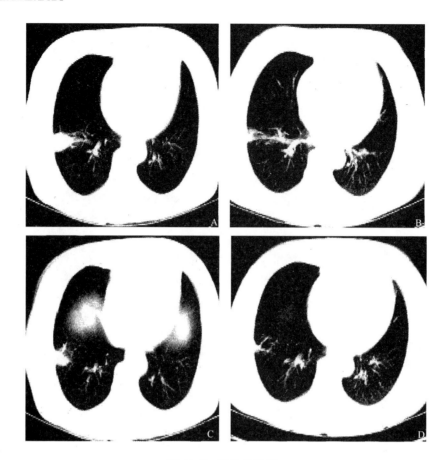

图 11-7 机化性肺炎

A. 右下叶外基底段贴近胸膜面楔形病灶,沿支气管血管束分布,邻近胸膜增厚粘
连;B ~ D. 治疗 1 个多月的不同阶段,病灶逐渐吸收

三、鉴别诊断

1. 大叶性肺炎与肺结核和肺癌鉴别

不同叶段分布、不同病理阶段有不同表现,支气管充气征及支气管通畅、无肺门与纵隔淋巴结肿大、抗感染治疗有效等都有利于大叶性肺炎的诊断;合并空洞、索条影、钙化、卫星灶、抗感染治疗无效等都有利于肺结核的诊断;病变累及范围局限、支气管狭窄或闭塞伴管腔外壁肿块、肺门及纵隔淋巴结肿大、抗感染治疗效果不佳等都有利于肺癌的诊断。通常结合病史和实验室检查鉴别不难,鉴别困难时建议短期复查。

2. 小叶性肺炎与间质性肺炎鉴别

金黄色葡萄球菌肺炎早期诊断有困难时建议短期复查,其影像学表现变化明显,且形态多变、发展迅速,发现空洞和肺气囊等有利确诊。

3. 金黄色葡萄球菌性肺炎与肺脓肿、肺内淋巴瘤鉴别

CT 表现的多样性、多发性,肺气囊及短期病灶形态明显变化为金黄色葡萄球菌性肺炎的诊断依据,结合临床表现及实验室检查不难诊断。

4. 球形肺炎与结核球和周围型肺癌鉴别

结核球呈球形,边缘清晰锐利,密度高,可有钙化,邻近肺野有卫星灶或纤维条影及肺纹理纠集等慢性纤维化改变。球形肺炎形态上虽大体呈球形,但多数为楔形,其中贴近胸膜的楔形病灶具有特征性。球形肺炎边缘较毛糙、模糊,可有长毛刺状和锯齿状改变,有时可见"晕圈征",反映了病变的急性渗出性改变。

肺癌形态呈较规则球形,其毛刺细短,边缘多较清晰,不见"晕圈征",代表肿瘤的浸润性生长。

球形肺炎增强后病灶中央可见规则、界面清晰的无强化区，反映了炎性坏死的特点，此征少见于肺癌，较具特征性。

周围型肺癌有分叶、毛刺、"胸膜凹陷征""空泡征"等，可伴有肺门及纵隔淋巴结增大，球形肺炎没有上述表现。

5. 球形肺炎与肺内良性肿瘤和肺梗死鉴别

肺内良性肿瘤多形态规则、边缘光滑，邻近肺野及胸膜无异常改变，早期常无明显临床症状。肺梗死表现为在肺的外围呈以胸膜为基底的楔状致密影，内部常有小透亮区，于薄层CT扫描可见楔状影的顶端与一血管相连，此征对肺梗死的诊断很有价值。肺梗死的临床症状以气急、胸痛为主，咯血较少见，常伴有心肺疾患。

6. 机化性肺炎与周围型肺癌和肺结核鉴别

机化性肺炎因病灶内和周围纤维增生可引起支气管血管束增粗、扭曲、紊乱、收缩聚拢，并直接进入病灶。周围型肺癌引起的支气管血管束异常表现为支气管血管束呈串珠状增粗，至病灶边缘呈截断现象，常伴有肺门及纵隔淋巴结增大，周围型肺癌还可以有其他肿瘤征象，如分叶、毛刺等。

机化性肺炎呈多边形或楔形，边缘呈锯齿状，可见粗长毛刺；周围型肺癌呈类圆形，边缘不规则，有分叶征及细小毛刺。

机化性肺炎发生在结核的好发部位并且与结核有类似征象时，鉴别诊断十分困难，需依赖病理诊断。

第二节　肺肿瘤

一、肺癌

肺癌是我国最常见的恶性肿瘤之一，其CT诊断占有十分重要的地位。

由于CT具有图像密度分辨率高，影像无重叠，能检出微小早期病变，能发现纵隔肿大的淋巴结，确定肿瘤侵犯胸膜的范围，确定肿瘤与周围大血管关系等诸多优点，现已越来越广泛地用于肺癌的诊断。随着CT技术的不断开发，扫描设备的不断改进以及在肺癌CT诊断方面经验的不断积累，CT在肺癌的诊断上将发挥更重要的作用，它在肺癌的早期诊断、病期的确定、临床治疗效果的观察方面具有重要价值。

1. 病理

组织学可分为五种类型：①鳞癌。②未分化癌，又可分为大细胞癌与小细胞癌。③腺癌。④细支气管肺泡癌。⑤以上这几种类型的混合型，如腺鳞癌。

鳞癌：在支气管肺癌中发生率最高，鳞癌较多发生于大支气管，常环绕支气管壁生长，使支气管腔狭窄，也可向腔内凸出呈息肉样，其空洞发生率较其他类型高。鳞癌生长较慢，病程较长，发生转移较晚。鳞癌的发展趋向于直接侵犯邻近结构。

未分化癌：未分化癌的发生率仅次于鳞癌，约占40%，发病年龄较小，其生长速度快，恶性程度高，早期就有淋巴或血行转移。未分化癌大多向管壁外迅速生长，在肺门区形成肿块，较少形成空洞。

腺癌：腺癌发生率仅次于鳞癌和未分化癌，约占10%，腺癌较多发生于周围支气管，也能形成空洞，但较鳞癌少见，腺癌早期就有血行转移，淋巴转移也较早，较易侵犯胸膜，出现胸膜转移。

细支气管肺泡癌：它起源于终末细支气管和肺泡上皮，其发生率占2%~5%，分为孤立型、弥漫型与混合型，细支气管肺泡癌生长速度差异很大，有的发展非常迅速，有的病例发展非常缓慢，甚至可多年保持静止。

根据肺癌的发生部位可分为中央型、周围型和弥漫型。根据肿瘤形态可分为六个亚型，即中央管内型、中央管壁型、中央管外型、周围肿块型、肺炎型及弥漫型。

中央管内型：中央管内型是指癌瘤在支气管腔内生长，呈息肉状或丘状附着于支气管壁上。肿瘤侵犯黏膜层或（与）黏膜下层，可引起支气管不同程度的阻塞，产生肺不张、阻塞性肺炎、支气管扩张或肺气肿。

中央管壁型：中央管壁型是指肿瘤在支气管壁内浸润性生长，也可引起支气管腔不同程度的狭窄。

中央管外型：中央管外型是指肿瘤穿破支气管壁的外膜层并在肺内形成肿块。可产生轻度肺不张或阻塞性肺炎。

周围肿块型：周围肿块型表现为肺内肿块，其边缘呈分叶状或规整，瘤肺界面可有或无间质反应，也可有一薄层肺膨胀不全圈。肿块内可形成瘢痕或坏死，当肿瘤位于胸膜下或其附近时，因肿瘤内瘢痕收缩，肿瘤表面胸膜可形成胸膜凹陷，肿瘤坏死经支气管排出后，可形成空洞。

肺炎型：肺癌可占据一个肺段大部，一个或一个以上肺段，有时可累及一个肺叶。其病理所见与大叶性肺炎相似，肿瘤周边部与周围肺组织呈移行状态，无明显分界。此型多见于细支气管肺泡癌。

弥漫型：弥漫型肺癌发生于细支气管与肺泡上皮。病灶弥漫分布于两肺，呈小灶或多数粟粒样病灶，也可两者同时存在，此型多见于细支气管肺泡癌。

2. 临床表现

肺癌在早期不产生任何症状，多数在查体时才发现病变。最常见的症状为咳嗽，多为刺激性呛咳，一般无痰，继发感染后可有脓痰，其次为血痰或咯血，为癌肿表面破溃出血所致，一般多是痰中带有血丝。

肺癌阻塞较大的支气管，可产生气急和胸闷，当支气管狭窄，远端分泌物滞留，发生继发性感染时可引起发热。

肿瘤侵犯胸膜或胸壁可引起胸痛，当胸膜转移时，如产生大量胸腔积液，可出现胸闷、气急。

肺癌常转移至脑，其临床表现与原发脑肿瘤相似。纵隔内淋巴结转移，可侵犯膈神经，引起膈麻痹，侵犯喉返神经可引起声音嘶哑。上腔静脉侵犯阻塞后，静脉回流受阻，可引起脸部、颈部和上胸部的水肿和静脉怒张。尚可引起四肢长骨、脊柱、骨盆与肋骨转移，往往产生局部明显的疼痛及压痛。有的患者可引起内分泌症状。肺上沟癌侵犯胸壁，可产生病侧上肢疼痛、运动障碍和水肿。

3. CT 表现

（1）中央型肺癌。CT 能显示支气管腔内肿块（图 11-8）、支气管壁增厚（图 11-9）、支气管腔狭窄与阻断（图 11-10）、肺门区肿块等肺癌的直接征象，继发的阻塞性肺炎与肺不张（图 11-10），以及病灶附近或（和）肺门的淋巴结肿大等。CT 对于显示右上叶前段、后段、右中叶，左上肺主干与舌段支气管，以及两下肺背段病变较常规 X 线平片和断层为优，CT 可显示支气管腔内和沿管壁浸润的早期肺癌(图 11-11)。

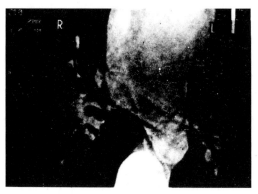

图 11-8　中央型肺癌（支气管腔内肿块）

右肺下叶背段支气管开口处有一小丘状软组织密度结节影，直径为 7 mm，向下叶支气管腔内突入，使之变窄。病理证实为下叶背段低分化鳞癌

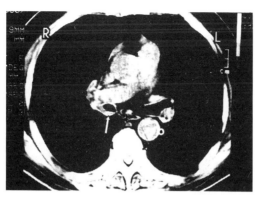

图 11-9 中央型肺癌（支气管壁增厚）
右中间段支气管变窄，后壁增厚（箭头），病理证实为鳞癌

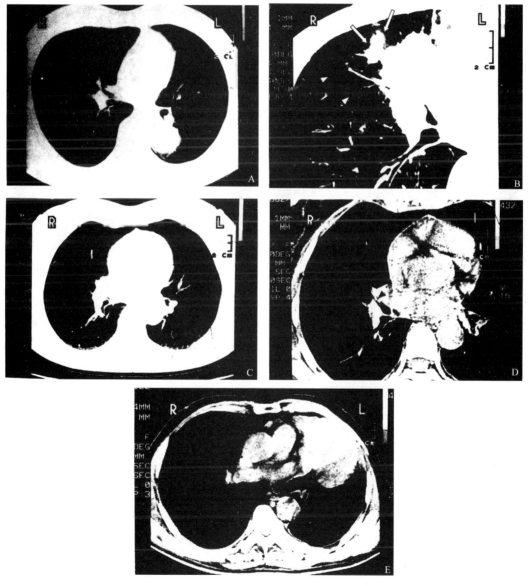

图 11-10 中央型肺癌（支气管腔狭窄与阻断）
A. 左肺下叶背段支气管变窄，其远端有一类圆形肿块，病理证实为结节型黏液腺癌；B. 右肺门区肿块，中叶支气管明显变窄并阻断，肿块远侧有模糊片影（箭头），斜裂（△）向前移位，活检证实为鳞癌；C 和 D 为同一患者，女，55 岁，痰中带血 1 个月，伴胸闷气短，痰中发现腺癌细胞。C.CT 平扫右中叶支气管层面，肺窗示右中叶支气管腔显示不清；D. 相应层面纵隔窗示右中叶支气管狭窄，病理证实为腺癌；E. 左上叶支气管狭窄阻断，远侧有软组织密度肿块，纵隔旁有楔形实变影，纵隔向左侧移位，所见为肺癌（鳞癌）合并肺不张

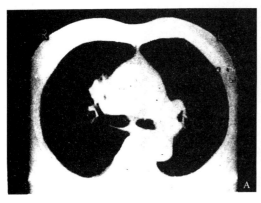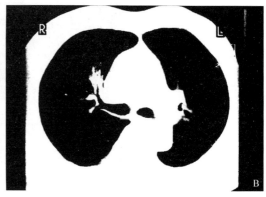

图 11-11　早期中央型肺癌

A. 右上肺前段片状密度增高影；B. 经治疗后右上肺片影吸收，但前段支气管狭窄，壁厚僵硬，普
通 X 线检查阴性，病理证实为早期鳞癌

（2）周围型肺癌。周围型肺癌在 CT 上显示有一定特征，即使小于 2.0 cm 的早期肺癌，也有明确
的恶性 CT 征象。

1）形态：多为圆形和类圆形的小结节（或肿块），但也有结节呈斑片状或星状（图 11-12）。

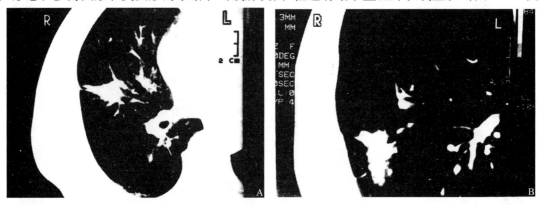

图 11-12　周围型肺癌（小结节呈星状或斑片状）

A. 右中叶外侧段病变，外形不规则，呈星状；B. 右下肺外基底段斑片状密度增高影，边缘不规则，
毛糙、密度不均匀，术前诊断为肺结核，病理证实为细支气管肺泡癌

2）边缘：多不规则，有分叶切迹，多为深分叶。可见锯齿征、小棘状突起与细毛刺（图 11-13），
肺癌的毛刺多细短、密集，大小较均匀，密度较高。病理上为肿瘤的周围浸润及间质反应所致。

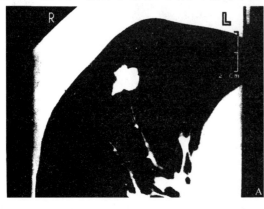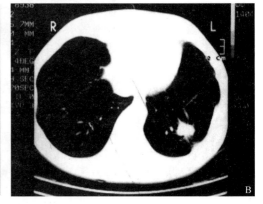

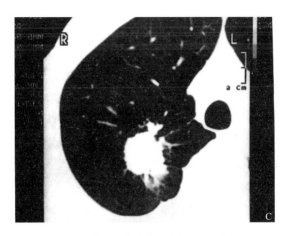

图 11-13　周围型肺癌（边缘不规则）

A. 右肺中叶外侧段结节状密度增高影，大小为 1.6 cm×2.0 cm，边缘不规则，有深分叶改变，病理证实为腺癌；B. 左下肺后基底段结节影，边缘有细短毛刺；C. 右上肺后段结节影，边缘呈锯齿状，病理为腺癌

　　3）内部密度：大多数肿瘤密度较均匀，部分密度不均匀，可见空泡征、空气支气管征，以及蜂窝状改变（图 11-14），病理上为未被肿瘤侵犯的肺组织，小支气管或细支气管的断面，以及乳头状突起之间的气腔。上述 CT 征象多见于细支气管肺泡癌与腺癌。钙化少见，可为单发，小点状，位于病变中央或偏心（图 11-15），其病理基础可以是肺癌组织坏死后的钙质沉着，也可能是原来肺组织内的钙化病灶被包裹所致。病变的 CT 值对诊断帮助不大。

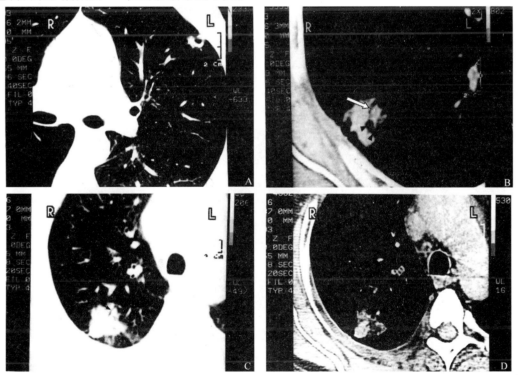

图 11-14　周围型肺癌（内部密度表现）

A. 左上肺前段胸膜下小结节影大小约为 0.9 cm×1.0 cm，内有小圆形空气密度影——空泡征，病理证实为细支气管肺泡癌；B. 右上肺后段斑片状影，可见细支气管充气征（箭头）与空泡征（▲），病理证实为细支气管肺泡癌。右上肺后段斑片影，肺窗（C）显示细支气管充气征（箭头），纵隔窗（D）显示病变内有多数直径约为 1 mm 的低密度（接近空气密度）影，呈蜂窝状，胸膜侧有一结节样软组织密度影

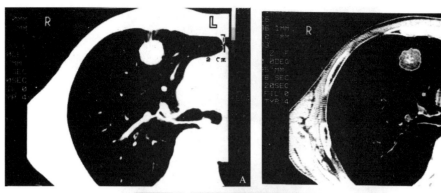

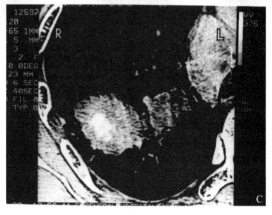

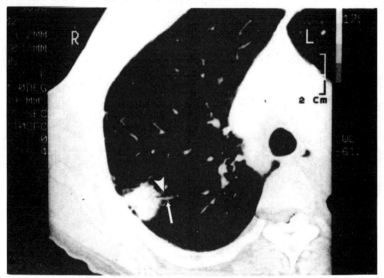

图 11-15　周围型肺癌（钙化）

A. 肺窗示右上叶前段结节影，直径约为 2.2 cm，略呈分叶，胸膜侧边缘不规则，呈锯齿状；

B. 纵隔窗显示病变中央有数个小点状钙化密度影，病理证实为腺癌；C. 右上肺后段肿块影，其

外 1/3 有斑点状钙化。肺门淋巴结肿大

4）血管支气管集束征：肿块周围常可见血管与小支气管向病变聚集（图 11-16），有文献报道 97 例直径在 3 cm 以下的肺癌，其中 68 例（70%）有此征象。

图 11-16　周围型肺癌（血管支气管集束征）

左下肺背段结节样病变，可见与血管（箭头）与细支气管（箭号）相连接

5）病变远侧（胸膜侧）模糊小片影或楔形致密影：此为小支气管与细支气管阻塞的表现（图 11-17）。

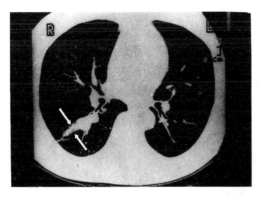

图 11-17 周围型肺癌（病变远侧表现）
右下叶背段支气管外侧支中断，其远侧有一分叶状肿块，略
呈葫芦状，其胸膜侧有楔形密度增高影（箭头）

6）亚段以下支气管截断、变窄（图 11-18）。

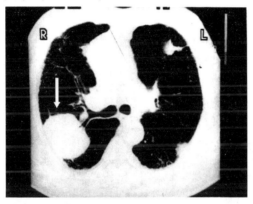

图 11-18 周围型肺癌（亚段以下支气管表现）
右上叶后段支气管分出亚段支气管处中断（箭头），其远侧可见分叶状肿块

7）空洞：肺癌的空洞形态不规则，洞壁厚薄不均，可见壁结节（图 11-19）；多见于鳞癌，其次为
腺癌。

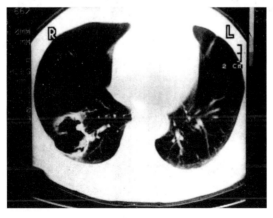

图 11-19 周围型肺癌（空洞性病变）
右下肺背段空洞性病变，其壁厚薄不均，内缘有壁结节。病理证实为腺癌

8）胸膜凹陷征：因肿瘤内瘢痕形成，易牵扯脏层胸膜形成胸膜凹陷征（图 11-20），肺癌胸膜改变
较局限。

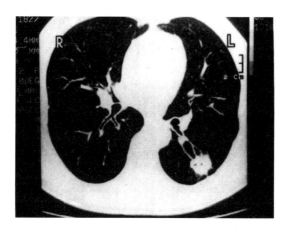

图 11-20　周围型肺癌（胸膜凹陷征）
可见胸膜凹陷征、空泡征，并见病变与血管连接，病理证实为鳞癌

　　上述周围型肺癌的征象于病变早期即显示十分清楚、明确。对于某一患者来说不一定具备所有这些征象，可能只出现 2～3 个征象。

　　周围型肺癌中需特别提出的是孤立型细支气管肺泡癌，在常规 X 线上常被误诊为结核或炎症或因病变较小而漏诊。而 CT 表现有一定特征（图 11-21），如能对它的 CT 表现有一定认识，一般能作出正确诊断。根据某院经手术病理证实的 38 例细支气管肺泡癌的 CT 诊断分析，细支气管肺泡癌除有一般肺癌 CT 征象外，尚有以下几个特点：①病变位于肺野外周胸膜下。②形态不规则，呈星状或斑片状。③多数（约 76%）病变有空泡征或（和）空气支气管征。④胸膜凹陷征发生率高。

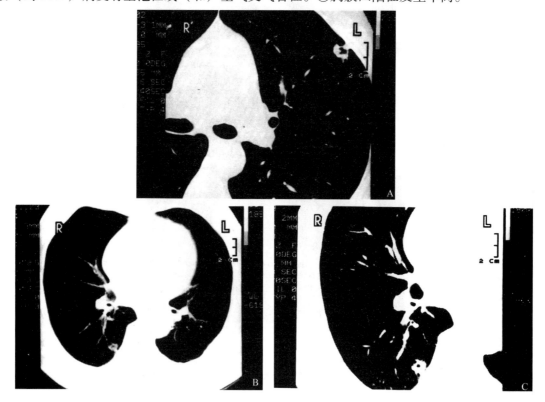

图 11-21　孤立型细支气管肺泡癌（早期）
　　A. 左上肺前段胸膜下小结节，边缘有锯齿状改变，可见小泡征，并有胸膜凹陷改变；B. 层厚为
9 mm，常规 CT 扫描；C. 层厚为 3 mm，CT 扫描

　　（3）弥漫型肺癌。见于弥漫型细支气管肺泡癌，有两种情况：病变累及一个肺段或整个肺叶；病变广泛分布于两肺。因其手术机会少，不易被证实。有学者总结 14 例经手术或（和）病理证实的弥漫

型细支气管肺泡癌的 CT 表现。根据病变形态可分为四个亚型：蜂房型、实变型、多灶型和混合型。可归纳为 5 个有特征性的征象。①蜂房征。病变区内密度不均，呈蜂房状气腔，大小不一，为圆形及多边形（图 11-22A），其病理基础是癌细胞沿着肺泡细支气管壁生长，但不破坏其基本结构，而使其不规则增厚，故气体在肺泡腔内不同程度存在；此征与支气管充气征同时存在，有定性意义。②支气管充气征。与一般急性炎性病变不同，其管壁不规则，凹凸不平，普遍性狭窄，支气管僵硬、扭曲，主要是较大的支气管，较小的支气管多不能显示，呈枯树枝状（图 11-22B）。可与炎症性病变相鉴别。③磨玻璃征。受累肺组织呈近似水样密度的网格状结构，呈磨玻璃样外观（图 11-22C），其病理基础是受累增厚的肺泡内充满粘蛋白或其他渗液。④血管造影征。增强扫描前可见病变于肺叶、肺段分布，呈楔形的实变，病变尖端指向肺门；外围与胸膜相连；密度均匀一致，边缘平直，也可稍外凸或内凸，无支气管充气征（图 11-22D、图 11-22E）；增强后可见均匀一致的低密度区内树枝状血管增强影。⑤两肺弥漫分布的斑片状与结节状影（图 11-22F、图 11-22G）。

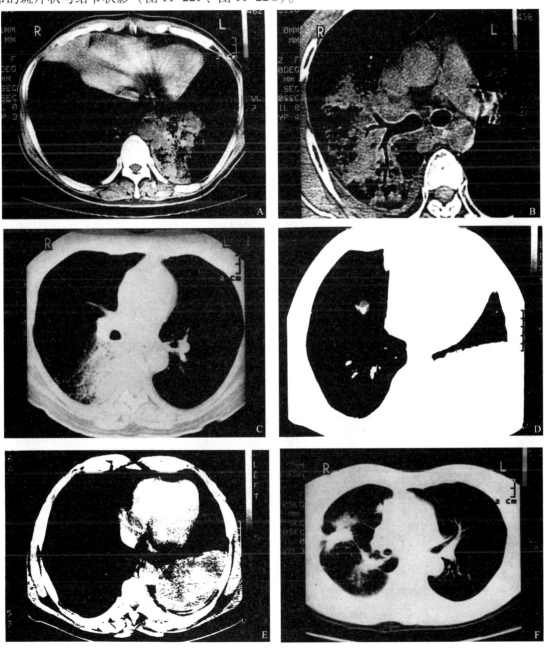

图 11-22

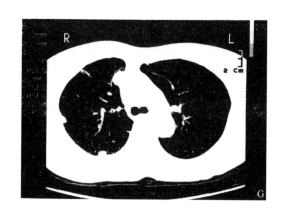

图 11-22 弥漫型细支气管肺泡癌

A. 左下肺病变内呈蜂窝征；B. 病变内显示支气管充气征与蜂窝征，前者呈枯树枝状；C. 右下肺病变呈磨玻璃样外观；D. 肺窗像；E. 纵隔窗像显示左下叶实变，呈软组织密度，前缘稍外凸，病变内未见支气管充气征；F. 经过左上叶支气管层面示右肺野内多发斑片状影，形态不规则，有胸膜凹陷改变；G. 经过气管气管隆嵴层面，于胸膜下与纵隔旁多个结节状影，病理证实为细支气管肺泡癌

（4）多发性原发性支气管肺癌（简称多原发性肺癌）。是指肺内发生两个或两个以上的原发性肺癌。肺内同时发生的肿瘤，称同时性；切除原发性肺癌后，出现第二个原发性肺癌，称异时性。其发生率，国外文献报道多在 1% ～5% ，自 1980 年以来，国内文献报道在 0.5% ～1.6% ，较国外报道明显偏低。多原发性肺癌的诊断标准如下。①异时性：组织学不同；组织学相同，但间隔 2 年以上；需原位癌；第二个癌在不同肺叶；并且二者共同的淋巴引流部位无癌；诊断时无肺外转移。②同时性：肿瘤大体检查不同并分开；组织学不同；组织学相同，但在不同段、叶或肺，并属原位癌或二者共同的淋巴引流部分无癌，诊断时无肺外转移。

CT 检查时，对于两肺同时出现孤立性块影或肺内同时存在孤立性病变与支气管的狭窄阻塞，或首次原发癌切除后两年以后，肺内又出现任何肿瘤；应考虑第二个原发癌的可能性。多原发性肺癌的 CT 表现大多呈孤立的结节状或块状软组织影，可有分叶和毛刺、支气管狭窄或阻塞性肺炎与肺不张等（图 11-23），而转移癌常呈多发的球形病变，边缘较光整，多无分叶和毛刺或肺不张征象。

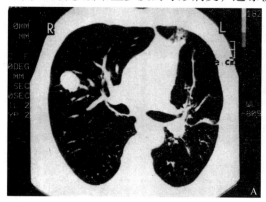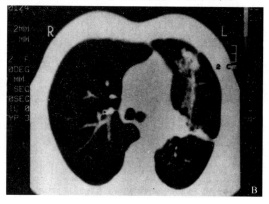

图 11-23 多原发性肺癌

A. 右上肺前段有一直径为 2.0 cm 的结节影，外后缘欠光整，有小棘状改变；左上叶舌段支气管显示变窄壁增厚；B. 左上肺有自纵隔旁向侧胸壁走行的楔形致密影，其前方肺野（前段）有斑片状影，尖后段支气管断面未显示；病理证实右上肺前段病变为鳞癌，左上肺支气管开口部狭窄，为未分化癌

（5）肺癌的临床分期与 CT 的作用。对肺癌进行分期的目的在于提供一个判定肺癌病变发展程度的统一衡量标准，从而有助于估计预后，制定治疗方案和评价疗效，目前所采用的是经 1986 年修改的 TNM 分类方法（表 11-1、表 11-2）。T 表示肿瘤的大小与范围，N 是区域性淋巴结受累，M 为胸外远

处转移。CT 在支气管肺癌临床分期中有很大作用，它是 TNM 放射学分类的最佳方法，与普通 X 线比较，在肺癌分类上 CT 有以下优点。

表 11-1　肺癌的 TNM 分类

T　原发肿瘤

　　T_0　无原发肿瘤征象

　　T_0　癌细胞阳性，而影像学和纤维支气管镜均未发现肿瘤

　　T_{is}　原位癌

　　T_1　肿瘤最大直径 <3.0 cm，被正常肺组织或脏层胸膜包围，未累及肺叶支气管近端

　　T_2　肿瘤最大直径 >3.0 cm，或肿瘤与大小无关，而侵及脏层胸膜，或伴有肺叶不张或阻塞性肺炎，肿瘤的近端扩展必须局限于叶支气管内或至少在气管隆嵴以远 2.0 cm 外

　　T_3　无论肿瘤大小，直接侵犯胸壁、横膈、纵隔胸膜或心包；或肿瘤侵犯主支气管，距气管隆嵴 <2.0 cm（除表浅性病变除外）

　　T_4　无论肿瘤大小，侵及大血管、气管或气管隆嵴部、食管、心脏或脊柱，或有恶性胸腔积液

N　所属淋巴结

　　N_0　无区域性淋巴结肿大

　　N_1　支气管周围或同侧肺门淋巴结浸润

　　N_2　同侧纵隔淋巴结或气管隆嵴下淋巴结浸润

　　N_3　对侧纵隔或锁骨上淋巴结浸润

M　远处转移

　　M_0　无远处转移

　　M_1　远处转移

表 11-2　肺癌的 TNM 分期

隐性癌　$T_X N_0 M_0$

原位癌　$T_{is} N_0 M_0$

Ⅰ期：$T_{1,2}$，N_0，M_0

Ⅱ期：$T_{1,2}$，N_1，M_0

Ⅲa 期　（预后差，胸内播散，技术上可切除）

　　　　T_3，$N_{0,1}$，M_0

　　　　$T_{1,3}$，N_2，M_0

Ⅲb 期　（胸内播散，不可切除）

　　　　$T_{1,3}$，N_3，M_0

　　　　T_4，$N_{0,2}$，M_0

Ⅳ期：（胸外扩散）

　　　　任何 T，任何 N，M_1

1）CT 可显示肿瘤直接侵犯邻近器官：肿瘤直接侵入纵隔的 CT 表现为纵隔脂肪间隙消失（图 11-24A），肿瘤与纵隔结构相连。纵隔广泛受侵时，CT 扫描分不清纵隔内解剖结构。

CT 可清楚显示肿瘤侵犯血管的范围与程度，对术前判断能否切除很有帮助。当肿瘤与主动脉接触，但两者间有脂肪线相隔时，一般能切除（图 11-24B）；当肿瘤与主动脉或肺动脉粘连时，CT 表现为肿瘤与大血管界线消失，文献报道肿瘤包绕主动脉，上腔静脉在周径 1/2 以上时一般均不易切除。

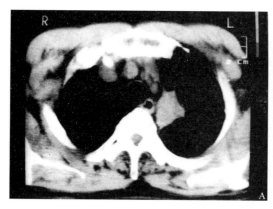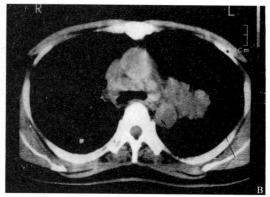

图 11-24 肺癌侵犯纵隔

A. 左上肺尖后段有一不规则肿块影，密度均匀，病变侵犯纵隔内脂肪，其下邻近层面可见与主动脉弓顶后部紧贴；B. 左肺门有一不规则肿块影与降主动脉紧贴，但两者间有线状脂肪密度影相隔，气管隆嵴前方有数个结节状软组织密度影，气管隆嵴前缘受压变平。病理证实为右上肺鳞癌、纵隔淋巴结转移，肿块与降主动脉无粘连

邻近肿块处的心包增厚、粘连或心包积液表明肿瘤直接侵犯心包或心包转移。

2）CT 能显示纵隔淋巴结肿大：有无淋巴结转移是肺癌临床分期中很重要的因素。即使肿瘤很小，如有淋巴结转移，就要归入到 II 期或 III 期；有无肺门或纵隔淋巴结转移是比原发肺肿瘤大小更重要的观察肺癌远期预后的指标。一般以直径大于 10 mm 作为淋巴结转移的标准，CT 发现淋巴结增大的敏感性较高，达 70% 以上，但特异性较低、定性差，病因学诊断仍需组织学检查。CT 检查可指明肿大淋巴结的部位，以帮助选择最合适的组织学检查方法。如经颈或经支气管镜纵隔活检、胸骨旁纵隔探查术等。

原发性肺癌有一定的引流扩散途径，右肺癌一开始就有转移到同侧肺门淋巴结的趋势（10R）（图 11-25），然后转移到右气管旁淋巴结（2R、4R）（图 11-26），很少转移到对侧淋巴结（约 3%），但左侧肺癌在同侧淋巴结转移后常播散到对侧淋巴。左上肺癌通常一开始转移到主、肺动脉窗淋巴结，左上叶和左下叶的肺癌首先播散到左气管支气管区域（10L）淋巴结。右肺中叶和两下肺癌常在早期播散到气管隆嵴下淋巴结（图 11-27）。下叶病变也可扩展到食管旁、肺韧带和膈上淋巴结，熟悉这种引流途径有助于对纵隔、肺门淋巴结的性质作出评价；如右肺癌的患者很少只有主、肺动脉窗淋巴结转移，此区域的孤立淋巴结肿大很可能由其他原因如结核性肉芽肿所致。

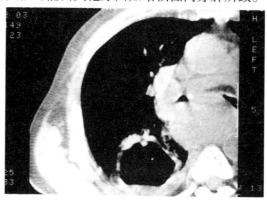

图 11-25 右下肺癌，肺门与气管隆嵴下淋巴结转移

右下肺巨大空洞性病变，壁厚薄不均，有一小液面，右肺门增大，可见结节影，气管隆嵴下有巨块状软组织密度影

3）CT 对肺癌侵犯胸膜的诊断价值：周围型肺癌直接侵犯胸膜及胸膜转移均可引起胸膜病变，CT 上表现为肿瘤附近局限性胸膜增厚，胸膜肿块及胸腔积液等胸膜转移征象（图 11-28），肿块附近胸膜增厚为肿瘤直接浸润。

4）可以确定远处脏器转移：肺癌容易转移到肾上腺、脑、肝等远处脏器（图 11-29），尸检资料提示肺癌有 35% ～38% 转移到肾上腺，以双侧转移多见。脑转移可以发生在原发肺癌之前。对于上述器官的 CT 扫描，对肺癌临床分期与确定能否手术很有必要。有些医院主张将肺癌患者的 CT 扫描范围扩大到包括上腹部与肾上腺区。

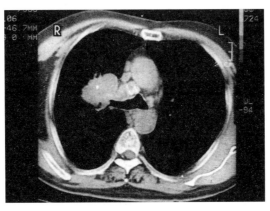

图 11-26　右肺癌右肺门与气管旁淋巴结转移

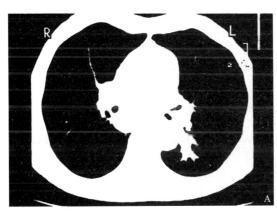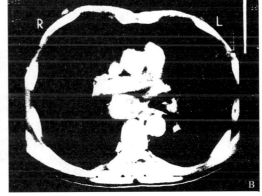

图 11-27　左下肺癌气管隆嵴下淋巴结转移
A. 肺实质像；B. 软组织像

左下叶背段结节状病变约为 1.5 cm×2 cm，左肺门增大，不规则，气管隆嵴下有 4 cm×3 cm 的软组织密度肿块。病理证实为左下肺癌，左肺门及气管隆嵴下淋巴结转移

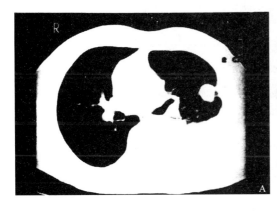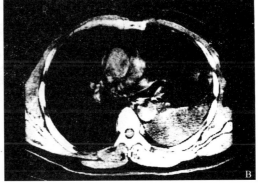

图 11-28　左上肺癌侵犯胸膜
A. 肺窗像；B. 纵隔窗像

左上肺外带胸膜下有一结节状病变，其外侧胸膜增厚并有凹陷，胸腔中等量积液，病理证实为肺泡癌胸膜转移

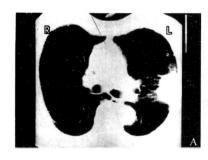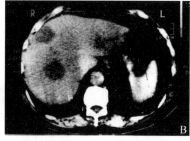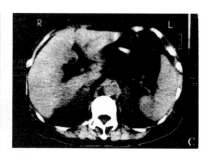

图 11-29 肺癌肾上腺转移

A. 左上肺中野外带有一肿块影，形态不规则略呈分叶，紧贴胸壁，病理证实为鳞癌；B. 肝左、右叶内有多个大小不等圆形低密度影；C. 两侧肾上腺区有软组织密度肿块影，所见为肺癌肝与肾上腺转移

此外，CT 还可显示肿瘤直接侵犯胸壁软组织与附近骨结构以及骨转移的征象。肺癌可直接侵犯或转移至胸骨、胸椎、肋骨，引起骨质破坏与软组织肿块（图 11-30、图 11-31），CT 上骨质破坏表现为形状不规则、边缘不整齐的低密度，少数病灶可为成骨性转移，CT 显示为受累的骨密度增高（图11-32A、图 11-32B）。

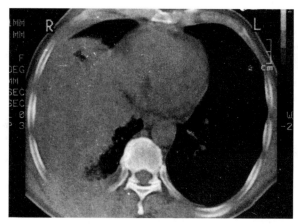

图 11-30 肺癌侵犯肋骨与心包

右下肺巨大软组织密度肿块影与心影相连，右侧心包影消失。后胸壁肋骨破坏消失并有胸壁软组织肿块影，为肺癌（鳞癌）侵犯胸壁、肋骨及心包

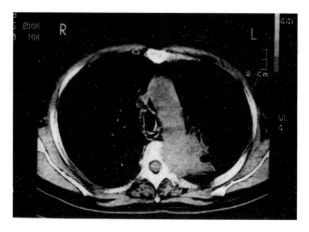

图 11-31 肺癌直接侵犯椎体

左上肺尖后段椎旁可见不规则软组织密度肿块影，靠近胸椎椎体左缘骨质受侵蚀破坏

— 118 —

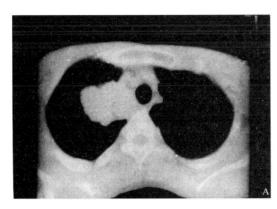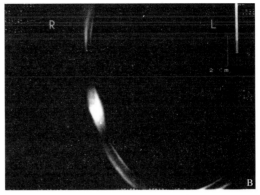

图 11-32 肺癌肋骨转移

A. 右上肺纵隔旁分叶状肿块与纵隔内气管旁圆形肿块影融合；B. 右第 6 肋外缘中后部骨质密度增高，骨皮质与骨松质境界不清。其外侧胸壁软组织可见梭形肿块，病理证实为右上肺鳞癌肋骨转移

4. 鉴别诊断

（1）中央型肺癌。中央型肺癌有典型的 CT 表现，一般诊断不难，但有时它所引起的支气管阻塞性改变与支气管内膜结核所引起的表现在鉴别上存在一定困难。支气管内膜结核可引起肺叶不张，甚至一侧全肺不张，CT 显示支气管腔逐渐变窄而呈闭塞，但不形成息肉样或杯口样肿块影；支气管内膜结核在狭窄的支气管周围很少形成明显的肿块影，通常没有明显的肺门或纵隔淋巴结肿大；如有淋巴结肿大一般较小，位于气管旁，通常可见钙化，在肺内常可见支气管播散病灶可供参考，支气管内膜结核多见于青年人。

中央型肺癌尚需与引起肺门肿块的其他疾病相鉴别。这些疾病包括转移性肿瘤、淋巴瘤、淋巴结结核、结节病以及化脓性炎症等，其中除淋巴结核外，肺门淋巴结肿人多见于两侧，支气管腔无狭窄，无腔内肿块，有时有压迫移位，但内壁光滑，肿大淋巴结位于支气管壁外。

（2）周围型肺癌。肺内孤立型球形病变的病因很多，以肺癌与结核球多见，其他还有转移瘤、良性肿瘤、球形肺炎、支气管囊肿等，应注意鉴别。

1）结核球：边缘多光滑，多无分叶毛刺，病灶内可见微细钙化，呈弥漫或均匀一致性分布，CT 值多高于 160 HU，可有边缘性空洞呈裂隙状或新月形；结核周围大多有卫星病灶，局限性胸膜增厚多见。

2）转移瘤：转移瘤有各种形态，一般病灶多发，大小不同，形态相似，由于转移瘤来自肺毛细血管后静脉，因而病变与支气管无关系。

3）良性肿瘤：病变密度均匀，边缘光滑，分叶切迹不明显，多无细短毛刺与锯齿征以及胸膜皱缩，无空泡征与支气管充气征。错构瘤内可见钙化，其 CT 值可高于 160 HU，也可见于脂肪组织，CT 值在 -50 HU 以下。

4）支气管囊肿：含液支气管囊肿发生在肺内可呈孤立肿块性阴影；CT 表现为边缘光滑清楚的肿块，密度均匀，CT 值在 0 ~ 20 HU，但当囊肿内蛋白成分丰富时，可达 30 HU 以上，增强扫描无增强改变。

5）球形肺炎：多呈圆形或类圆形，边缘欠清楚，病变为炎性且密度均匀，多无钙化，有时周围可见细长毛刺，周围胸膜反应较显著，抗感染治疗短期复查逐渐缩小。

6）肺动静脉瘘或动静脉畸形：CT 表现为软组织密度肿块，呈圆形或椭圆形，可略有分叶状，边缘清晰，病灶和肺门之间有粗大血管影相连，增强动态扫描呈血管增强，有助于与非血管性疾病鉴别。

二、腺瘤

支气管腺瘤发生于支气管黏膜腺体上皮细胞，以女性患者较多见。

1. 病理

支气管腺瘤可分为两种类型，类癌型和唾液腺型，以前者多见，占 85% ~ 95%。唾液腺瘤又可分为圆柱瘤（腺样囊性癌）、黏液表皮样腺瘤和多形性腺瘤（混合瘤），约3/4的支气管腺瘤发生于大支气管，为中央型，支气管镜检查可以看到肿瘤。中央型腺瘤常向支气管腔内生长呈息肉样，引起支气管腔的狭窄、阻塞，产生阻塞性肺炎、肺不张、支气管扩张等继发改变。

类癌型腺瘤是低度恶性的肿瘤，常有局部侵犯，可累及支气管壁并向外生长，形成肺门肿块，可转移到局部淋巴结并可有远处转移。

2. 临床表现

中央型腺瘤可引起支气管腔的阻塞，产生阻塞性肺炎，肺不张，引起发热、咳嗽、咳痰和咯血。类癌型腺瘤偶可产生类癌综合征，出现面部潮红、发热、恶心、呕吐、腹泻、低血压，支气管哮鸣、呼吸困难以及心前区收缩期杂音等。

3. CT 表现

中央型支气管腺瘤表现为支气管腔内息肉样肿瘤（图 11-33），支气管腔阻塞中断，断端常呈杯口状。其远侧可有阻塞性炎症或肺不张表现。反复感染发作可导致支气管扩张或肺脓肿。当肿瘤侵犯支气管壁并向壁外发展形成肺门肿块以及转移到肺门淋巴结时与支气管肺癌难以鉴别。周围型支气管腺瘤CT 表现为肺野内球形病变，通常轮廓清楚，整齐而光滑，密度均匀，不形成空洞，可有钙化，但很少见。CT 表现接近于良性肿瘤（图 11-34A）。但有些腺瘤可有分叶征象，并可伴有细小毛刺影，使其与肺癌甚为相似（图 11-34B）。

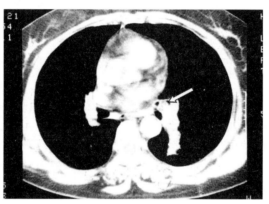

图 11-33　中央型支气管腺瘤

左下叶背段支气管开口处有一息肉样肿瘤（箭头），向下
叶支气管腔内突出，背段支气管阻塞致肺段性不张与炎症

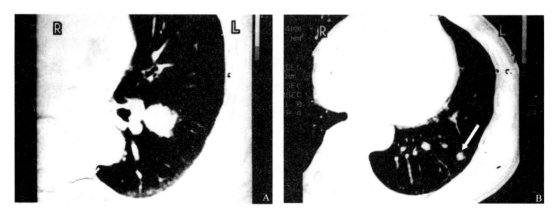

图 11-34　类癌

A. 左下肺有一类圆形病变，直径约为 2 cm，轮廓清楚，密度均匀，边缘欠光整稍有分叶；B. 左下肺外基底段可见小结节影（箭头），直径约为 0.7 cm，轮廓清楚，外缘有分叶，病理证实为类癌

三、肺部其他肿瘤与肿瘤样病变

1. 肺部原发性良性肿瘤

肺部原发性肿瘤比较少见，肿瘤类型很多，包括平滑肌瘤、纤维瘤、脂肪瘤、血管瘤、神经源性肿瘤、软骨瘤等，错构瘤虽属发育方面的因素引起，但性质近似良性肿瘤，故归入本节叙述。这些肿瘤多数无任何症状，于胸部 X 线检查时才被发现。有些周围型肿瘤可有痰中带血。发生于大支气管者可以引起支气管腔的阻塞，产生阻塞性肺炎和肺不张的症状。

CT 表现：大多数没有特征性的 CT 征象，不同类型的肿瘤 CT 表现相似，很难加以区别，发生于周围肺组织的肿瘤，通常表现为肺内球形肿块，边缘清楚，整齐而光滑，形态多为圆形或椭圆形（图11-35），可以有分叶，但多为浅分叶（图 11-36），多数密度均匀，但不少良性肿瘤可有钙化，错构瘤与软骨瘤的钙化更为多见。钙化通常为斑点状或结节状（图 11-35），可自少量至大量。错构瘤钙化可表现为爆米花样。脂肪瘤呈脂肪密度。含有脂肪组织的肿瘤密度部分下降，少数错构瘤有此征象（图 11-37），其 CT 值常在 −50 HU 以下。空洞在良性肿瘤极少见，病变周围无卫星灶。良性肿瘤生长缓慢，无肺门及纵隔淋巴结肿大。

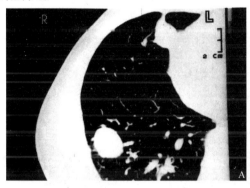 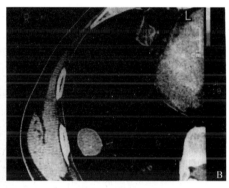

图 11-35　右下肺错构瘤

A. 肺窗像：右下肺前外基底段交界处有一类圆形病变，直径约为 2.5 cm，边缘光整；

B. 纵隔窗像：病变后部有两小钙化点

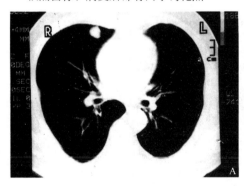 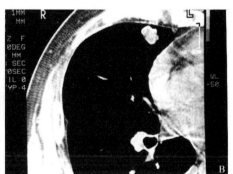

图 11-36　右肺中叶错构瘤

A. 肺窗像；B. 纵隔窗像

右肺中叶内侧段胸膜下结节影，轮廓清楚，边缘光滑，密度均匀，其内前缘有浅分叶，

术前诊断为肺癌

2. 肺炎性假瘤

肺炎性假瘤是非特异性炎症细胞集聚导致的肺内肿瘤样病变，但并非真正的肿瘤，也不是另一些特异性炎症所引起的肿瘤样病变，例如结核球，因此称为炎性假瘤。其发病率约为肺内良性球形病变的第二位。女性中较多见，发病大多为中年人。其病理分型尚不统一，根据细胞及间质成分之不同，可有多种名称，如纤维组织细胞瘤、黄色瘤样肉芽肿、浆细胞肉芽肿、纤维性黄色瘤、硬化性血管瘤等。肺炎

性假瘤可有包膜或无包膜。

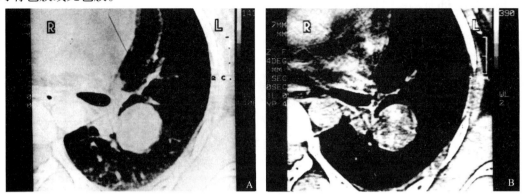

图 11-37 左下肺错构瘤

A. 肺窗像；B. 纵隔窗像

左下肺背段球形病变，轮廓清楚，边缘光滑无分叶，密度较低，CT 值为 - 90 HU

　　患者大多有急性或慢性的肺部感染病史，约1/3 的患者无临床症状或症状甚轻微。多数仅有胸疼、胸闷、干咳；少数患者痰中带血丝，一般无发热。

　　CT 表现：病灶多近肺边缘部，与胸膜紧贴或有粘连，呈圆形或卵圆形结节或肿块；直径小于10 cm，多为 2 ~ 4 cm；边缘清楚、锐利（图 11-38A）。多无分叶，偶有小切迹，也可呈不规则形，边缘较毛糙，肿块周围可有粗长条索血管纹理或棘状突起（图 11-38B）。密度多数均匀，但个别病例可有钙化或发生空洞。较大的病灶可有空气支气管征。纵隔内多无淋巴结肿大，这一点有利于良性病变的诊断。总之，本病在 CT 上具有良性病变的征象，但缺乏特征性表现。

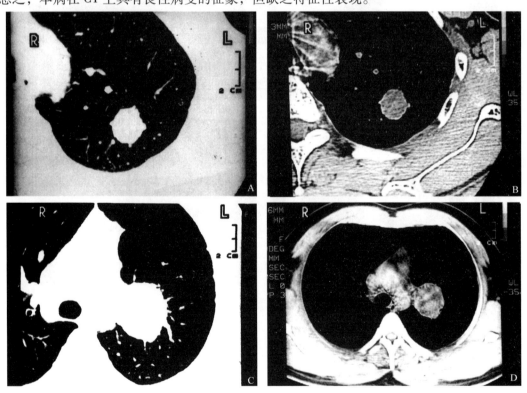

图 11-38 左上肺炎性假瘤

A. 肺窗像；B. 纵隔窗像：男，57 岁，左上肺尖后段球形病变，轮廓清楚，边缘锐利，有浅分叶，密度均匀，病理证实为炎性假瘤；C. 肺窗像；D. 纵隔窗像：男，25 岁，左上肺尖后段有一类圆形软组织密度肿块，约为 4 cm×4.5 cm，轮廓清楚，密度均匀，边缘欠光滑，有较粗大的血管纹理

四、肺转移瘤

CT 扫描能发现绝大多数直径在 2 mm 以上的小结节，肺内结节只要大于相应部位的肺血管在 CT 上就能发现；30% 的恶性肿瘤有肺部转移病变，而其中约有半数仅局限于肺部，胸部 X 线检查是转移瘤的重要检查手段，但其检出率远不如 CT，在常规 X 线平片上，许多直径在 0.5 ~ 1.0 cm 的结节不易被发现，尤其是胸膜下、肺尖、膈肋角的病变。

肺部转移瘤可分为血行转移与淋巴转移两种，可有以下 4 种表现。

1. 两肺单发或多发结节或球形病灶

单个的肺内转移病变通常轮廓较清楚，比较光滑，但可有分叶征象（图 11-39），此与原发周围型肺癌鉴别较困难；一般后者多有小棘状突起或锯齿征及细短毛刺。两肺多发结节病灶多分布在两肺中下部，边缘较清楚，呈软组织密度，病灶大小不一致，形态相似（图 11-40 ~ 图 11-42）。

2. 两肺弥漫性粟粒样病变

直径为 2 ~ 4 mm 的小结节，通常轮廓比较清楚，密度比较均匀。CT 能显示直径为 2 mm 的胸膜下结节（图 11-41），其分布一般以中下肺野为多（图 11-42）。较多见于血供丰富的原发肿瘤，如肾癌、甲状腺癌和绒毛膜上皮癌等恶性肿瘤（图 11-43）。

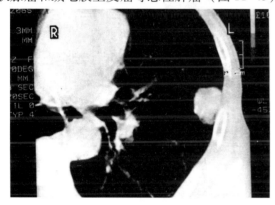

图 11-39　左上肺孤立性转移瘤

左上肺舌下段胸膜下类圆形结节，稍有浅分叶，边缘光滑，密度较均匀，病理证实为肾移行细胞癌肺转移

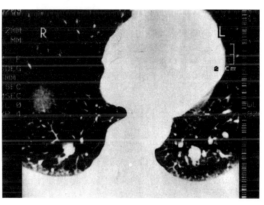

图 11-40　膀胱癌多发肺转移

患者男，67 岁，膀胱癌术后 7 年。两下肺后基底段各有一小结节病变，直径分别为 1.0 cm 与 1.2 cm，轮廓清楚，有浅分叶，病理证实为膀胱癌肺转移

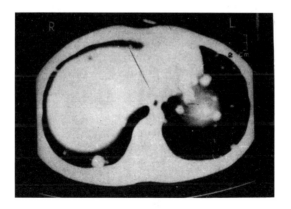

图 11-41　肝癌肺转移

两下肺多发性大小不等的结节状密度增高影，轮廓清楚，边缘光滑，直径在 0.3 ~ 1.8 cm

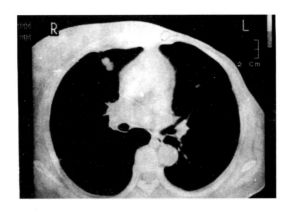

图 11-42　乳腺癌肺转移

左侧乳腺癌手术后 2 年，肺内与胸膜下多个大小不等的结节影，胸膜下结节影直径仅为 3 mm

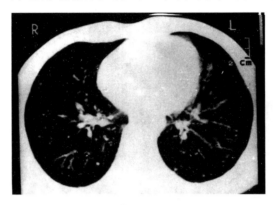

图 11-43　甲状腺癌肺转移

患者男，20 岁，右颈部肿物 1 年，活检为甲状腺癌；CT 示两肺野弥漫分布大
小不等的粟粒状小结节影，以中下肺野为著，结节影密度较高，边缘清楚

3. 癌性淋巴管炎表现

淋巴转移 CT 表现为支气管血管束结节状增厚，小叶间隔与叶间裂增厚，多角形线影及弥漫网状阴影（图 11-44）。其病理基础是支气管血管周围的淋巴管、小叶间隔淋巴管、胸膜下淋巴管以及肺周围引向肺门周围的淋巴管内有癌结节沉积，继发淋巴管阻塞性水肿并扩张，导致间质性肺水肿及间质性肺纤维化。

淋巴转移呈多灶性，常侵犯一个肺叶或肺段，支气管束不规则增厚，可呈串珠状或结节状阴影。小叶中心结构的增厚可造成次肺小叶中心的蜘蛛样改变，靠近横膈处可获得小叶的横切面，呈现直径为 1～2 cm 的增厚的多角形结构，此外可见胸膜增厚及胸腔积液。

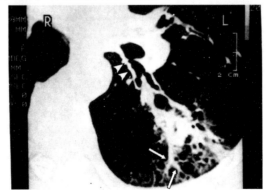

图 11-44　肺癌癌性淋巴管炎

左下肺背段空洞型腺癌，其周围主要是病变胸膜侧血管束呈结节状增厚
（箭头），支气管壁增厚（箭号），肺纹理呈网格状改变

肿瘤的淋巴管播散多见于乳腺癌、胃癌、前列腺癌、胰腺癌和未知原发部位的腺癌，高分辨CT诊断淋巴管转移的准确性较高，可不做肺活检。

4. 单发或多发空洞

肺转移瘤可呈单发或多发空洞影，一般转移瘤引起的单发空洞壁厚度不均，但有的较均匀，可误诊为化脓性炎症和结核（图11-45）。

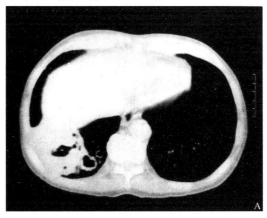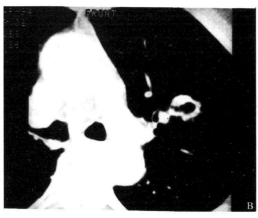

图11-45 肺转移瘤呈多发空洞

A. 右下肺有一肿块，直径约为6.0 cm，其密度不均，为周围型肺癌，肿块内侧可见两个直径分别为1.0 cm与2.0 cm的小空洞，前者壁薄，厚度均匀，后者壁较厚，厚度不均；B. 同一病例气管隆嵴下层面示左肺门外方有一空洞性病变，壁厚且厚度不均

第十二章

循环系统疾病的CT诊断

第一节 冠状动脉病变

一、冠状动脉MDCT检查方法

2017年发表的《心脏冠状动脉CT血管成像技术规范化应用中国指南》涵盖开展心脏冠状动脉CT工作的基本要求、心脏冠状动脉CT技术操作规范、图像质量和辐射剂量评价标准等内容，为冠状动脉CT血管成像建立了规范化的操作标准。基于该指南内容的冠状动脉多排螺旋计算机体层摄影（MDCT）检查方法相关内容解读如下。

1. 冠状动脉CT检查前的准备

首先了解被检者的病史和症状等，查阅病历资料，测试脉搏或者查阅心电图以了解其心率和心律情况。

（1）向患者解释检查过程，消除其恐惧心理，保证患者能顺利配合检查。患者签署知情同意书。

（2）询问有无碘过敏史、食物与药物过敏史、过敏性疾病如哮喘史等高危因素和禁忌证。询问心功能、肾功能状况。根据目前药典和各个对比剂生产厂家的产品介绍，不推荐做碘过敏试验。

（3）检查前12 h避免饮用含咖啡因饮料；停用磷酸二酯酶抑制剂类药物；停用非甾体抗炎药；CT血管成像（CTA）当天停用二甲双胍至48 h；尽量多饮水。

（4）冠脉CT扫描对心率的要求。对于64排CT，要求心率低于70次/分，双源CT要求心率低于90次/分。128排和320排CT，尽量要求心率低于75次/分。高心率者，需服用降心率药，如舌下含服倍他乐克25~50 mg或氨酰心胺12.5~25 mg，可重复使用，禁忌证请参考药品使用说明书。

（5）心律失常，如频发期前收缩和房颤者，视心率快慢决定是否进行扫描，建议服用β受体阻滞剂以稳定和降低心率，但不能保证检查的图像质量能够满足诊断要求（需与患者达成共识）。

（6）训练患者呼吸和屏气。每次呼吸应该是一次平静的呼吸（大约75%的肺活量），观察并记录患者屏气时的心率情况，心率变化不应超过10次/分。

（7）硝酸甘油的使用。服用硝酸甘油能够使冠状动脉血管扩张4%~13.5%，弥补CT设备对细小分支血管显示不足的缺陷（主要是对角支、钝缘支和后降支等）。具体方法是CT扫描前5 min舌下含服硝酸甘油片剂0.5 mg或扫描前1 min使用舌下硝酸甘油喷剂，但是，硝酸甘油的使用，改变了正常的生理状态，是否必须使用，有所争议，有待大样本的循证医学证据。硝酸甘油的使用禁忌证可参考药品使用说明书。

（8）辐射防护。扫描前由护士给患者佩戴好铅围脖和铅围裙，做好甲状腺、性腺等辐射敏感器官的防护工作。非必要情况下，禁止家属陪同。若病情需要，家属须穿戴好防辐射铅衣。

2. 冠状动脉CT扫描方案

（1）定位像和扫描范围。屏气行自胸廓入口至心脏膈面的定位像扫描（正位或正侧位，由具体设备型号决定），定位像扫描条件由设备嵌入，不做特殊修改。CCTA 采集范围：上界达气管隆嵴下 2 cm 水平，下界达心脏膈面，左右各大于心缘两侧 10～20 mm。有研究者建议行 CCTA 增强扫描时，根据钙化积分扫描观察到的冠状动脉开口水平，确定扫描范围更加精准。对于冠状动脉旁路移植术后的患者，需要增大扫描范围（左锁骨下动脉水平），以显示桥血管全程。

（2）冠状动脉钙化（CAC）扫描。推荐 CCTA 前进行钙化积分扫描，但是对于冠状动脉支架植入术后患者，因为已经有金属物的植入，难以准确定量 CAC 积分，而不推荐该扫描模式。扫描参数的设置（SFOV、管电压等）与钙化积分的计算结果有关，为保证 CAC 结果的可靠性，应使用各厂家推荐的默认参数设置进行钙化积分扫描，包括管电压等扫描参数和扫描层厚等。

（3）测试扫描延迟时间（循环时间）。目前有两种方法帮助确定增强扫描延迟时间。①对比剂团注测试法，即使用小剂量（15～20 mL）对比剂团注测试来测定循环时间，即峰值时间加 4～6 s 的经验值设置为扫描延迟时间。②团注追踪法，推荐在降主动脉内设置一个感兴趣检测区（ROI），设定一个 CT 阈值（推荐 100 HU），ROI 内的 CT 值到达该阈值时启动扫描。前者由于需要注射 2 次对比剂，增加对比剂用量，而且增加辐射剂量和耗时，故推荐采用后者。但是，对于左心室显著增大和较为严重的左心功能不全（射血分数降低 <40%）的患者，使用团注测试法可能更加准确，但是需要更多的对比剂，不做推荐。

（4）CCTA 图像采集方案。CCTA 扫描参数设置需要依据患者体重、心率和心律以及前瞻性和回顾性心电门控等来设定。首先，根据体重选择合适的管电压，再根据心率选择扫描模式。如体重 ≤60 kg，推荐使用 80 kV 或 100 kV，如心律齐且心率 ≤65 次/分，采用前瞻性心电门控大螺距螺旋扫描，如心率 >65 次/分，采用前瞻性心电门控轴位扫描；如体重在 60～90 kg，推荐使用 100 kV 或 120 kV，如心律齐且心率 ≤65 次/分，采用前瞻大螺距螺旋扫描，如心率 >65 次/分，采用前瞻轴位扫描；体重 >90 kg，推荐使用 120 kV 或 140 kV，如心律齐且心率 ≤65 次/分，采用前瞻大螺距螺旋扫描，如心率 >65 次/分，采用前瞻轴位扫描。同时，推荐使用迭代重建技术降低图像噪声，提高图像的信噪比。但是，由于不同 CT 设备具有不同成像能力和特点，需要根据具体情况选择扫描采集模式和扫描参数。

3. 冠状动脉 CT 扫描模式

冠状动脉 CT 扫描主要有以下 3 种模式。

（1）回顾性心电门控螺旋扫描。在整个心动周期采用小螺距连续螺旋扫描，采集全时相即整个心动周期的数据，然后重建心动周期任何时相的心脏图像。由于该扫描模式使用小螺距螺旋扫描，辐射剂量较高（辐射剂量和螺距成反比）。为降低辐射剂量，心电图管电流调制技术（在冠状动脉慢速运动的时相采用全电流，在其他时相采用低电流）已广泛用于回顾性心电门控螺旋扫描模式以降低辐射剂量。利用同步心电图信号并通过多扇区重建算法，从不同的心动周期和不同排列的探测器收集同一相位不同角度的原始数据，其时间分辨率成倍提高，可在心率较高且稳定的情况下获得较高质量的冠状动脉图像。另外，在遇到心律不齐时可借助心电图编辑技术以改善冠状动脉重组图像的质量。自 MDCT 问世至今，回顾性心电门控螺旋扫描模式广泛应用于冠状动脉 CT 检查，但随着设备性能的不断提高，且由于该扫描模式的辐射剂量较高，其临床应用正在减少，上述中国指南已经不推荐使用该采集模式。

（2）前瞻性心电触发序列扫描。简称序列扫描，采用"步进—扫描"轴面数据采集技术和适应性心电触发移床技术。在心电图 R-R 间期内的固定时相触发心脏 CT 扫描和数据采集，下一个心动周期移床，再下一个心动周期触发扫描和采集数据。由于 CT 扫描和进床分离，避免了螺旋扫描过程中的重叠扫描，辐射剂量较低。由于序列扫描模式的一次扫描覆盖范围有限，完成整个心脏扫描需采集多个心动周期的数据。与回顾性心电门控螺旋扫描模式相比，常规序列扫描模式对心率及其稳定性有一定要求（心率 <70 次/分，心率波动范围 <10 次/分），而且由于在多个心动周期采集数据，当有心律不齐时，冠状动脉重组图像可能出现阶梯状伪影，影响冠状动脉图像质量。

适应性序列扫描模式是双源 CT 在常规序列扫描模式基础上改进的一项技术，通过增大扫描角度，可在 R-R 间期的一定范围内选择重建时相。另外，该模式提供了心律不齐补偿技术，当发生期前收缩时可自动识别并忽略扫描或重复扫描，提高了检查成功率，对于室性期前收缩等严重心律不齐患者的扫描具有优势，在这一点上优于回顾性心电门控螺旋扫描模式。由于双源 CT 扫描的时间分辨率优势和重建时相的调整，适应性序列扫描模式可用于高心率患者的检查。自 64 层螺旋 CT 问世以来，前瞻性心电触发序列扫描模式开始应用于冠状动脉 CT 检查，由于其辐射剂量相对较低，该扫描模式被当前的指南推荐使用。

（3）前瞻性心电触发人螺距螺旋扫描。为二代以上双源 CT 特有的心脏冠状动脉扫描技术。由于其单扇区重建的时间分辨率≤75 ms，能实施大螺距无间隙扫描（第二套探测器的数据可以填补第一套探测器的间隙），最大螺距为 3.4，心脏图像采集时间为 300 ms 左右，可在一个心动周期内完成整个心脏扫描，有效辐射剂量可以低于 1 mSv。由于大螺距螺旋扫描在一个心动周期内连续完成，不会出现多个心动周期重建时出现的阶梯状伪影。该扫描模式适用于心率小于 65 次/分，且心率稳定的患者，因为心率慢时，心电图 R-R 间期内的心室舒张期相对较长，将心脏数据采集时间窗置于该时相通常能获得较理想的冠状动脉图像。由于扫描床加速需要时间，故大螺距螺旋扫描触发点是根据图像采集之前的心动周期 R 波位置预先设定，心率波动较大时将导致图像采集时间窗偏移，心率减慢时采集时间窗提前，心率加快时采集时间窗延后。

4. 冠状动脉 CT 的扇区重建技术与时间分辨率

冠状动脉 CT 检查采用半扫描重建（180°投影数据的单扇区重建）技术，其时间分辨率为 CT 机架旋转时间的一半，所以，提升 CT 机架旋转速度是提高时间分辨率的有效手段，但由于离心力、机械原因以及数据采集速度的限制，CT 机架旋转速度不可能无限提升。目前临床上使用的 MDCT 机架旋转速度为 0.25~0.4 s 旋转一周，即使机架旋转速度最快的 MDCT，时间分辨率仍不能完全满足冠状动脉成像的要求。

为提高 CT 的时间分辨率，多扇区重建技术应运而生，其原理是使用心电图同步信号，从不同心动周期和不同排列的探测器收集同一时相、不同角度的原始投影数据，经校正组成图像重建所需全部投影数据，然后再通过 Z 轴线性插值和半重建算法获得所需时相的心脏图像。由于图像重建所需数据的采集时间平均分配至多个心动周期，其时间分辨率取决于所使用的扇区数（时间分辨率 = 半扫描重建的时间分辨率÷扇区数）。由于多扇区重建使用不同心动周期的数据，故要求心率保持恒定以便使不同心动周期的冠状动脉运动保持一致，否则不同心动周期的数据不能准确匹配而导致重建图像质量下降，而且扇区数越多，多个心动周期的数据越难匹配，图像质量越差。另外，扇区数目越多，螺距越小，扫描时间越长，辐射剂量也相应增加。尽管多扇区重建技术在心率较高且恒定的情况下也许能获得较高质量的冠状动脉图像，但由于心率波动所致的图像质量下降以及辐射剂量增加，单扇区重建仍是冠状动脉 CT 检查的首选，多扇区重建尤其四扇区重建应慎用。

为了提高 CT 单扇区重建的时间分辨率，配备二套球管—探测器系统的双源 CT 已被引入临床应用。双源 CT 通过使用两套 X 线球管—探测器（在 X-Y 平面上间隔约 90°）采集数据，机架只需旋转约 90°就可采集到完成图像重建 180°所需的投影数据。与单套 X 线球管—探测器系统 CT 相比，双源 CT 单扇区重建的时间分辨率显著提高，扩展了冠状动脉 CT 检查适用的心率范围，多数情况下不需要控制心率就能获得较高质量的冠状动脉图像。目前，二代以上双源 CT 单扇区重建的时间分辨率≤75 ms，通过心电触发大螺距螺旋扫描模式可在单个心动周期内完成整个心脏扫描，显著降低了辐射剂量。

64 排及以上 MDCT，包括双源 CT，在临床上的应用越来越广泛，但其时间分辨率仍不能完全满足冠状动脉成像的要求。由于冠状动脉运动的复杂性，在高心率患者，一般难以在单一重建时相获得所有血管段满足诊断要求的图像，仍需选择其他时相进行图像重建。因此，在临床工作中，对于高心率者，适当控制心率仍不失为提高冠状动脉图像质量的简便和有效的手段。

5. 心率和心律等因素对冠状动脉 CT 图像质量的影响

（1）心率对冠状动脉 CT 图像质量的影响。冠状动脉 CT 检查的主要挑战之一是减轻或消除冠状动脉运动对其图像质量的影响。冠状动脉运动的速度和频率主要与心率有关，而且心率对冠状动脉 CT 图像质量的影响与 MDCT 的时间分辨率也有一定关联，MDCT 的时间分辨率决定了冠状动脉 CT 检查适用的心率范围。MDCT 的时间分辨率越高，冠状动脉 CT 检查适用的心率范围越大。总体而言，心率越快，满足诊断要求的冠状动脉各血管段比例越低。快心率所致的冠状动脉 CT 图像质量下降主要表现为血管腔边缘模糊，血管在原始横断面图像上呈星芒样或不规则形。在目前 MDCT 的时间分辨率还不足以完全满足冠状动脉成像要求的情况下，对于高心率被检者，通过使用 β 受体阻滞剂适当控制心率，仍不失为提高冠状动脉检查成功率和改善冠状动脉 CT 图像质量的简便和有效的方法。心率减慢时，心电图 R-R 间期延长，冠状动脉慢速运动期相应延长，在该时段选择理想重建时相的余地更大，将重建时相置于该时段通常能获得较高质量的冠状动脉 CT 图像，满足诊断要求的冠状动脉各血管段比例更高。

（2）心律对冠状动脉 CT 图像质量的影响。在冠状动脉 CT 扫描过程中，被检者的心率出现小幅波动通常难以避免。采用回顾性心电门控螺旋扫描模式时，只要心率在适用范围，心率小幅波动对冠状动脉 CT 图像质量影响不大，但重度窦性心律不齐、房性或室性期前收缩、心房扑动或心房颤动等心律失常，将导致数据采集错录，冠状动脉在二维或三维重组图像上呈不连续或阶梯样表现，即使采用心电编辑技术也可能无法完全消除伪影，冠状动脉 CT 图像质量下降甚至不能满足诊断要求。随着 MDCT 时间分辨率的逐步提高，心律不齐和心律失常对冠状动脉 CT 图像质量的影响将逐渐减小。

（3）重建时相对冠状动脉 CT 图像质量的影响。冠状动脉运动按一定频率（心率）重复进行，若冠状动脉 CT 扫描和数据采集在一个心动周期不能完成，可在多个心动周期完成（采集相同时相的数据）。冠状动脉运动在一个心动周期内并非匀速运动，既有快速运动期也有慢速运动期。为了获得高质量的冠状动脉 CT 图像，应在冠状动脉慢速运动期采集心脏数据和重建图像。一般而言，一个心动周期的心室舒张中末期或收缩末期通常为冠状动脉大多数血管段的慢速运动期，将图像重建时相置于该时段时，满足诊断要求的冠状动脉各血管段比例较高，通常能获得高质量的冠状动脉 CT 图像。但由于冠状动脉运动的复杂性（冠状动脉各血管段的运动方式、幅度和速度存在差异），若有部分冠状动脉血管段在上述重建时相的图像质量较差或不满足诊断要求，建议选择其他重建时相（采用回顾性心电门控螺旋扫描模式和前瞻性心电触发适应性序列扫描模式时），以便筛选出更高质量的冠状动脉图像。

（4）影响冠状动脉 CT 图像质量的其他因素。①被检者在 CT 扫描过程中未屏气：64 排及以上 MDCT 冠状动脉扫描时间相对较短（<10 s），绝大多数患者能够耐受屏气。为避免屏气之后数秒内心率明显波动对图像质量的影响，建议让被检者提前 5~10 s 开始屏气。在极少数不能配合屏气的被检者，呼吸运动伪影干扰冠状动脉的影像学评价。②冠状动脉对比剂强化程度低：因心功能不全、主动脉瓣重度反流或 CT 扫描延迟时间设定不当等所致。③上腔静脉和（或）右心房高浓度对比剂所致伪影：经肘部静脉注射对比剂时，经上腔静脉和右心房回流的高浓度对比剂可产生条状伪影，有时干扰右冠状动脉的影像学评价。另外，冠状动脉旁路移植术所使用的金属夹以及胸骨金属缝线等可产生伪影，有时干扰冠状动脉和桥血管的影像学评价。

6. 低辐射剂量的冠状动脉 CT 检查技术

基于 X 线成像的 MDCT 检查存在较低剂量的电离辐射。医务人员应权衡 MDCT 检查的获益和潜在危害，必须理解电离辐射的危害并告知被检者。被检者在 CT 检查过程中接受的辐射剂量应是获得满足诊断要求图像质量的最小剂量。冠状动脉 CT 检查是 CT 临床应用增长最快速的领域之一。以最低的辐射剂量获得满足诊断要求的图像是冠状动脉 CT 临床应用的主要挑战之一。

由于不同厂商和不同年代的 MDCT（例如，64 排、128 排、256 排、320 排以及一代、二代和三代双源 CT）在技术上存在差异，冠状动脉 CT 检查的辐射剂量不尽相同。CT 辐射剂量测定最有意义的参数是容积 CT 辐射剂量指数（CTDIvol）和有效辐射剂量。CTDIvol 以标准国际单位毫戈瑞（mGy）表示，代表 CT 扫描层面的平均辐射剂量，并用于比较不同扫描方案的已吸收辐射剂量。有效辐射剂量以标准国际单位毫西弗特（mSv）表示。有效辐射剂量不能被测量，是指相对于同等全身辐射时患者部分身体受到辐射的生物学危险性粗略估计。有效辐射剂量一般用于分析群体而非单个患者接受的辐射剂量。

降低冠状动脉 CT 检查辐射剂量的技术主要有以下几种。

（1）基于心电图的管电流调制技术。该技术用于降低回顾性心电门控螺旋扫描模式的辐射剂量。在心电图 R-R 间期的冠状动脉慢速运动期（一般是收缩末期至舒张末期）采用全量管电流输出，在心电图 R-R 间期的其他时段采用低量管电流输出，辐射剂量显著降低，既保证了在冠状动脉慢速运动期获得高质量的冠状动脉图像，又兼顾了心脏功能的评价。目前，基于心电图的管电流调制技术已常规用于回顾性心电门控螺旋扫描模式。

（2）前瞻性心电触发序列扫描技术。采用移床—扫描交替的轴位扫描技术，在心电图 R-R 间期的冠状动脉慢速运动期触发扫描和采集数据，在心电图 R-R 间期的其余时段无 X 线输出，辐射剂量显著降低。该技术主要用于有足够探测器宽度的 MDCT，经过 3～4 次移床—扫描完成心脏检查。早期的序列扫描技术有一定局限性，适合用于低心率（一般 <70 次/分）被检者，若被检者在 CT 扫描过程中出现心率明显波动，不能再选择重建时相或进行心电编辑，否则会影响冠状动脉的影像学评价，而且该技术不适用于严重心律失常患者。随着双源 CT 适应性序列扫描技术的问世，冠状动脉 CT 检查适用的心率范围扩大，可用于高心率被检者。另外，适应性序列扫描具备的心律不齐补偿技术能自动识别期前收缩等心律失常，忽略扫描或重复扫描，与早期的序列扫描技术相比显著提高了检查成功率，辐射剂量较低（2～4 mSv）。

（3）单次心动周期采集技术。更多排数探测器（320 排采集）CT 或大螺距（二代以上双源 CT 的螺距达 3.4）CT，能在一个心动周期完成心脏数据采集，辐射剂量低，避免了心率波动时多个心动周期数据采集的阶梯样伪影。大螺距扫描是二代以上双源 CT 独特的冠状动脉扫描模式，其扫描时间很短（<0.3 s），辐射剂量很低（可低于 1 mSv），若在非肥胖患者中使用低管电压（80 kV 或 100 kV），辐射剂量更低。但冠状动脉大螺距 CT 扫描适用的心率范围偏小，当被检者心率 <65 次/分时大多能获得满足诊断要求的冠状动脉图像，由于在一个心动周期的冠状动脉慢速运动期仅采集一个时相的数据，心脏功能评价受限。

（4）低管电压和（或）低管电流扫描技术。CT 检查的辐射剂量，与球管的电流以及初始电压与增高的电压比率的平方呈线性正相关。调低管电流和（或）管电压可以降低 CT 检查的辐射剂量。比较而言，临床上一般更倾向于通过调低管电压来降低辐射剂量。文献报道，当冠状动脉 CT 检查采用的管电压由 100 kV 和 120 kV 分别降至 80 kV 和 100 kV 时，辐射剂量分别降低 47% 和 53%。尽管低管电压 CT 扫描增加了冠状动脉与周围组织的对比度，但低管电压的 X 线穿透力下降，到达探测器的 X 线光子数减少，图像噪声增加。

尽管通过调低管电压的方法能够大幅降低冠状动脉 CT 检查的辐射剂量，但受制于传统的滤波反投影重建算法的局限性（该算法需兼顾空间分辨率与噪声的平衡，提高空间分辨率能增加微小细节的显示能力，但图像噪声也随之增加），调低管电压使 CT 图像噪声增加并导致图像质量下降。迭代重建算法的引入推动了低管电压 CT 扫描技术的临床应用。迭代重建算法允许空间分辨率与图像噪声之间去耦合，在减少图像噪声的同时能够保持图像的空间分辨率。所以，在冠状动脉 CT 检查时，低管电压 CT 扫描技术与迭代重建算法结合应用，在大幅降低辐射剂量的同时，图像噪声仍可接受，图像质量仍能满足诊断要求。

总之，随着 CT 技术的进展和 CT 设备的更新换代，低辐射剂量 CT 扫描技术日趋成熟。尽管上述技术的应用能够显著降低冠状动脉 CT 检查的辐射剂量，但并非所有技术在市场上销售的每一种 MDCT 机上均有效。因此，在冠状动脉 CT 检查时，应参考 CT 设备的技术条件，根据诊断要求以及患者个体化情况（例如体质量指数、心率和心律等）合理选择 CT 扫描模式和参数，以尽可能低的辐射剂量获得满足诊断要求的冠状动脉图像。

7. 对比剂注射方案

冠状动脉 CT 检查必须使用碘对比剂。碘对比剂分为离子型和非离子型。前者目前已被临床淘汰。非离子型碘对比剂的安全性已得到大规模临床试验的验证，并被广泛用于心血管包括冠状动脉 CT 检查和增强 CT 检查等。

（1）碘流率选择。碘流率（iodine delivery rate，IDR）为每秒单位时间内所注射的对比剂碘量（gI/s），即碘流率 = 碘对比剂浓度（gI/mL）×对比剂注射流速（mL/s）。由于动脉血管的强化程度取决于 IDR，因此应根据受检者体重选择不同的碘流率。根据 IDR 制订对比剂注射方案的优势在于，可根据患者静脉条件以及体型来选择合适的注射速率和对比剂浓度，并达到一致的血管强化效果。例如，设定 IDR 为 1.7 gI/s，既可选用浓度为 300 mgI/mL 的对比剂，以 5.7 mL/s 的流速注射，也可选用浓度为 400 mgI/mL 的对比剂，以 4.25 mL/s 的流速注射。因此，静脉条件较差的患者可选用高浓度对比剂，以较低的流速注射；静脉条件良好的患者可选用较低浓度的对比剂，以高流速注射，两者达到的血管强化效果相一致，且最终的总碘负荷量（total iodine load，TIL）在注射时间相等的情况下也一致。但需要注意的是，高浓度低流率注射方式，对比剂达峰时间早，扫描监测时需注意。理想的冠状动脉强化指标是 350~400 HU，低于 300 HU 的强化程度较淡，观察欠满意，高于 500 HU，过浓没有必要，提示碘流率有下降的空间。

近年来，迭代重建技术的普及应用，降低了管电压，图像噪声保持均衡不变的情况下，血管的对比度自然上升，故而不需要注射过多的对比剂即可达到同等强化效果，碘流率可以下降 30% 左右。

注射对比剂前注意排空导管和注射器内空气。有条件的单位，可以使用加温箱保持对比剂的温度与体温相近，特别是在冬天，可使患者感觉更加舒适。

（2）注射期相技术的选择。①双期相技术：I 期，注射对比剂为 50~60 mL；II 期，注射生理盐水约为 30 mL。②三期相技术：I 期，注射对比剂为 40~50 mL。II 期，注射对比剂 + 生理盐水共 30 mL，比例为 3 : 7。

多数高压注射器不能注射混合液，则选用流速低的方法注射对比剂（3 mL/s）15 mL 左右。III 期注射 20~30 mL 生理盐水，对比剂浓度和注射流速参考表 12-1。给予患者总体的碘量（gI）= 碘流率（gI/s）×对比剂注射时间（s）。因此，技师应该准确把握设备性能包括扫描条件及曝光时间，以及考虑患者体重、身高、心排血量、血容量等个体因素，以尽可能少地给予患者对比剂。

表 12-1 根据患者体重推荐的不同浓度对比剂的注射流率（mL/s）

对比剂浓度（mgI/mL）	体重（kg）				
	<50	50~60	60~70	70~80	>80
270	5.2	5.9	6.7	7.4	8.1
300	4.7	5.3	6.0	6.7	7.3
320	4.4	5.0	5.6	6.2	6.9
350	4.0	4.6	5.1	5.7	6.3
370	3.8	4.3	4.8	5.4	5.9
400	3.5	4.0	4.5	5.0	5.5

（3）延迟扫描。对于心脏内占位（如左心房黏液瘤与血栓鉴别）或者心房颤动患者（左心房耳部动脉期充盈缺损）动脉期成像后建议行延迟扫描（延迟时间 >30 s）。通过延迟扫描图像，可以观察占位病变的血供情况，心房颤动患者鉴别左心耳部是否血栓（延迟扫描范围仅包括左心房耳即可）。

碘对比剂过敏、严重甲状腺功能亢进症、肾功能不全（血清肌酐水平 >1.3 mg/dL）患者，禁止使用碘对比剂。肺动脉高压、支气管哮喘、心力衰竭（III 级以上）、妊娠和哺乳期、怀疑嗜铬细胞瘤、骨髓瘤、重症肌无力、高胱氨酸尿患者慎用碘对比剂。

8. 图像重建和后处理

（1）图像重建参数。冠状动脉原始断层图像建议使用最薄的层厚（0.5~0.625 mm）重建，且应选用较小的重建圆径（FOV），以保证在固定的 512×512 矩阵图像中，有尽可能高的图像空间分辨力，推荐使用 FOV 为 17~20 cm（像素为 0.33~0.39 mm），确保心脏能够完全包下即可。观察心外结构，如肺野和纵隔，选用较大的 FOV 为 30~36 cm（像素为 0.58~0.70 mm）。对于重建卷积核，常规选择平滑算法的卷积核；而在 PCI 支架术后患者中，应同时采用平滑算法和锐利算法卷积核的两组数据（目前各 CT 厂商均有分别适用于冠状动脉和支架重建的专用卷积核）。选择锐利卷积核重建可提高图像对比度，显著减少支架壁硬化线束伪影对支架腔内显示的影响，但会同时增加图像的噪声。具有高清成像模式的设备，推荐使用高清模式观察支架。

（2）图像重建时间窗。依据采集窗范围，选择冠状动脉运动最弱的区域重建图像。基本方法是，心率<70 次/分的患者，重建时间窗为舒张中期（大致位于 70%~75% 的 R-R 间期）；心率>70 次/分时，重建时间窗为收缩末期（35%~45% 的 R-R 间期）。需要指出的是，每支冠状动脉的运动轨迹和速度不同，例如某个时间窗适合前降支重建，而另一个时间窗则适合回旋支或者右冠状动脉重建。采用多宽的时间窗采集图像没有具体规定，以包括心脏的收缩和舒张期为宜，如心电图的 35%~70% R-R 间期，不建议采用全 R-R 间期的回顾性采集模式，即使应用管电流调制技术，辐射剂量仍然过高，且大部分 R-R 间期图像因为运动伪影或者采用低管电流采集导致的图像噪声过高而难以诊断。技师一方面要了解冠状动脉本身的生理运动特点，另一方面要熟悉设备时间分辨力的情况，并把二者有机结合起来。在高时间分辨力的设备条件下，舒张期重建的心率宽容度会更大。

（3）心电编辑技术。心电编辑技术主要应用于回顾性心电门控扫描，故不推荐经常性使用。心电编辑技术推荐用于扫描过程中出现的房性或室性期前收缩，可选择删除或忽略期前收缩的信号，然后再通过 R 波调整方法调整期前收缩前后的时相采集点，通常可获得较好的效果。干扰信号影响了重建，可使用心电编辑技术重新编辑心电图，帮助设备识别 R 波后再重建数据。心房颤动患者或期前收缩，推荐使用绝对值时相进行心电编辑。可先忽略高心率的期相，然后通过多期相预览模式得到相对较好的期相，再利用此期相使用 R 波调整法选择固定的绝对值时相进行重建。这种绝对值重建法不限于前瞻或回顾模式，适用于多心跳采集需冻结心脏在同一相位的情况。绝对时相的应用利用了收缩末期随心率变化相对不大的特点。对于宽体探测器单心跳采集，应用价值有限，这时时间分辨力成为影响图像质量的主要因素。

（4）三维重建技术。常用的三维重建技术包括最大密度投影（maximum intensity projection，MIP）、容积再现（volume rending，VR）、曲面重建（curved planner reformation，CPR）或称多层面重组（multi-planar reformation，MPR）。标准后处理方法：首先通过横断面图像，确定所选时相是否合适，初步观察冠状动脉的大致走行及病变，再对可疑病变部位进行 MIP、CPR（MPR）等后处理图像重组，MIP 和 CPR 图像利于显示管腔的狭窄程度。CPR 重组图像经血管中心，直观显示管腔情况，但是中心线必须准确。对于钙化斑块多或支架后复查的患者，血管中心线的识别需要技师精确找到位置，否则图像易产生假阳性。VR 图像立体观察心脏和冠状动脉外形和心外结构，但是不建议用于评估狭窄程度。在病变部位获取截面图像，该组垂直切面图像，利于观察斑块内成分、斑块与管腔及管腔与心肌的关系。最佳的方法是将病变部位冠状动脉长轴 MPR 及 MIP、病变血管的 CPR 和 VR 与血管截面图像结合起来进行评估。冠状动脉的其他病变，如冠状动脉瘘，根据具体情况选择重建技术。

二、冠状动脉的解剖

心脏的血液供应来自左、右冠状动脉，冠状动脉的解剖见图 12-1。主动脉的左、右窦分别发出左、右冠状动脉，后窦不发出冠状动脉。主动脉窦的上界呈弧形，称主动脉窦上嵴。

1. 左冠状动脉

主动脉左窦发出左冠状动脉主干（图 12-1、图 12-2）。左冠状动脉主干可很短，或由开口直接分为左前降支和左回旋支。左冠状动脉主干通常在左冠状沟起始处分为左前降支和左回旋支。心大静脉穿越左回旋支和左前降支时，围成左前降支、左回旋支和心大静脉三角。

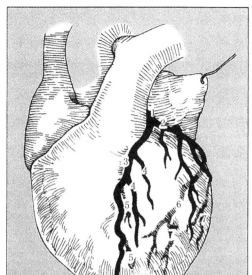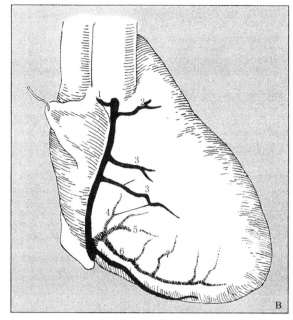

图 12-1 冠状动脉的解剖

A. 左冠状动脉。1. 左冠状动脉主干；2. 左回旋支；3. 左前降支；4. 第1与第2对角支；5. 室间隔支；6. 钝圆支；7. 左心室后支；B. 右冠状动脉。1. 窦房结支；2. 动脉圆锥支；3. 右心室支；4. 房室结支；5. 左心室后支；6. 后降支；7. 室间隔支

（1）左前降支。为左冠状动脉主干的延续，沿前室间沟下行并抵达心尖部，多数绕过心尖至膈面，并止于后室间沟的下1/3。左前降支为供应左心室前壁心肌包括心尖部心肌的重要血管。左前降支沿途发出三组分支。①左心室前支：又称对角支，为左前降支向左前下方发出的较粗大分支，分布于左心室前壁的中下部。多为3~5支，近侧的1~3支较粗大，沿途又向两侧发出许多细小分支，为左心室前侧壁的主要供血血管。有时对角支从左前降支与左回旋支之间由左冠状动脉主干直接发出，又称中间支。②右心室前支：可为1~6支，通常较短，分布于右心室前壁邻近前室间沟的区域。第1支又称左漏斗支，在肺动脉瓣水平发出，分布于肺动脉漏斗部。若左、右漏斗支相互吻合形成动脉环，称Vieussens环，是常见的侧支循环。③室间隔前动脉：偶尔有与左前降支伴行的副前降支，也向左、右心室和室间隔发出分支。

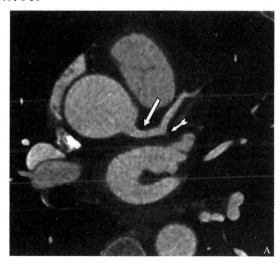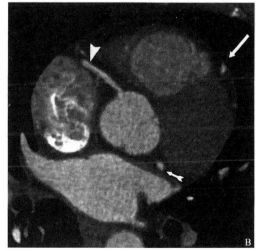

图 12-2

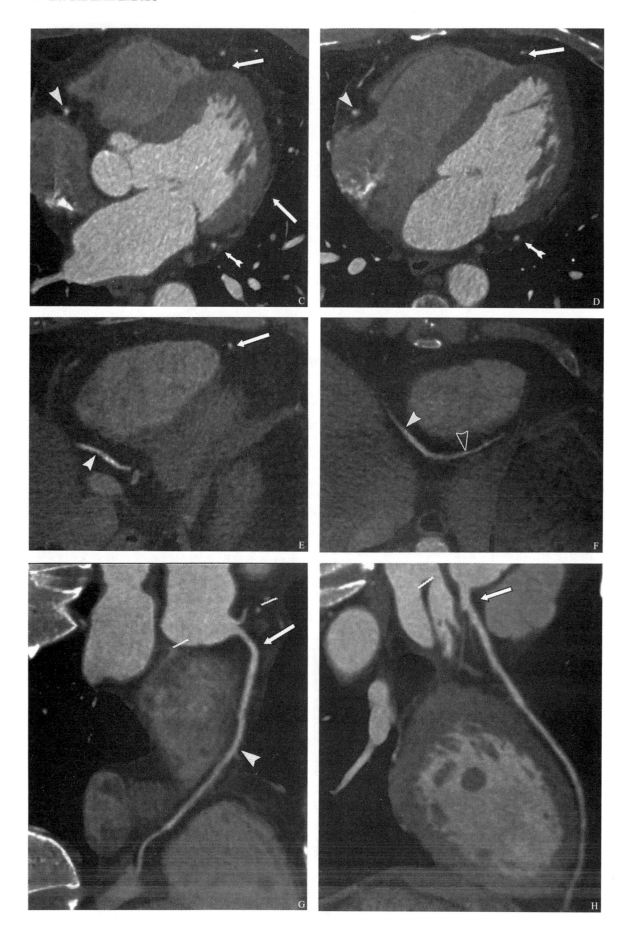

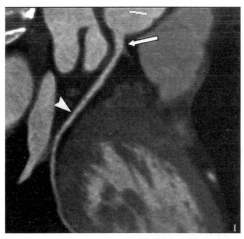
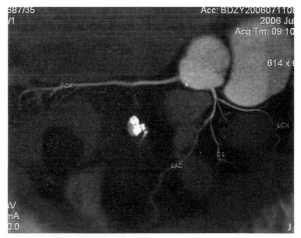
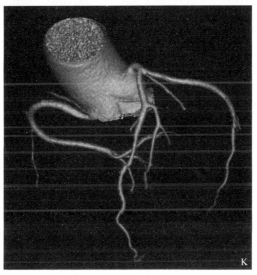

图 12-2 正常冠状动脉 CTA

A~F. 心电门控横轴位 CT 扫描，头侧向足侧顺序层面：图中箭头示左冠状动脉，主干（A）与前降支（B、C）；燕尾箭头示左冠状动脉回旋支；长箭头示钝圆支；箭号示右冠状动脉及其后降支（黑箭号，F）；G. 右冠状动脉 CTA cMPR，示第一曲膝部（箭头）与第二曲膝部（箭号）；H. 左冠状动脉主干（箭头）与前降支 CTA cMPR；I. 左冠状动脉主干（箭头）与回旋支的（箭号）CTA cMPR；J. 冠状动脉三支的平面 CTA；K. 冠状动脉树的 VR 图像

（2）左回旋支。自左冠状动脉主干发出后，沿左侧房室沟走行，其分布区域与右冠状动脉在膈面的区域相配合。左回旋支长短不一，其末端多数止于心脏钝缘或心脏钝缘与房室交界区之间的左心室膈面，少数左优势型冠状动脉时，回旋支止于房室交点区和延续为后降支（甚至有分支至右心室膈面）。左回旋支沿途发出三组分支。①左心室前支：多为 2~3 支，主要分布于左心室前壁上部，分布于左心室钝缘的左心室前支一般较粗大，又称钝缘支。②左心室后支：其支数依左回旋支长短而异，分布于左心室后壁。③左心房支：见心房动脉和传导系统血液供应。

2. 右冠状动脉

主动脉右窦发出右冠状动脉，沿右侧房室沟走行，至膈面的房室交界区附近发出后降支。多数右冠状动脉在发出后降支后仍在房室沟内走行，并向左心室膈面发出左心室后支，有学者称其为右回旋支。

注：箭头 ⇐；箭号 ◁；黑箭号 ◀；黑箭头 ⬅；燕尾箭头 ⇦。

右冠状动脉的分支如下。

（1）右心室前支。多为 3~7 支，分布于右心室前壁。第 1 支通常分布于肺动脉漏斗部，又称右漏斗支。分布于右心室锐缘者一般较粗大，又称锐缘支。除右漏斗支和锐缘支外，其他至右心室前壁的分支统称右心室前支。

（2）右心室后支。可为 1~4 支，多细小，分布于右心室后壁。

（3）左心室后支。多为 2~3 支，其走行多数与后降支平行，供应左心室膈面的一部分或全部心肌。

（4）后降支。多数右冠状动脉在心脏膈面的房室交点区发出后降支并与心中静脉伴行，向左、右心室后壁发出许多小分支，供应后室间沟部位的心室壁，并向室间隔后部发出室间隔后支。

（5）右心房支。见心房动脉和传导系统的血液供应。

3. 心房动脉和传导系统的血液供应

心房动脉分为前、中、后三组。

（1）左、右心房前支。多为 1~3 支。左心房前支除个别起自左冠状动脉主干外，均起自左回旋支近端，分布于左心房前壁及左心耳。右心房前支起自右冠状动脉开口部或近端，分布于右心房前壁及右心耳。

心房前支的重要分支有窦房结动脉及 Kugel 动脉。

1）窦房结动脉：起自右冠状动脉近端者略多，其次为左回旋支近端，少数起自两者。右窦房结动脉发出后，在心外膜或浅层心肌下行走，沿心房前壁向内上至前房间沟并继续上行，至上腔静脉根部以顺时针或逆时钟方向围绕上腔静脉根部行走或呈"Y"形分叉等各种形式止于上腔静脉根部。窦房结动脉除供应窦房结区外，在行程中有多数分支分布至左、右心房前壁和房间隔，是左、右冠状动脉之间侧支循环的重要途径，它通常是心房最大的动脉支。

2）Kugel 动脉：一般发自右冠状动脉或左回旋支近端的心房分支，也可发自窦房结动脉。该血管在主动脉根部后方沿心房前壁至前房间沟下部，穿入房间隔内，在卵圆窝下方，冠状窦开口上方，向后行至房室交点区，为心脏胸肋面冠状动脉分支与心脏膈面冠状动脉分支之间侧支循环的重要途径。

（2）左心房回旋支。约半数心脏有此分支，起自左回旋支近段或其分支，多走行于左侧房室沟内，沿途发出分支至左心房壁，止于左心房后壁。

（3）左、右心房中支。右心房中支可有 0~3 支，发自心脏锐缘部位的右冠状动脉并垂直上行，分布于右心房外侧壁和后壁。左心房中支少见，发自心脏钝缘部位的左回旋支并直行向上分布于左心房外侧壁。

（4）左、右心房后支。右心房后支大多发自右冠状动脉，少数发自左冠状动脉。可有 0~4 支，较细小，多数分布在房室沟上方 10 mm 范围。左心房后支可发自左冠状动脉和右冠状动脉，可有 0~3 支。

（5）房室结动脉。多起自右冠状动脉，少数起自左冠状动脉，位于心脏膈面房室交点区附近。一般发自冠状动脉主干，偶尔发自左心室后支，行走于房室交点处深部，沿室间隔上缘向前分支至三尖瓣隔瓣附着缘及房室结区，多数行走于左、右心房室口的中间位置。

4. 冠状动脉分布类型

冠状动脉分布类型又称冠状动脉优势类型，是根据左冠状动脉与右冠状动脉供应左心室血液的比例关系确定。冠状动脉分布类型分为三种：右优势型、左优势型和均衡型，分布类型取决于左回旋支或右冠状动脉远端分支的数量和大小。

（1）右优势型：后降支和左心室后支来源于右冠状动脉，左心室后、下壁由右冠状动脉供血，左回旋支细小。

（2）左优势型：后降支和左心室后支来源于左回旋支，左心室后、下壁由左回旋支供血，右冠状动脉细小。

（3）均衡型：在此两型之间可有各种程度不同的变异，如左回旋支与右冠状动脉供应左心室后、下壁心肌大致相等。

一组 2 680 例插管法冠状动脉造影结果显示，右优势型多见（86.4%），其次为均衡型（10.1%），左优势型少见（3.5%）。

三、冠状动脉斑块

1. 基本知识

在冠心病的发生、发展和转归过程中，冠状动脉斑块的性质较其导致的管腔狭窄程度更有决定意义。所以，正确评估冠状动脉斑块的性质有助于指导冠心病的风险分层和治疗方案的制订。鉴于大多数冠状动脉不稳定斑块在破裂前所造成的管腔狭窄仅为轻到中度，所以，及时识别不稳定斑块并采取治疗措施，有助于预防"冠心病事件"的发生。

急性冠状动脉综合征（不稳定型心绞痛、非 ST 段抬高心肌梗死和 ST 段抬高心肌梗死）是导致冠心病患者死亡的主要原因，它是以冠状动脉斑块破裂而继发血栓形成为病理基础，从而导致冠状动脉完全或不完全闭塞并出现一组临床综合征。冠状动脉斑块的典型结构为覆盖着胶原纤维帽的细胞外脂核。一般根据冠状动脉斑块的组织学特点将其分为稳定性斑块和不稳定性斑块。冠状动脉斑块的稳定性主要取决于斑块内脂质核心（脂核）大小和成分、纤维帽厚度以及有无炎症反应或新生血管等，而与斑块大小并无直接关系。

冠状动脉斑块的组织学特征与稳定性的关系。

（1）脂核成分和大小。斑块的核心富含细胞外脂质，尤其是胆固醇和胆固醇酯。理论上，脂核在斑块中所占的比例越大，斑块发生破裂的可能性越大。目前，一般认为不稳定斑块含有较大的脂核，当脂核占斑块的比例 >40% 时，斑块有发生破裂的危险；脂核成分影响斑块的坚固性，以液态胆固醇酯为主的脂核较软，在环状应力作用下更易发生破裂。

（2）纤维帽厚度。斑块的纤维帽由细胞外富含胶原的基质和平滑肌细胞组成。受基质降解蛋白酶的作用，纤维帽变薄，当存在较高的环状应力作用于斑块肩部时，可发生斑块破裂。Loree 等认为，纤维帽厚度为 150 μm 是斑块破裂的临界值。

（3）局部炎症反应和新生血管。斑块内尤其是斑块肩部的巨噬细胞浸润被认为是斑块破裂的危险因素。炎症反应时，局部浸润的巨噬细胞和 T 淋巴细胞所释放的基质降解蛋白酶可促使构成纤维帽骨架的胶原纤维降解，纤维帽变薄。斑块内的新生血管生成提示存在炎性反应，可能与巨噬细胞和 T 淋巴细胞聚集有关。有研究认为，斑块内尤其是纤维帽内新生血管生成将增加斑块的不稳定性。

未来"冠心病事件"发生的危险性主要取决于冠状动脉斑块的稳定性，而不是斑块所致的管腔狭窄程度。因此，斑块稳定性的影像学评价以及如何使不稳定性斑块演变为稳定性斑块已成为冠心病研究的热点之一。

血管内超声以往被用于显示冠状动脉斑块大小和成分。近年来，具有更高空间分辨率的光学相干断层成像技术已初步用于冠状动脉病变的影像学评价，初步的研究表明，该检查方法对冠状动脉斑块的评价具有优良价值。但上述两种方法均属于有创性诊断技术，检查费用较高，临床应用尚不普及。随着 CT 的时间分辨率和空间分辨率的逐步提高，其作为无创诊断技术已用于冠状动脉斑块的评价。

2. MDCT 评价

原始横断面 CT 图像与多种重组图像的综合分析有助于冠状动脉斑块的评估。二维曲面重组图像能较好地显示各种类型的冠状动脉斑块；最大密度投影重组图像更利于显示高密度的钙化斑块；血管仿真内镜图像和容积再现重组图像对冠状动脉斑块的评估价值有限。

（1）冠状动脉非钙化斑块。富含脂质和纤维的斑块统称为非钙化斑块。MDCT 能够显示三支冠状动脉近中段以及较粗大的分支血管的非钙化斑块，具有一定临床实用价值。在 CT 横断面图像和二维曲面重组图像上，冠状动脉非钙化斑块表现为血管壁上的充盈缺损影，局部血管腔可变形、变细或者血管腔无显著变化而血管外径增粗，斑块密度均匀或不均匀，在 CT 横断面图像上可直接测量斑块的 CT 值。垂直于冠状动脉长轴的断面图像也能较好地显示斑块形态结构及其管腔变化，通过斑块 CT 值可大致评估其组织构成。MDCT 检测冠状动脉斑块并与血管内超声对照的初步研究显示，两者在斑块组织构成的分析以及量化方面有较好的一致性，但富含脂质的斑块（图 12-3）与富含纤维组织的斑块（图 12-4）CT 值有重叠，有时两者难以区分。

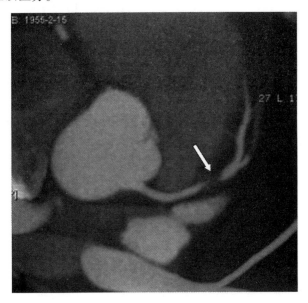

图 12-3　冠状动脉富含脂质的斑块
MDCT 示前降支富含脂质的斑块（箭头），随访该患者发生猝死事件

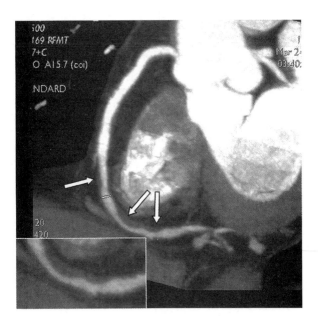

图 12-4　冠状动脉富含纤维组织的斑块
MDCT 示右冠状动脉第二曲膝部近、远侧多发富含纤维组织的斑块（箭头）

近年来，关于易损斑块的 CT 研究成为热点，在 CT 上具有如下几个特质：①非钙化斑块，尤其是 CT 值较低的脂质成分为主的低密度斑块。②斑块内部点状钙化。③管腔阳性重构（斑块所在部位的管腔直径是正常直径的 1.05 倍）。④"餐巾环征"，其病理改变为斑块中心较大脂核，周围为纤维帽覆盖。一旦发现具有上述特征的斑块，应提示临床该斑块为易损斑块，需提高警惕。

（2）冠状动脉钙化斑块。钙化的存在提示粥样硬化斑块形成时间较长，结构较硬且不易破裂，不易引发急性冠状动脉综合征。钙化与粥样硬化斑块的分布和体积有显著相关性。MDCT 对冠状动脉钙化斑块的显示有其独特的敏感性（图 12-5）。钙化斑块影响局部管腔的 CT 评价并导致 MDCT 诊断冠心病的特异度和阳性预测值明显下降，但冠状动脉 CT 检查的诊断价值仍高于 CT 钙化积分检查。采用二维曲面图像重组技术拉直和旋转血管并结合 CT 横断面图像进行分析也许有助于钙化不严重部位的管腔评价。广泛重度钙化的斑块可导致管腔不可评价。

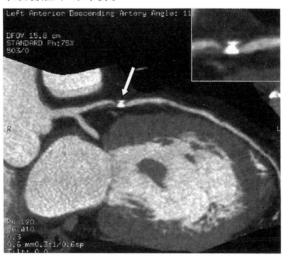

图 12-5　冠状动脉钙化斑块
MDCT 示左前降支钙化斑块（箭头）

迄今为止，MDCT 的空间分辨率尚不能满足冠状动脉斑块细微组织结构的评估，例如，对纤维帽的形态结构和厚度的评价受限，部分容积效应对于小斑块 CT 密度测量的准确性有影响。

四、冠状动脉狭窄

1. 基本知识

冠状动脉狭窄是冠状动脉粥样硬化病理改变中最常见和具有特征性的表现。冠状动脉狭窄的定量评估有助于冠心病的风险分层和治疗方案的制订。

（1）冠状动脉狭窄的形态学特征如下。①向心性狭窄，冠状动脉粥样硬化病变以血管腔中心线为中心均匀地向内缩窄，冠状动脉病理解剖和血管内超声研究显示，真正意义上的向心性狭窄很少见，所以，向心性狭窄一般是指没有明显偏心的狭窄。②偏心性狭窄，冠状动脉粥样硬化病变向血管腔中心线不均匀缩窄或在中心线一侧缩窄。

按照冠状动脉狭窄的范围分为局限性、管状和弥漫性狭窄。①局限性狭窄，狭窄长度 < 10 mm。②节段性狭窄，狭窄长度在 10 ~ 30 mm。③弥漫性狭窄，狭窄长度 > 30 mm，对冠状动脉血流动力学的影响远比相同狭窄程度的局限性狭窄明显，多见于高龄冠心病和（或）糖尿病患者。

（2）冠状动脉狭窄的程度及其临床意义。冠状动脉狭窄程度可采用狭窄直径减少的百分数或狭窄面积减少的百分数表示。目前，国际上一般习惯于以狭窄直径减少的百分数表示，即以紧邻狭窄段近端和（或）远端的"正常"血管区的直径作为 100%，将狭窄程度分为轻度狭窄（< 50%），中度狭窄（50% ~ 70%），重度狭窄（> 70%），100% 狭窄即为闭塞。

研究表明，在冠状动脉狭窄程度 > 50% 的患者，运动可以诱发心肌缺血；在冠状动脉狭窄程度 < 50% 的患者，由于冠状动脉小血管阻力降低的代偿作用，即使运动也不会发生心肌缺血。所以，一般将 ≥ 50% 的冠状动脉狭窄（面积减少 ≥ 75%）称为有临床意义的病变。尽管 < 50% 的冠状动脉狭窄在血流动力学上可无显著意义，但其狭窄部位的粥样斑块可发生破裂，而发生急性冠状动脉综合征（急性心肌梗死、非 ST 段抬高心肌梗死和 ST 段抬高心肌梗死）。当冠状动脉狭窄程度达 80% 以上时，静息时的冠状动脉血流量减少。冠状动脉闭塞是指管腔血流中断，通常由冠状动脉粥样硬化或伴急性、业急性

血栓形成所致，可以发生在冠状动脉的任何部位，绝大多数发生在冠状动脉近中段。

临床上一般习惯于将左前降支、左回旋支和右冠状动脉称为三支血管，按其受累支数分为单支、双支和三支病变。对角支和边缘支等分支血管病变归于相应的主支统计。例如，左前降支和对角支均有狭窄时，仍称为单支病变。

2. MDCT 评价

冠状动脉狭窄程度的 CT 评估一般采用目测法。对有经验的心血管放射学专业的医生而言，该方法的准确度较高。初学者应经常将自己对冠状动脉狭窄程度的 CT 评估结果与冠状动脉造影结果比较，以提高对冠状动脉狭窄程度判断的准确度。

MDCT 图像工作站上配备的冠状动脉分析软件可对血管腔进行计算机辅助的定量分析。当冠状动脉 CT 图像质量较好时，该方法对狭窄程度的评估有一定帮助，但总体而言，该方法测得的冠状动脉狭窄程度与实际情况有一定偏差，尤其在冠状动脉 CT 图像质量较差时。所以，该方法测得的冠状动脉狭窄程度仅供参考。

心脏容积再现重组图像对冠状动脉分布类型的判断较好。二维曲面重组图像可展开和拉直冠状动脉及其分支，能够直观和整体显示走行迂曲的血管，还可将拉直的血管沿着血管长轴旋转，有利于冠状动脉狭窄的诊断和定量分析。

（1）冠状动脉狭窄 CT 定量评价。评价冠状动脉狭窄时，应在多种重组方法做出的 CT 图像上对冠状动脉及其分支进行多个体位和多个角度观察和分析。目前，大多采用二维曲面重组和最大密度投影重组等图像后处理技术做出二维和三维冠状动脉 CT 图像，通过目测法对其狭窄程度作出诊断和定量评价（图 12-6、图 12-7），并结合 CT 横断面图像进行分析。

根据冠状动脉狭窄的形态，CT 影像可以区分为向心性狭窄与偏心性狭窄。在某一体位的冠状动脉 CT 重组图像上，偏心性狭窄可能会被漏诊或者低估其狭窄程度，这主要与观察的体位和角度偏少有关。临床上，冠状动脉狭窄大多为偏心性，故在某一体位上的狭窄程度可能较重，而在另一体位上的狭窄程度较轻，判断狭窄程度时应以几个体位的平均值计算。

冠状动脉狭窄范围的评价对于介入治疗方案的选择很重要。下列情况应引起注意。①若局限性狭窄发生在冠状动脉弥漫性粥样硬化病变基础上时，也许会低估其狭窄程度。②冠状动脉在分出较大分支后将自然变细，若病变刚好位于一大分支血管开口的远端时，判断狭窄程度时应同时参考狭窄远侧的血管直径。

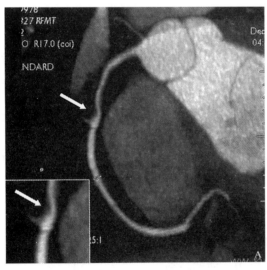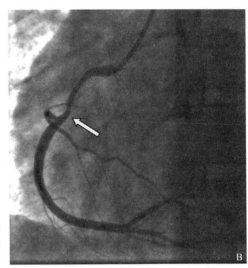

图 12-6　冠状动脉狭窄（50%）
A. MDCT；B. 插管法冠状动脉血管造影，示右冠状动脉中段狭窄（50%），狭窄后轻度扩张

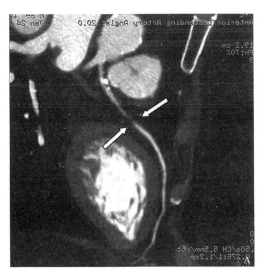
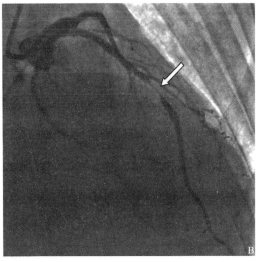

图 12-7 冠状动脉狭窄 (90%)

A. MDCT; B. 插管法冠状动脉血管造影，示左前降支狭窄（90%），CT 示狭窄处富含脂质的斑块，血管造影未能显示斑块

　　冠状动脉长段弥漫性狭窄可导致管腔判断的偏差。①若较粗大的冠状动脉发生长段弥漫性的重度狭窄时，可被误认为是不太粗大的冠状动脉发生较轻的狭窄。②若长段弥漫性狭窄中有较短的正常冠状动脉节段时，后者可被误认为是冠状动脉扩张。③若长段弥漫性狭窄中有狭窄程度较重的节段，后者的狭窄程度可被低估。

　　冠状动脉闭塞的 CT 表现为病变部位的血管未强化（图 12-8），提示该部位血管未充盈含对比剂的血液，闭塞部位远侧血管的强化程度主要取决于侧支循环情况。由于冠状动脉的侧支循环较丰富，闭塞部位远侧的血管通常明显强化，故可以测量血管闭塞的长度。

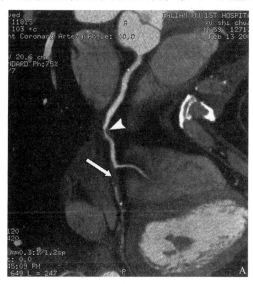
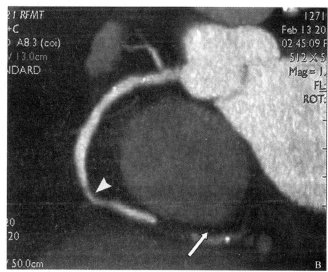

图 12-8 冠状动脉闭塞

A、B. MDCT 示右冠状动脉的左心室后支闭塞，闭塞段长约 13 mm（箭头），右冠状动脉中段狭窄（50%，箭号），右冠状动脉近段和左心室后支点样钙化

　　由于冠状动脉相对细小，而且 MDCT 的空间分辨率与侵入性冠状动脉造影相比仍有差距，MDCT 一般不易区分冠状动脉的次全闭塞（指狭窄程度为 95%～99%）与完全闭塞（狭窄程度为 100%），尤其在冠状动脉闭塞病变较短（主要指闭塞段仅为数毫米）的患者，当血管闭塞两侧的冠状动脉均有含对

比剂的血液流入时，其 CT 表现类似于重度狭窄。

冠状动脉闭塞可发生在任何管径的冠状动脉。冠状动脉主干或较粗大的血管闭塞较易发现，但分支血管尤其中小血管的闭塞则不易发现。冠状动脉分支血管开口处闭塞时，若闭塞段远侧的冠状动脉未显影，易被误认为该闭塞血管不存在。

根据冠状动脉闭塞端的 CT 表现可大致推测其病因和发病过程。①闭塞端形态呈"鼠尾"样逐渐变细的征象，多为动脉粥样硬化缓慢发展而导致管腔闭塞。②闭塞端形态呈"截断"征象，多为冠状动脉斑块破裂致使急性血栓形成而引起管腔闭塞。

冠状动脉闭塞病变是介入治疗的难题，术前 CT 检查是不可或缺的方法，越来越多的研究发现，CT 可以提供一些有价值的信息，为介入治疗的成功实施提供帮助。目前研究较多的是 CT-RECTOR 积分，该积分主要从 CT 特征结合临床角度共六个方面进行评价。①闭塞病变长度 <20 mm（0 分）还是 ≥20 mm（1 分）。②闭塞断端形态是尖锐（0 分）还是圆钝（1 分）。③闭塞段有无导致管腔 >50% 狭窄的钙化斑块（无为 0 分，有为 1 分）。④闭塞段近端和远端成角是否 ≥45°（否为 0 分，是为 1 分）。⑤是否为第二次尝试手术（否为 0 分，是为 1 分）。⑥闭塞时间是否 ≥12 个月（否为 0 分，是为 1 分）。积分由低到高代表介入手术难度由易到难，即积分为 0 为简单病变，1 为适中难度病变，2 为较难病变，3 及以上为非常困难病变，不同难度病变相对应的术后 30 min 内再通成功率分别为 95%、88%、57% 和 22%。

（2）冠状动脉狭窄 CT 定量评价的准确度。侵入性冠状动脉造影是冠状动脉狭窄诊断的"金标准"。迄今为止，MDCT 的时间分辨率和空间分辨率仍偏低，该方法对于冠状动脉狭窄的诊断准确度与侵入性造影相比仍有一定差距。

随着 MDCT 时间分辨率的逐步提高，冠状动脉 CT 检查适用的心率范围逐步扩大，高心率、窦性心律不齐、房性或室性期前收缩、心房颤动等心律失常已经不是冠状动脉 CT 检查的禁忌证。钙化的存在是冠状动脉粥样硬化的标志之一。CT 成像对钙化敏感，高密度的冠状动脉钙化影响局部血管腔的定量评估，冠状动脉钙化越重，血管腔定量评价越困难，冠状动脉广泛重度钙化甚至不能满足管腔定量评价。在对冠状动脉钙化部位的血管腔进行定量评价时，建议采用二维曲面图像重组技术拉直和旋转血管，并结合 CT 横断面图像进行分析，只要冠状动脉钙化不很严重，该方法有助于冠状动脉狭窄程度的定量评价。

有关冠状动脉狭窄 CT 诊断准确度的单中心或多中心研究的文献报道很多，研究结果差异较大，这主要是由于各医学中心在 CT 扫描参数（例如探测器排数、螺旋扫描速度、图像重建算法、层厚、球管电压和电流、对比剂注射速度、用量和注射方式等）、使用者掌握该技术的熟练程度以及医师的诊断经验等方面存在差异。综合国内外多项研究，以冠状动脉造影作为参照标准，对于直径 ≥1.5 mm 的冠状动脉节段，MDCT 显示冠状动脉狭窄（>50%）的敏感度为 83%~87%，特异度为 95%~97%，阳性预测值 71%~82%，阴性预测值 95%~98%。由此可见，MDCT 显示有临床意义的冠状动脉狭窄（>50%）的准确性较高，基本能够满足冠心病初步诊断的要求；MDCT 对冠状动脉狭窄（>50%）的阴性预测值很高，有助于避免冠状动脉正常或不需介入治疗（指无临床意义的冠状动脉狭窄）的患者做有创性的插管法造影检查，基本能够满足冠状动脉病变介入治疗筛选的需要。

五、冠状动脉瘤

1. 基本知识

冠状动脉可发生扩张。冠状动脉扩张部位的直径超过病变近侧和远侧正常或相对正常的血管直径平均值的 1.5 倍时，可诊断为冠状动脉瘤。一般认为，冠状动脉瘤的发生是由于动脉粥样硬化或其他病因破坏了血管中膜并导致血管异常扩张。插管法造影对冠状动脉瘤的检出率为 1.2%~4.9%，以男性相对多见，发生在右冠状动脉者约占半数，发生在左前降支占 30%~40%，发生在左冠状动脉主干者占 10%。

冠状动脉扩张和动脉瘤的最常见病因是动脉粥样硬化，可不伴有血管狭窄，也可与狭窄并存而呈串珠样改变。此外，某些疾病也可引起冠状动脉扩张和动脉瘤，其中常见病因为川崎病，少见病因包括结节性动脉周围炎、红斑狼疮、硬皮病、梅毒、马方综合征、大动脉炎或外伤等，偶尔有先天性冠状动脉瘤。单纯冠状动脉瘤的患者一般无临床症状和体征，通常在冠状动脉影像学检查时被偶然发现。冠状动脉瘤破裂为猝死的原因之一。

2. MDCT 评价

　　冠状动脉瘤 CT 表现为冠状动脉局限或弥漫性扩张，形态为囊状（图 12-9）、梭形或不规则形，动脉粥样硬化所致冠状动脉瘤的瘤壁可有钙化，冠状动脉瘤伴有附壁血栓形成少见。通过容积再现、最大密度投影以及二维曲面重组等图像后处理技术做出的二维或三维冠状动脉 CT 图像能够显示冠状动脉瘤的全貌，有利于瘤体大小、形态、范围及其与主要分支血管关系的显示。CT 横断面图像有助于冠状动脉瘤壁的观察。

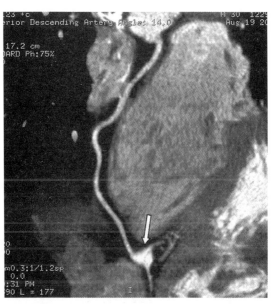

图 12-9　冠状动脉瘤

MDCT 示右冠状动脉远端局部扩张，形成动脉瘤（箭头）

　　单纯冠状动脉瘤的 CT 定性和定量评价不难。当冠状动脉瘤与狭窄并存时（图 12-10），应在二维或三维 CT 重组图像上仔细分析以便正确评价冠状动脉扩张和狭窄的程度。弥漫性或长段冠状动脉扩张或动脉瘤的 MDCT 评价应注意以下问题：①长段轻度扩张的冠状动脉易被认为是正常管径的血管。②长段扩张的冠状动脉中存在短的正常冠状动脉时，易被认为是血管狭窄。③长段扩张的冠状动脉中存在狭窄时，其狭窄程度易被高估。

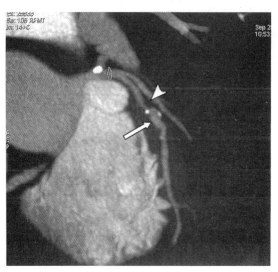

图 12-10　冠状动脉瘤与狭窄并存

MDCT 示左前降支狭窄（箭号）与扩张（动脉瘤，箭头）并存

六、冠状动脉夹层

1. 基本知识

冠状动脉夹层是指血管壁中层分离，内膜片和真、假腔是其基本病理学特征。冠状动脉典型夹层（内膜有撕裂口）在临床上不少见，可自发产生，其病因不明，可能与动脉粥样硬化有关。插管法造影或介入治疗操作不当也可导致冠状动脉夹层。冠状动脉不典型夹层（内膜无撕裂口）又称壁内血肿，在临床上罕见，其病因尚不清楚，可能与动脉粥样硬化（斑块侵蚀以及溃疡形成）有关，也可能与动脉中膜囊性坏死有关，其发病机制可能是冠状动脉管壁中层的滋养血管破裂出血，中层分离并形成血肿。

插管法造影对冠状动脉典型夹层的诊断有优良价值，但它对冠状动脉壁内血肿的诊断价值有限。目前，血管内超声和光学相干断层成像对冠状动脉壁内血肿的评价优于其他影像学方法，但该检查方法属于有创性诊断技术，费用较高，临床应用尚不普及。

2. MDCT 评价

冠状动脉典型夹层 CT 表现为血管内中等密度线条影（内膜片），真、假腔因对比剂进入而呈高密度，真腔变形或变细。CT 横断面图像可直接显示内膜片和真、假腔（图 12-11），通过容积再现、最大密度投影及二维曲面重组等图像后处理技术做出的二维或三维冠状动脉 CT 图像能为临床提供更丰富的诊断信息。

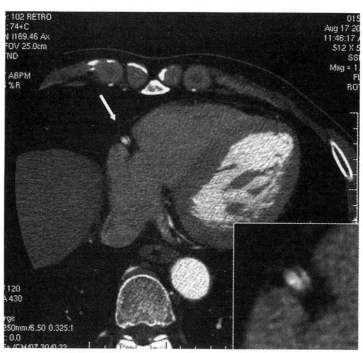

图 12-11　冠状动脉夹层

MDCT 示右冠状动脉中远段腔内内膜片，呈线状分隔（箭头，右下局部放大图）

医源性冠状动脉夹层的内膜片多起始于血管开口部或主动脉窦（图 12-12），结合插管法造影或介入治疗的病史，与原发性冠状动脉夹层一般不难鉴别。

冠状动脉壁内血肿是夹层的特殊类型，由于冠状动脉相对细小以及对比剂首次通过时未进入假腔（血肿）内，CT 难以显示内膜片。此时应与以纤维组织成分为主的冠状动脉斑块鉴别。前者的冠状动脉管壁充盈缺损影沿血管长轴延伸并呈螺旋状走行，范围较长。上述 CT 表现也许有助于两者的鉴别。

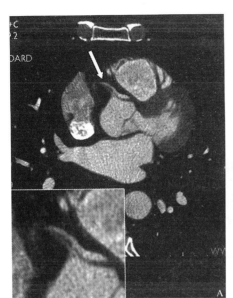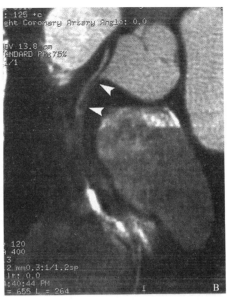

图 12-12 医源性冠状动脉夹层

MDCT 横轴位（A）与右冠状动脉 MPR（B）示夹层起始于右冠状动脉近端，病变较长（A 处箭头，B 处箭号）

七、冠状动脉变异和畸形

冠状动脉可有变异和畸形，临床上并不少见，多数患者无症状和体征，通常在冠状动脉影像学检查时被偶然发现。冠状动脉变异和畸形也常与先天性心脏病（如大动脉转位和法洛四联症等）并存。

冠状动脉变异和畸形以冠状动脉起源异常最多见，其次为冠状动脉瘘。美国克利夫兰医学中心的一组 126 595 例插管法冠状动脉造影研究结果显示，冠状动脉畸形 1 686 例（1.3%），其中多数为冠状动脉起源与分布异常（87%），少数为冠状动脉瘘（13%）。

多数冠状动脉变异和畸形对心肌供血无明显影响，多为冠状动脉在主动脉上的起源位置异常（例如冠状动脉高位开口、左前降支与左回旋支单独起源于左冠状窦，冠状动脉起源于后冠状窦等），由于冠状动脉起自主动脉，冠状动脉血压一般正常，心肌灌注未受明显影响。少数冠状动脉变异和畸形（如冠状动脉起源于肺动脉，冠状动脉起源于对侧冠状窦、单一冠状动脉等）影响心肌供血，可以导致心绞痛、心肌梗死、晕厥、心律失常、心力衰竭或猝死。

1. 冠状动脉起源异常

一组临床可疑或诊断为冠状动脉疾病的 5 000 例患者行冠状动脉 MDCT 检查，冠状动脉起源异常 39 例（占 0.78%），其中冠状动脉高位开口（均为右冠状动脉）20 例，冠状动脉起源于对侧主动脉窦或冠状动脉 16 例（包括右冠状动脉起源于左冠状窦 11 例，左回旋支起源于右冠状动脉或右窦 3 例，右冠状动脉起源于无窦 1 例，左冠状动脉主干起源于无窦 1 例），单一冠状动脉 2 例（单一左冠状动脉和单一右冠状动脉各 1 例），左前降支和左回旋支单独起源于左窦 1 例。一组 2 680 例插管法冠状动脉造影结果显示，冠状动脉起源异常占 1.12%，其中以右冠状动脉起源于左窦最常见，占 0.48%，右冠状动脉开口过高占 0.30%，左前降支与左回旋支单独开口于左窦占 0.11%，单一冠状动脉占 0.04%，左回旋支起源于右冠状动脉或右窦占 0.04%。

（1）冠状动脉起源于升主动脉，又称冠状动脉高位开口，即冠状动脉开口于主动脉的窦上嵴上方，以右冠状动脉最常见（图 12-13）。

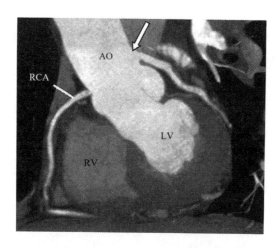

图 12-13　冠状动脉高位开口

MDCT 示右冠状动脉（箭头）起源于右窦上嵴的上方

（2）冠状动脉异位起源于对侧主动脉窦，以右冠状动脉起源于左窦常见（图 12-14）。右冠状动脉自左冠状窦发出后，在右心室圆锥部和升主动脉之间的间隙内走行，可受到两者的挤压而狭窄或闭塞，影响其供应区域的心肌灌注并引起心肌缺血。左冠状动脉可开口于右冠状动脉近端或直接开口于右窦，然后穿过右心室圆锥部与升主动脉之间后分出左前降支和左回旋支。该畸形与某些不明原因的死亡有关，可能与穿行于右心室圆锥部与升主动脉之间的左冠状动脉受压而引起急性狭窄或闭塞有关。

（3）左回旋支异位起源于右窦或右冠状动脉，左回旋支可单独开口于右窦，也可以起源于右冠状动脉或者与右冠状动脉共开口（图 12-15）。左回旋支发出后，绕过主动脉根部后方进入并沿着左侧房室沟走行。左回旋支近段也许会受到升主动脉和左心房的挤压而影响其供应区域的心肌灌注。

（4）左前降支和左回旋支单独开口于左冠窦，又称前降支与回旋支双开口。

（5）冠状动脉异位起源于无（后）冠窦，右冠状动脉起源于无冠窦，左冠状动脉主干起源于无冠窦（图 12-16）。

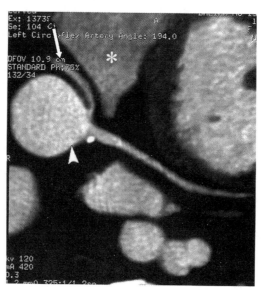

图 12-14　右冠状动脉起源于左冠状窦

MDCT 示右冠状动脉（箭头）在右心室漏斗部（星号）和升主动脉根部（箭号）之间走行，然后进入右侧房室沟

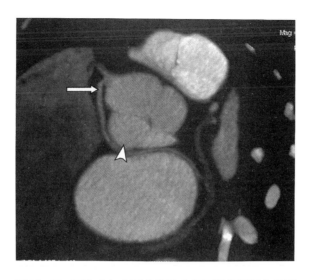

图 12-15　回旋支与右冠状动脉共开口并起源于右冠窦

MDCT 示回旋支（箭头）与右冠状动脉共开口并起源于右冠窦，回旋支绕过主
动脉根部后方进入并沿着左侧房沟走行，箭号示左冠窦

（6）单一冠状动脉。部分类型的单一冠状动脉与心肌缺血有关，可能有潜在危险。Lipton 等按单支
左、右冠状动脉及异常冠状动脉走行分类。

R I 型：只有单支右冠状动脉，右冠状动脉及其发出的后降支及左心室后支正常，其左心室后支沿
房室沟上行，分出钝缘支，再沿心脏上前壁到达前室间沟并分出前降支和终端分支。

L I 型：只有单支左冠状动脉，其前降支、左回旋支及分支正常，左回旋支在心脏后十字交叉处继
续沿右侧房室沟上行，分出锐缘支并终止于右侧房室沟上部。

R II A 型：只有单支右冠状动脉，右冠状动脉及其后降支和左心室后支正常。左冠状动脉开口于右
冠状动脉近端，绕过右心室圆锥前方，于前室间沟交叉处发出前降支，然后继续向下走行至左侧房室沟
内形成左回旋支。

L II A 型：只有单支左冠状动脉，右冠状动脉开口于左冠状动脉分叉部或前降支，绕过右心室圆锥
部前方，然后进入并沿着右侧房室沟走行。

L II a 型：单支左冠状动脉。除了异常的左冠状动脉走行于右心室圆锥部与主动脉之间外，余
同 L II A 型。

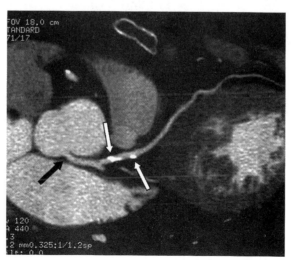

图 12-16　左冠状动脉主干起源于后冠窦

MSCT 示左冠状动脉主干起源于后冠状窦（黑箭头），左前降支斑点样钙化（箭头）

R Ⅱ B 型：单支右冠状动脉。

R Ⅱ p 型：单支右冠状动脉。左冠状动脉起自右冠状动脉近端，在主动脉根部后方走行，在左侧房室沟上方分为前降支与回旋支。

L Ⅱ p：单支左冠状动脉。右冠状动脉开口于左冠状动脉分支处或左回旋支近端，在主动脉根部后方走行，然后进入并沿着右侧房室沟走行。

R Ⅲ 型：单支右冠状动脉。前降支和左回旋支均起自右冠状动脉近端，前者经由右心室圆锥与主动脉之前进入前室间沟，后者经由主动脉根部后方进入左侧房室沟。

（7）冠状动脉起源于肺动脉，被认为是严重的冠状动脉畸形。1933 年，Edward Bland，Paul Dudley White，Joseph Garland 综合性描述了该病的临床特点，所以该病又称为 Bland - White - Garland 综合征。其中左冠状动脉起源于肺动脉占多数。出生后肺循环阻力降低，肺动脉压降至正常，同时肺动脉血液氧饱和度也降低，于是异位起源的左冠状动脉不仅灌注压力下降，而且灌注的血氧含量也显著减少，导致左冠状动脉供血区的心肌供氧不足，左心室肥厚，心内膜下心肌由于缺血缺氧，呈现广泛纤维化。出生后婴儿能否存活取决于左、右冠状动脉之间侧支循环的发育情况，仅约 25% 患者可存活至成年。成年后，由于侧支循环过度丰富，起源于主动脉的右冠状动脉运送血流，经侧支循环进入左冠状动脉和肺动脉，产生左至右分流，导致充血性心力衰竭和冠状动脉窃血综合征；乳头肌广泛纤维化致乳头肌功能不全，心内膜弹力纤维增生，腱索融合，二尖瓣关闭不全（图 12-17）。

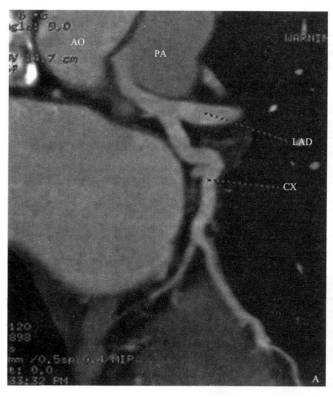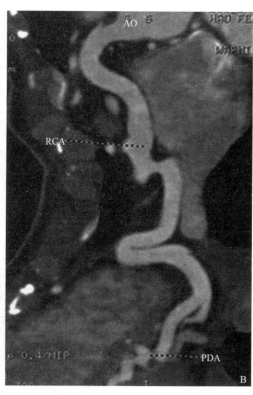

图 12-17 左冠状动脉起源于肺动脉

A. B. MDCT 示左冠状动脉异常起源于肺动脉，右冠状动脉正常起源于主动脉，左右冠状动脉迂曲扩张。Ao：主动脉；PA：肺动脉；LAD：左冠状动脉前降支；CX：左回旋支；RCA：右冠状动脉；PDA：后降支

（8）其他少见的畸形。①左回旋支缺如。②冠状动脉在相应的冠状窦内多开口。③前降支开口于右冠状窦：右冠状动脉起源和分布正常，前降支开口于右冠状窦或于右冠状动脉共开口发出，然后行走于右心室圆锥前部，进入前室间沟并同正常前降支一样行走、分支。④冠状动脉分支起源异常：少见，如窦房结动脉起源于右冠状动脉的左心室后支。

插管法造影用于冠状动脉起源异常诊断已有很多文献报道。对于异常起源于升主动脉的冠状动脉而言，若能将导管插入该血管并进行造影检查，插管法造影对其诊断具有优良价值。但冠状动脉起源异常可给冠状动脉造影的操作带来困难，少数患者，由于导管未能插入异常起源的冠状动脉而可能被误认为该冠状动脉缺如。另外，插管法造影对异常起源的冠状动脉与心脏各房室关系的显示不理想。

心脏容积再现重组 CT 图像对异常起源的冠状动脉整体观察较好，能直观显示该血管与主动脉的连接情况及其与心脏各房室结构的关系，二维曲面重组图像可多角度地展开异常起源的冠状动脉，有利于评价走行迂曲的血管，与最大密度投影重组图像相结合，对异常起源的冠状动脉管腔评价有优良价值。在评价异常起源的冠状动脉时，建议采用多种图像重组方法对该血管的起源和走行进行观察，并结合CT 横断面图像进行分析。另外，时间分辨率较高的 MDCT（如二代以上双源 CT）在心室收缩期和舒张期多能获得优良的冠状动脉图像，可用于动态观察和初步评估异常走行的冠状动脉受压情况。总之，MDCT 在冠状动脉起源异常的形态学诊断方面可以替代插管法造影。

2. 冠状动脉瘘

（1）基本知识。冠状动脉瘘是指冠状动脉与心腔（多为右心室和右心房）、冠状静脉窦、上腔静脉或肺动脉直接相通，是冠状动脉异常引起血流动力学障碍的常见类型。

冠状动脉与右心系统相连导致心脏的左向右分流。多数患者的瘘口较小，可无临床症状，部分患者因心脏杂音而在心导管检查时被偶然发现。文献报道，冠状动脉瘘起源于右冠状动脉或其分支者占50%，起源于左前降支、左回旋支或其分支者占42%，起源于多支血管者占5%，血管起源不清者占3%。最常见的分流部位由多到少依次为右心室（41%）、右心房（26%）、肺动脉（17%）、冠状静脉窦（7%）、左心房（5%）、左心室（3%）和上腔静脉（1%）。

（2）MDCT 评价。MDCT 对于冠状动脉瘘的形态学诊断有一定临床应用价值。冠状动脉瘘的畸形血管多数较粗大，MDCT 通常能较好地显示其形态学特征（图 12-18）。对于冠状动脉瘘的引流血管包括瘘口粗大者，MDCT 可以显示与之相连的心腔、冠状静脉窦、上腔静脉或肺动脉等，若引流血管或瘘口细小时，MDCT 有时难以确定其引流部位。容积再现图像重组对于冠状动脉瘘与心脏各房室以及大血管等位置关系的整体显示有一定帮助。冠状动脉瘘的血管走行越迂曲，二维曲面重组的难度越大，二维曲面重组和最大密度重组图像有时不能完整显示冠状动脉瘘的整体形态。所以，采用 MDCT 评价冠状动脉瘘时，应将二维、三维重组图像与原始横断面图像进行综合分析。

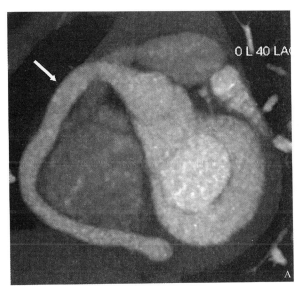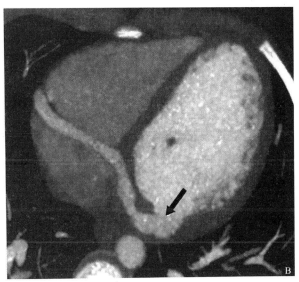

图 12-18

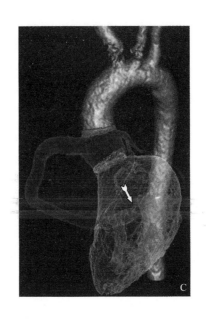

图 12-18　右冠状动脉—左心室瘘

MDCT-cMPR（A，B）及 VR（C）影像，示右冠状动脉扩张（A. 箭头），与左心室之间可见瘘口（B. 黑箭头，C. 燕尾箭头）

3. 心肌桥和壁冠状动脉

（1）基本知识。冠状动脉主干及其主要分支血管近段大多行走于心外膜下脂肪组织内或心外膜的深面。有时浅层心肌覆盖了上述某一血管段，该部分心肌称为心肌桥，多为心室心肌，被心肌覆盖的血管段称为壁冠状动脉。心肌桥多发生在左前降支（以左前降支近、中 1/3 交界处最常见），也可发生在对角支、钝缘支、左回旋支或后降支等。壁冠状动脉长度为 2 ~ 50 mm，肌桥厚度为 1 ~ 5 mm。

以往认为，心肌桥属于良性的冠状动脉变异。有研究显示，心肌桥可以导致心肌缺血，并非完全是良性的冠状动脉变异。关于心肌桥的发生率，文献报道差异较大（15% ~ 85%）。心肌桥多见于原发性肥厚型心肌病患者（60% 以上）。

在心室收缩期，心肌桥可导致壁冠状动脉管腔狭窄（狭窄程度可大于 50%），影响其供应区域的心肌灌注，而在心室舒张期，壁冠状动脉管腔可以恢复正常。文献报道，心肌桥可导致心肌缺血 [心电图改变和（或）心绞痛]、心肌梗死甚至猝死，这可能是由于壁冠状动脉在心室收缩期扭曲，血管内皮细胞损伤引起血小板聚集和随后的血栓形成。对于有上述潜在危险的患者，已有实施肌桥松解术、冠状动脉旁路移植术以及介入（支架）治疗的文献报道。

（2）MDCT 评价。冠状动脉 CT 图像表现，冠状动脉与心肌的 CT 密度差别较大，两者很容易区分。冠状动脉主干及其主要分支血管近段由心肌组织覆盖（图 12-19），即可诊断为心肌桥和壁冠状动脉。CT 横断面图像和二维切面重组图像能较好地显示心肌桥和壁冠状动脉，与二维曲面重组和最大密度重组图像综合分析，有助于评估壁冠状动脉长度和心肌桥厚度。

当使用时间分辨率较高的 MDCT（例如二代以上双源 CT）时，在心室收缩期和舒张期大多能获得优良的冠状动脉 CT 图像，可用于动态观察和定量评估壁冠状动脉在心室收缩期的狭窄程度。CT 研究显示，壁冠状动脉狭窄程度与心肌桥厚度明显相关，而与心肌桥长度无明显相关性。当使用时间分辨率偏低的 MDCT 时，由于在心室收缩期获得的冠状动脉 CT 图像质量偏低或不满足诊断要求，MDCT 对壁冠状动脉在心室收缩期的狭窄程度评估能力有限。

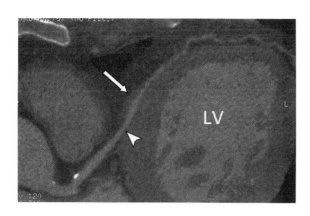

图 12-19 左前降支心肌桥
MDCT 示左前降支近中段交界处（箭号）由心肌组织（箭头）覆盖

八、冠状动脉支架植入术后的评价

1. 基本知识

冠状动脉支架植入术自 1987 年应用于临床以来，该技术日趋成熟。目前，冠状动脉支架植入术已经成为冠心病介入治疗的主要方式。80% 的冠状动脉支架植入术在经皮冠状动脉球囊成形术的基础上实施，支架再狭窄的发生率明显降低。

理想的支架应具备下列特性：柔韧性良好、X 线下可见度适当、具有抗血栓作用、生物相容性好、具备可靠的扩张度、径向支撑力强以及金属覆盖表面积适度。2001 年，药物洗脱支架研制成功并应用于临床，大量的临床应用研究已经证实其优良的疗效。金属裸支架仍在临床上使用。冠状动脉支架的分类方法有多种，例如，按支架的释放方式分为自膨胀型支架和球囊扩张型支架，目前临床上大多采用球囊扩张型支架；按支架的制作材料分为不锈钢支架、镍支架、钽支架和高分子聚合物做成的生物降解型支架等；此外，还有根据特殊用途设计的支架，例如，适合分叉病变的支架、适合分支病变的支架以及针对冠状动脉瘤或穿孔的带膜支架等。

冠状动脉支架植入术后可发生支架再狭窄。支架再狭窄一般指支架内和（或）支架端 5 mm 范围内 >50% 的管腔狭窄。支架再狭窄发生的主要机制是血管壁深度损伤导致过度愈合反应而引起内膜过度增生。有研究显示，普通支架术后 6 个月的再狭窄发生率为 20% 左右（15% ~40%）。

以抗血管内膜增殖（西罗莫司或紫杉醇涂层）和抗血栓作用（肝素涂层）为代表的药物洗脱支架逐步被应用于临床，其预防支架再狭窄的有效性和安全性得到了一系列临床试验的验证，支架再狭窄发生率较低，展现出良好的临床应用前景。

对于冠状动脉介入治疗术后可疑支架再狭窄的患者，以往基本采用插管法冠状动脉造影检查，也有采用血管内超声和光学相干断层（OCT）成像检查的报道，但它们均属于有创性检查方法。近年来，冠状动脉支架再狭窄的无创影像学诊断技术备受关注。

2. MDCT 评价

MDCT 已用于冠状动脉支架植入术后的随访，通过容积再现、最大密度投影以及二维曲面重组等图像后处理技术做出的二维或三维冠状动脉 CT 图像，能够显示冠状动脉支架的形态学特点。但冠状动脉支架 CT 影像学评价仍具有挑战性，支架金属丝的线束硬化伪影以及部分容积效应影响支架管腔的评价，导致支架局部管腔评估不准确或不可评估，尤其对细小血管支架的管腔评估受限。某些特殊类型支架可产生星芒状或条形伪影并导致支架不可评估。支架部位的冠状动脉管壁广泛重度钙化也影响支架管腔的评估。影响冠状动脉支架 CT 影像学评价的其他因素与冠状动脉雷同。

（1）冠状动脉支架再狭窄。目前临床上使用的冠状动脉支架基本为金属材料，其 CT 密度值明显高于管腔内含对比剂的血液，在心脏横断面图像、二维曲面重组图像以及垂直于冠状动脉长轴的横断图像上，通过适当调节窗宽和窗位，观察支架管腔的 CT 密度，有助于支架血管内膜增生和狭窄程度的评估。

若支架管腔内有局限性或弥漫性软组织充盈缺损影（图 12-20A），提示支架血管内膜过度增生，根据软组织充盈缺损影所占支架管腔直径的比例可初步评估其狭窄程度。若支架管腔内无对比剂充盈或者支架近端管腔充盈而远端管腔未充盈，提示支架闭塞（图 12-20B）。

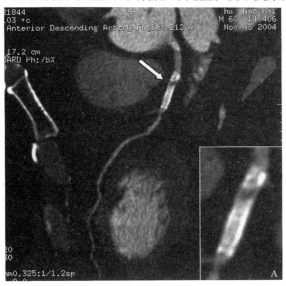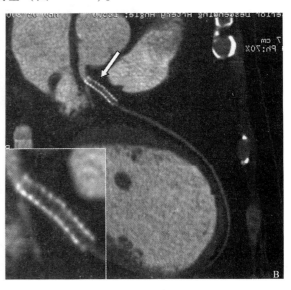

图 12-20　冠状动脉支架再狭窄

A. 冠心病介入治疗术后一年半，MDCT 示左前降支的支架内血管内膜局限性过度增生伴狭窄（箭头），未再行介入治疗；B. 2 年后的 MDCT 示左前降支的支架闭塞（箭头）

（2）冠状动脉支架端 5 mm 范围内的管腔狭窄。在冠状动脉支架植入术后患者，冠状动脉支架端 5 mm 范围内的管腔狭窄较为常见。MDCT 对其显示和定量评估具有优良价值（图 12-21）。在对其狭窄程度进行定量评估时，可参照狭窄近侧和（或）远侧正常或相对正常的冠状动脉管腔直径进行评估（参考冠状动脉狭窄相关内容）。

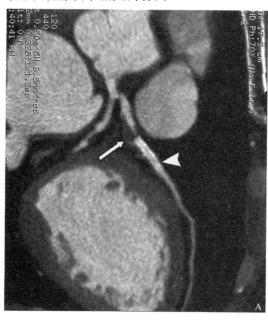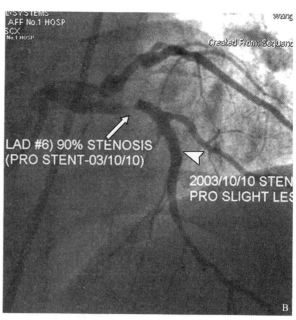

图 12-21　冠状动脉支架近端 5 mm 范围内的狭窄（90%）

冠心病介入治疗术后 2 年，MDCT（A）和插管法造影（B），示左前降支支架（箭号）近端 5 mm 范围内的狭窄 90%（箭头）

（3）冠状动脉支架再狭窄。由于支架材料的特殊性，支架再狭窄 CT 诊断的准确度偏低，尤其是直径偏小的支架，其满足影像学评价的比例更低，其临床应用受到一定限制。对于满足影像学评估的支架，MDCT 对支架再狭窄诊断的敏感度和特异度分别为 90% 和 91%，对于所有支架（包括不满足影像学评估的支架），MDCT 对支架再狭窄诊断的敏感度和特异度分别为 79% 和 81%。

九、冠状动脉旁路移植术后的评价

1. 基本知识

冠状动脉旁路移植术作为冠心病的治疗方法之一被广泛开展。血管桥主要采用自体血管材料，分为动脉桥（最常用的是乳内动脉，其次为桡动脉）和静脉桥（最常用的是大隐静脉，其次为小隐静脉）。大多数心脏外科中心将左侧乳内动脉和大隐静脉的联合使用作为冠状动脉旁路移植术的标准方式。

冠状动脉旁路移植术多采用以下术式：①升主动脉与冠状动脉以大隐静脉搭桥（静脉桥）或以桡动脉搭桥（动脉桥）；升主动脉与钝缘支、回旋支、对角支和（或）前降支搭桥，升主动脉与后降支搭桥（多采用大隐静脉）。②乳内动脉与冠状动脉搭桥（动脉桥），多为乳内动脉与前降支搭桥。

冠状动脉旁路移植术后的效果与自体血管和桥血管的状况密切相关。旁路移植术后的心肌供血改善，但自体血管的粥样硬化过程并未终止。桥血管病变的特点与时间密切相关，术后早期（数天）发生心肌缺血的原因主要与吻合技术有关，如吻合口狭窄、桥血管扭曲或选择的自体血管过细致使急性血栓形成而闭塞，发生率为 3%~5%。术后 1 年发生心肌缺血的主要原因是吻合口狭窄；术后 1~3 年发生心肌缺血的主要原因是桥血管或自体血管发生新病变；术后 3 年以后主要为静脉桥粥样硬化、静脉桥多处或弥漫性狭窄甚或闭塞。老静脉桥的病变与新静脉桥不同，前者的管壁有较多松软的粥样硬化斑块和血栓。

动脉桥的长期通畅率普遍优于静脉桥，但动脉桥的资源有限。研究表明，原位的左侧乳内动脉与前降支吻合的 10 年通畅率达 90% 以上；冠状动脉旁路移植术后 1 周，静脉桥闭塞的发生率为 7%，1~6 年以 1%~2% 的速度递增，6~10 年以 4% 的速度递增，大隐静脉桥的 10 年通畅率为 50%~60%。

临床上对于桥血管阻塞患者多采取内科保守治疗。MDCT 用于冠状动脉旁路移植术后的桥血管以及自体冠状动脉评价有逐年增多的趋势，但其是否适用以及获益仍未明确。

2. MDCT 评价

心脏容积再现重组图像对冠状动脉桥血管的整体显示较好，尤其能直观显示桥血管的走行及其连接关系。二维曲面重组图像可将桥血管展开和拉直，有助于显示走行迂曲的桥血管，还可将拉直的桥血管沿着血管长轴旋转，结合最大密度投影重组图像，有利于桥血管腔（包括吻合口）的分析。建议采用多种 CT 图像重组方法对桥血管进行评价，并结合 CT 横断面图像进行分析。冠状动脉旁路移植术后的 CT 评价内容主要包括桥血管是否开通、桥血管包括吻合口狭窄、吻合口以远的冠状动脉以及未搭桥的冠状动脉情况。

（1）桥血管是否开通的 CT 诊断。MDCT 显示桥血管全程，包括两端的吻合口，桥血管腔的密度与同层面的升主动脉基本一致，提示桥血管开通（图 12-22）。MDCT 能可靠地诊断桥血管开通，其敏感度和特异度分别为 98% 和 99%。

（2）桥血管包括吻合口狭窄的 CT 诊断。MDCT 显示桥血管开通时，根据桥血管腔的显示情况判断是否有狭窄（图 12-23）。桥血管狭窄程度的评价根据狭窄近侧和（或）远侧相对正常的桥血管直径为基准对其狭窄程度进行评价（可参照冠状动脉狭窄的 MDCT 评价方法）。桥血管未显影或者桥血管近端吻合口处显影呈残根样，桥血管其余部分未显影，提示桥血管闭塞。MDCT 诊断桥血管狭窄和闭塞的敏感度和特异度分别为 98% 和 97%。MDCT 诊断桥血管闭塞的敏感度和特异度分别为 97% 和 100%。

（3）吻合口以远的冠状动脉以及未搭桥的冠状动脉 CT 评价。与自体冠状动脉相比，心脏搏动对桥血管 CT 图像质量的影响较小。部分冠状动脉旁路移植术所使用的金属夹（乳内动脉与冠状动脉旁路移植术较多采用）以及胸骨的金属缝线可产生伪影，有时干扰桥血管和自体冠状动脉的 CT 评价。另外，冠状动脉旁路移植术后患者的自体冠状动脉多有钙化，MDCT 对自体冠状动脉狭窄诊断的敏感度和特异度偏低，分别为 86% 和 76%。

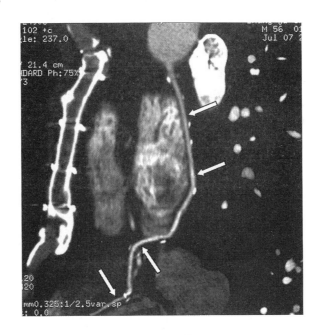

图 12-22　桥血管开通

MDCT 示升主动脉与后降支的动脉桥血管开通（箭
头），未见桥血管狭窄

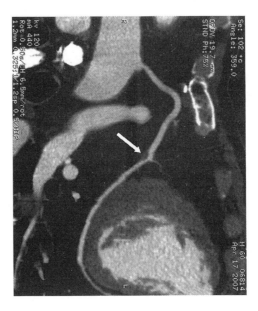

图 12-23　桥血管富含脂质的斑块伴轻度狭窄

MDCT 示升主动脉与钝缘支的桥血管开通，桥血管富含脂质的斑块伴轻度狭窄（箭头）

　　对于冠状动脉旁路移植术后患者，MDCT 可用于观察心室壁在对比剂首次通过时的灌注情况，也可在心脏横断面和心室长、短轴二维切面重组图像上对患有陈旧性心肌梗死患者的心脏各房室形态结构进行观察，以便了解心室壁变薄情况以及有无室壁瘤形成等并发症。

　　总之，MDCT 对桥血管的形态学包括桥血管是否开通、桥血管包括吻合口狭窄的评价具有优良价值。但迄今为止，该方法尚不能对桥血管血流进行动态观察和定量分析。

十、冠状动脉钙化积分

　　Baron 认为，冠状动脉粥样硬化患者根据临床表现可分为两大类。①心绞痛，伴轻微的或非永久性的心肌损害。②冠心病事件，如心肌梗死、心源性休克以及心律失常。对于第一类患者，由于有心绞痛的症状，常易诊断并可通过药物治疗，经皮冠状动脉腔内血管成形术或冠状动脉旁路移植术缓解症状。对于第二类患者由于预后较差，备受临床关注。虽然心绞痛并非少见，但其中约有 25% 的患者以灾难性的心脏病猝发作为首发表现。而且更大比例的心肌梗死患者在不知不觉中发病，且可能至出现心脏失代偿表现时才能发现。那些冠心病事件患者应该在发病前进行筛选，因为早期诊断和治疗，可改变疾病的自然病程并减少严重的并发症。对于无症状性心肌梗死患者，CT 检出冠状动脉钙化（CAC）无疑具有重要价值。

寻求一种无创方法评价冠状动脉粥样硬化的存在与否及其病变范围有重要意义。检出 CAC 在以下三个方面有重要意义。①对于年龄在 40 岁以下的人群，有危险因素者，虽无症状，也应早期发现其CAC，以便尽早发现冠状动脉病变，及时进行饮食、药物及介入治疗或手术治疗。②由于药物治疗，危险因素的控制可抑制斑块的进展或促使其消退，因而可通过 CAC 定量，评价 CAC 的进展或可能发生的消退，监测冠状动脉粥样硬化的变化。③通过 CT 检查证实无 CAC 以助临床排除冠心病。特别是对于老年人，因为无 CAC 的人群中仅 5% ~6% 的患者罹患冠心病。

1. CAC 的积分方法

CAC 积分方法由 Agaston 于 1990 年报告，之后一直为学术界沿用，目前多排螺旋 CT 机多配置有标准化的 CAC 积分计算软件。该软件将病灶密度≥130 HU，面积≥1 mm^2 者确认为钙化灶，钙化灶密度及面积标准尚可由分析者自行设定。钙化积分由 CT 值记分系数与钙化面积之乘积得出。CT 值记分系数规定如下：1 =130 ~199 HU，2 =200 ~299 HU，3 =300 ~399 HU，4≥400 HU。操作者逐层圈出符合上述条件的病灶，由计算机自动得出钙化面积。各支钙化灶积分之和得出该支血管的钙化积分，诸支血管钙化积分之和则为该患者 CAC 总积分。一般将冠状动脉分为左主干、前降支、回旋支及右冠状动脉4 个部分进行积分计算，对角支的钙化归入前降支；钝缘支钙化归入左回旋支。

2. CAC 的临床评价

（1）发现 CAC 即表明有冠状动脉粥样硬化存在（但并不一定等于有冠状动脉 50% 狭窄的冠心病存在）。

（2）如果未发现 CAC 存在，仅 5% 病例有冠心病的可能性，尤其是对 50 岁年龄组以上的患者。对于青年组（50 岁以下年龄组）少数病例，特别是有冠心病危险因素，已有临床症状或异常心电图者，可以存在无钙化性的斑块导致的冠状动脉狭窄。

（3）CAC 积分与冠状动脉病变程度、范围呈正相关。

（4）CAC 积分诊断冠心病的敏感性、特异性与年龄组有关，50 岁以下组敏感性低，特异性高。50岁以上组敏感性高，特异性低。

（5）CAC 积分与冠心病事件密切相关，尤其是 CAC 积分明显高于所在年龄组 CAC 积分切点以上者。

（6）CAC 的检出对具体病例应具体分析，包括患者临床症状、心电图、冠心病危险因素、年龄及性别等。

十一、冠心病与心肌梗死

冠状动脉粥样硬化造成管腔狭窄—梗阻，致使冠状动脉供血不足或发生心肌梗死称为冠心病。

1. 心肌梗死

冠状动脉粥样硬化狭窄达 50% 以上时，冠状动脉的血液供应和心肌耗氧之间失去平衡，产生供血不足，临床出现心绞痛等症状。轻度心肌缺血，心肌细胞出现变性、肿胀，但随着侧支循环的代偿，此时是可逆的。但缺血进一步加重，则心肌细胞可出现缺血性坏死。坏死由心内膜下内侧肌层的心肌细胞开始，逐渐向中层及外膜侧扩展。如坏死仅限于心内膜下，称为心内膜下心肌梗死（或非透壁性心肌梗死），如超过心壁的 1/2 以上，则称为透壁性心肌梗死。

由于冠状动脉血供分布有一定规律性、节段性，因此，心肌梗死发生部位与冠状动脉梗阻的血管基本一致。前降支供血给左心室前壁、前侧壁、室间隔上 2/3；左回旋支供给左心室侧后壁，左优势型者尚供给左心室后壁及室间隔下 1/3；右冠状动脉供血给右心室，右优势型尚供给左心室后壁及室间隔下 1/3。

心电图门控增强 CT 能显示心肌梗死。实验证明，在结扎冠状动脉 3 h 后，梗死区 CT 值降低，而正常心肌则呈普遍轻度强化，两者彼此分界清楚。缺血心肌收缩期增厚率降低。陈旧性心肌梗死心室壁形成纤维瘢痕，增强扫描无强化，呈较低密度。

心肌梗死 CT 诊断主要征象为：①局部心肌变薄。②节段心肌收缩增厚率减低。③室壁运动功能异常（包括运动减弱、消失、矛盾运动或不协调）。④整体及节段射血分数减低。目前，MDCT 可很好地评价心肌梗死（图 12-24）。

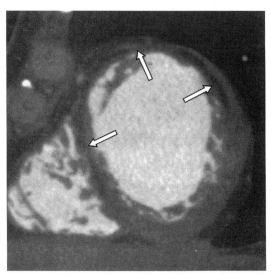

图 12-24　心肌梗死左心室 MDCT

左心室前壁、室间隔和心尖部陈旧性心肌梗死 1 年。MDCT 示受累内膜下心肌密
度降低，心肌明显变薄（箭头），左心室腔扩大

2. 室壁瘤与附壁血栓

心肌梗死合并室壁瘤时，CT 扫描多时相成像可清楚显示局限性室壁变薄、向心腔外膨凸，室壁呈矛盾运动，正常心肌的收缩期增厚率代偿性增高。合并附壁血栓时，血栓呈心室腔内较低密度的充盈缺损，容易与室壁区分（图 12-25）。

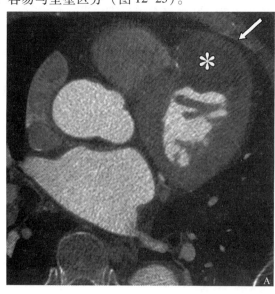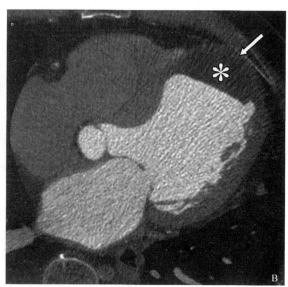

图 12-25　左心室室壁瘤

A. 心收缩期；B. 心舒张期。示左心室前壁室壁瘤，心收缩期心尖部膨凸，舒张期膨凸消失（反相运动）
相应心腔内壁团块状中低密度区（箭头）为附壁血栓，CT 值为 40～55 HU（星号）

第二节 心脏瓣膜病

心脏瓣膜病是一种常见的心脏疾病，其病因可为先天性，但以获得性疾病所致者更为常见。在先天性疾病中，以主动脉瓣二瓣化、三尖瓣下移畸形和肺动脉瓣狭窄较多见；获得性病变既往以风湿性最常见，目前逐步为老年退行性病变，包括黏液瘤样变性和瓣膜脱垂等更为常见。病变可累及心脏的一个瓣膜或数个瓣膜同时受累。瓣膜病时，由于瓣膜的变性、增厚、钙化、变形、赘生物形成、穿孔和先天畸形等病变或由于腱索、乳头肌异常而引起受累瓣膜的狭窄、关闭不全或两者兼有，从而导致相应的心脏结构改变，晚期临床上可出现充血性心力衰竭、心律失常、心肌缺血和栓塞等表现。

依据病史及体格检查，可以作出心脏瓣膜病的初步诊断，超声心动图检查有助于提供瓣膜解剖及功能方面的详细资料，对于某些病例可避免不必要的有创的心导管检查。

相比之下，CT 对于瓣膜病诊断没有突出优点。平扫则有助于瓣膜钙化的诊断，增强容积扫描可提供瓣膜的形态、有无瓣叶增厚等信息，容积扫描还可显示心脏的大小及主动脉的直径，多时相重建可观察瓣膜的运动状况、心脏房室大小、室壁厚度及运动状况，评估心脏瓣膜病的继发心功能改变。

一、二尖瓣病变

CT 心电门控多时相增强扫描，可见正常的二尖瓣瓣叶为菲薄、光滑、可活动的结构，通过腱索连接在乳头肌上。可见瓣叶在心室舒张期开放，在收缩期关闭。左心房收缩所致的舒张晚期，瓣叶再开放也可辨认。二尖瓣狭窄常有瓣叶增厚，因而更易显示（图 12-26）。

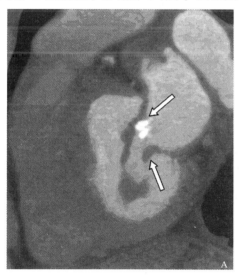 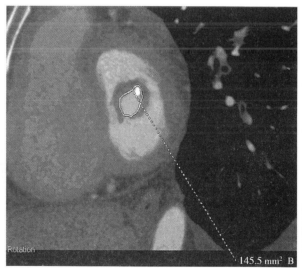

图 12-26 二尖瓣狭窄

A. MPR 示二尖瓣增厚、钙化（箭头）；B. 左心室短轴位平行于二尖瓣口描计瓣口面积约 1.46 cm²

二尖瓣反流患者，CT 可见腱索拉长、瓣叶脱垂、心室收缩期瓣叶对合不完全等形态变化。二尖瓣脱垂易于显示，在收缩期可见二尖瓣叶通过二尖瓣环突入左心房侧。理论上心室排血量（VO）应等于心排血量（CO），当有二尖瓣反流时，收缩期时部分血流经二尖瓣口逆向反流入左心房，进入主动脉的前向血流减少，因此，CO 低于 VO，所以 VO 应为 CO 与二尖瓣反流量（MRG）之和。VO =（EDV - ESV）× HR，其中 HR 为心率。

二、主动脉瓣病变

主动脉瓣的显示在短轴切面上最为清楚，其显示为菲薄的三叶结构，可见其随心动周期启闭，主动脉瓣病变因常有瓣叶增厚而更易显示。CT 可显示瓣叶的增厚、钙化、赘生物（图 12-27）。多时相 CT

可见主动脉瓣的活动受限，对于究竟属二叶还是三叶瓣作出鉴别，从而对主动脉瓣狭窄的病因学诊断提供帮助。CT 还可显示心脏左心室的大小、室壁有无增厚、运动状况及心功能、主动脉瓣环的扩大、瓣膜变形及轻度增厚、瓣尖的拉长及瓣口的偏心性改变。主动脉窦瘤较少见但易被识别。容积扫描尚可见升主动脉的普遍扩张。

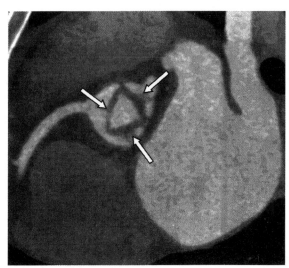

图 12-27　主动脉瓣狭窄
CT 可见主动脉瓣为三叶，瓣叶明显增厚（箭头）

主动脉瓣病变常与主动脉病变有关。CT 对于大血管病变的诊断已日臻完善，已取代常规血管造影。其对于马方综合征、升主动脉瘤、主动脉缩窄、主动脉瓣上狭窄及主动脉夹层的诊断有重要临床价值，因此主动脉瓣关闭不全与上述病变并存时，CT 检查无疑有着独特的临床意义。

三、三尖瓣病变

三尖瓣病变中三尖瓣狭窄不常见，病因多为风湿性心脏病联合瓣膜病变或先天性心脏病。CT 观察三尖瓣较为困难，可见瓣叶增厚及三尖瓣下移的征象。三尖瓣关闭不全则相对常见，多因右心室增大继发三尖瓣环扩大所致。CT 可见右心房室增大，因容量负荷增加引起的室间隔运动异常也可显示。

三尖瓣脱垂时，心室收缩期可见瓣叶越过三尖瓣环突向右心房侧。三尖瓣下移畸形，于右心室内可见下移的瓣叶及发育不全的瓣叶。

CT 的优点在于其避免了右心房室的影像重叠，因而可对右心室容积及射血分数做精确的定量。由于 CT 显示范围较大，利于发现并存的其他心肺疾病，特别是怀疑有冠心病并存时，MDCT 有较大的诊断价值。

四、瓣膜置换术后 CT 检查

瓣膜置换术后的检查目的如下。

（1）观察人工瓣膜置入后瓣环位置及瓣叶活动。

（2）瓣周漏。增强扫描可显示瓣周漏的具体部位，见主动脉瓣周围对比剂外溢，可见小囊状对比剂充盈、窦部不规则、变形、增粗，左心室增大。心脏电影检查：主动脉人工瓣启闭尚可，对比剂从瓣周漏出到瓣膜周围，血流动力学相当于主动脉瓣关闭不全，CT 电影模式可计算主动脉瓣反流量及评价心功能，可见左心室增大（图 12-28）。

（3）血栓及赘生物。于心腔内或瓣膜上可见不规则充盈缺损，电影模式可显示其活动程度（图 12-29）。

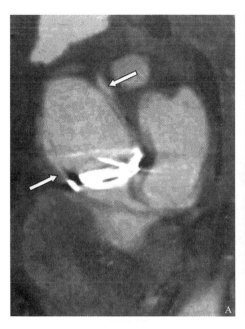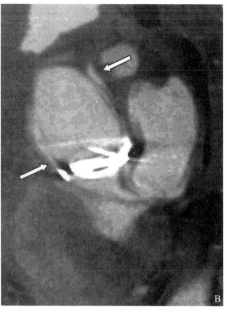

图 12-28　主动脉瓣置换术后瓣周漏

A. 主动脉瓣周围对比剂外溢，可见小囊状对比剂充盈（箭头）；B. 主动脉窦部不规则，变形（箭头），左心室扩大

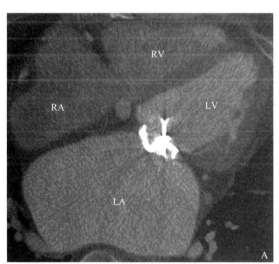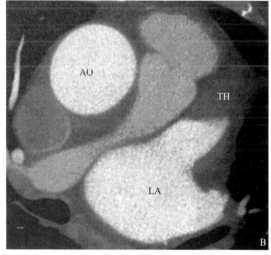

图 12-29　二尖瓣置换术后左心房血栓

A. 横轴位示二尖瓣机械瓣，位置正常，未见瓣周漏；B. MPR 示左心房耳部充盈缺损，血栓形成（TH）

五、经导管主动脉瓣置换术的 CT 评价

经导管主动脉瓣置换术（transcatheter aortic valve replacement，TAVR）是近几年兴起并快速发展的一项微创瓣膜置换新技术，主要用于有症状的老年性瓣膜退行性变所致的重度主动脉瓣狭窄而不适合行外科手术治疗的老年患者，患者的选择要经过严格的筛查。目前，TAVP 手术主要有经股动脉、经心尖和经腋动脉等多种方法。

CT 在 TAVR 术前检查中发挥重要作用，其重点观察内容如下。①判断主动脉瓣数量（二叶瓣或三叶瓣）和钙化程度。②主动脉根部解剖和精确测量。需精确测量主动脉瓣环、主动脉窦、窦管交界处直径和冠状动脉开口高度等。③主动脉整体粥样硬化程度的评价。经股动脉 TAVR 术需要对髂动脉及股动脉的钙化程度、迂曲程度及狭窄程度作出判断，以明确导管入路是否可行，对于髂动脉或股动脉大量钙化或节段性狭窄、迂曲，管径 <6 mm 的患者，鞘管不能正常输送，且容易造成动脉夹层、动脉破裂

等严重并发症，则不宜行经股动脉 TAVR 术，这些患者可以考虑经心尖途径。④冠状动脉狭窄程度评价（图 12-30）。由于行 TAVR 术者多为老年患者，术前应行冠状动脉 CTA 检查，如果患者有明确冠心病，可根据临床情况，考虑行杂交手术，即冠状动脉搭桥的同时行 TAVR 术。

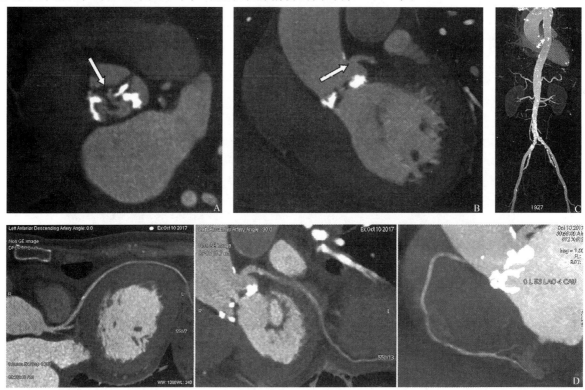

图 12-30　TAVR 术前 CT 评估

A. 示主动脉瓣增厚、钙化（箭头）；B. 示左冠状动脉开口位置（箭头）；C. MIP 示主动脉全程及分支血管，显示主动脉钙化情况，髂动脉钙化及狭窄情况；D. 示前降支（左图）、回旋支（中图）、右冠状动脉（右图）病变

　　CT 在术后的随访中也发挥着重要的作用。评价支架膨胀形态，观察支架的贴壁情况，如果贴壁不良则提示有反流或支架移位，同时观察支架的损害情况，瓣叶的增厚、钙化及粘连情况，有无支架内漏，主动脉窦内有无血栓，有无支架的移位以及支架有无回缩等为一例 TAVR 术后的患者 CT 检查，通过后处理重建可清晰显示支架的形态和位置（图 12-31）。

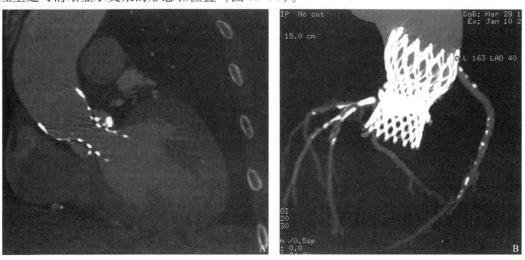

图 12-31　TAVR 术后

A. 冠状位示主动脉瓣区支架；B. MIP 示主动脉瓣区支架

第十三章

消化系统疾病的 CT 诊断

第一节　胃癌

　　胃癌是最常见的恶性肿瘤之一，好发年龄在 40～60 岁，男性多于女性，好发于胃窦部小弯侧，是由胃黏膜上皮和腺上皮发生的恶性肿瘤。早期胃癌是指癌组织浸润仅限于黏膜及黏膜下层，未侵及肌层，不论有无淋巴结转移；中晚期胃癌（进展期胃癌）指癌组织浸润超过黏膜下层或浸润胃壁全层。

一、CT 表现

1. 正常胃壁

厚度 <5 mm，注射对比剂后有明显强化，可表现为单层、部分两层或三层结构。

2. 蕈伞型胃癌

表现为突向腔内的分叶状或菜花状软组织肿块，表面不光整，常有溃疡形成（图 13-1A）。

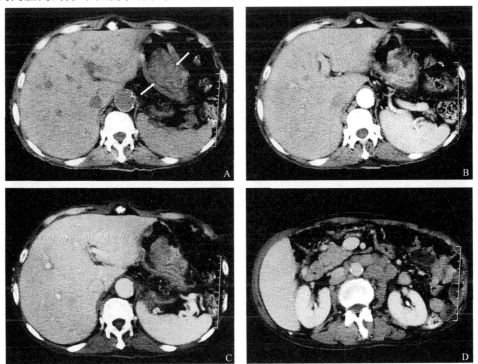

图 13-1　蕈伞型胃癌

A. CT 平扫见胃底有一隆起的腔内肿块，表面不光整，局部黏膜有中断破坏（箭头）；
B、C. 增强动脉期和门脉期见腔内肿块有强化；D. 后腹膜腹主动脉及下腔静脉旁见多个淋巴结肿大

3. 浸润型胃癌

表现为胃壁不规则增厚，增厚的胃壁内缘多凹凸不平，范围可以是局限或广泛的。胃周围脂肪线消失提示癌肿已突破胃壁，并对肝、腹膜后等部位转移很有帮助（图13-2、图13-3）。

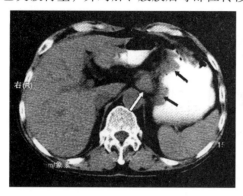

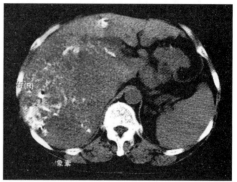

图13-2 浸润型胃癌
CT平扫见小弯侧胃壁不规则增厚，内缘凹凸不平（黑箭头），胃周淋巴结肿大（箭头）和肝内转移。

图13-3 胃癌肝转移
胃内蕈伞状软组织肿块，肝脏多发转移灶，肝动脉化疗栓塞术后见碘油不规则积聚。

4. 溃疡型胃癌

形成大而浅的腔内溃疡，边缘不规则，底部多不光整，其周边的胃壁增厚较明显，并向胃腔内突出。利用三维重组可很好地显示肿块中央的溃疡以及溃疡与环堤的关系。

5. 胃腔狭窄

表现为胃壁增厚的基础上的胃腔狭窄、胃壁僵直（图13-4）。

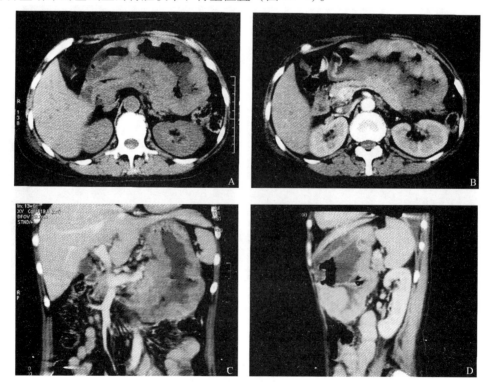

图13-4 浸润型胃癌
A. CT平扫见胃壁弥漫性增厚、僵直，与胰腺间的脂肪间隙消失；B. 增强扫描弥漫增厚的胃壁有强化；C、D. 冠状面及矢状面MIP像示胃壁弥漫性增厚，胃腔变小，状如皮革

6. 增强扫描

增厚的胃壁或腔内肿块有不同程度的强化（图 13-1B ~ 图 13-4B）。

二、胃癌分期

Ⅰ 期：表现为胃腔内肿块，无胃壁增厚，无邻近或远处转移。

Ⅱ 期：表现为胃壁厚度超过 10 mm，但癌未超出胃壁。

Ⅲ 期：表现为胃壁增厚，并侵犯邻近器官，但无远处转移。

Ⅳ 期：有远处转移。

三、鉴别诊断

1. 胃淋巴瘤

单发或多发结节或肿块，边缘光滑或轻度分叶，病变大，病变范围广泛，可越过贲门或幽门，侵犯食管下端或十二指肠。胃壁增厚明显，常超过 10 mm，但仍保持一定的扩张度和柔软性，胃与邻近的器官之间存在脂肪间隙，常伴有腹腔内淋巴结肿大。

2. 胃间质瘤

是发生于胃黏膜下的肿瘤，病变部位黏膜撑开展平，但无连续性中断，胃壁柔软，蠕动正常，肿瘤大多位于胃体，呈外生型生长，腔内型少见，呈息肉状，黏膜表面可有溃疡，可见气体、液体或口服对比剂进入。

第二节　直肠癌

直肠癌是乙状结肠直肠交界处至齿状线之间的癌，是消化道常见的恶性肿瘤，男性多见，好发年龄为 40 ~ 50 岁。

一、CT 表现

1. 早期表现

仅一侧直肠壁增厚，随着病变发展可侵犯肠管全周，肿瘤向外周扩展形成肿块，侵犯直肠周围间隙（图 13-5）。

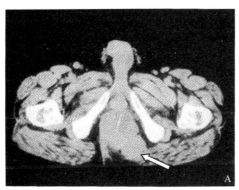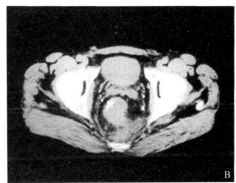

图 13-5　直肠癌（B 期）

A. CT 平扫可见直肠壁增厚，并向外周扩展形成肿块，侵犯直肠周围间隙，左侧坐骨肛门窝内见一圆形软组织影，侵犯左侧臀大肌（箭头）；B. 增强扫描肿块未见明显强化

2. 直肠周围淋巴结肿大

表现为直肠周围脂肪间隙内出现直径 >1 cm 的结节状软组织影。

二、直肠癌 Dukes 分期

A 期：癌肿浸润深度限于直肠壁内，未超出浆肌层，且无淋巴结转移。

B 期：癌肿超出浆肌层，侵入浆膜外或直肠周围组织，但无淋巴结转移。

C 期：癌肿侵犯肠壁全层，伴有淋巴结转移。

D 期：癌肿伴有远处器官转移，或因局部广泛浸润或淋巴结广泛转移。

第三节　原发性肝细胞癌

一、概述

肝肿瘤以恶性多见，约占 90%，其中肝细胞癌占原发性恶性肿瘤的 75%～85%。原发性肝肿瘤可发生于肝细胞、胆管上皮细胞以及血管、其他间质、中胚层组织等。

原发性肝癌的细胞学类型有肝细胞癌、胆管细胞癌与混合型。近些年报道的纤维板层样肝细胞癌为肝细胞癌的一种特殊类型。

肝细胞癌的病因主要有两方面。①乙型肝炎病毒（HBV）：国内病例中，90% 以上感染过 HBV，即 HBsAg 阳性。②黄曲霉素（AFT）：长期低剂量或短期大剂量摄入可诱发。此外，与饮水污染、丙型肝炎、戊型肝炎、饮酒和吸烟等也有一定关系。

1. 肝细胞癌的分级

可分为 4 级：Ⅰ级为高度分化；Ⅱ～Ⅲ级为中度分化；Ⅳ级为低度分化。中度分化最多，其甲胎蛋白（AFP）多为阳性，而高度与低度分化者 AFP 阴性者为多。

2. 大体病理

肝细胞癌（HCC）的大体病理分型较为繁杂。

（1）Eggel 于 1901 年提出的经典分类曾被广泛应用至今。此分类将 HCC 分为 3 型。①结节型：直径 <5 cm 的属结节，单个或多个分布。②巨块型：直径≥5 cm，常为单个巨块，也有密集结节融合而成的巨块，以及 2 个以上的巨块。③弥漫型：少见，该型结节很小，直径为 5～10 mm，弥漫分布且较均匀，全部并发肝硬化，易与肝硬化结节混淆。上述分类属中、晚期肝癌的类型。

（2）20 世纪 70 年代以后国内将 HCC 分为 4 型。①块状型：单块状、融合块状或多块状。②结节型：单结节、融合结节、多结节。③弥漫型。④小癌型。小癌型（即小肝癌）的提出标志着肝癌诊断水平的提高。

（3）20 世纪 80 年代以来日本学者将 HCC 分为 5 型。①膨胀型：肿瘤分界清楚，有纤维包膜（假包膜），常伴肝硬化；其亚型有单结节型和多结节型。②浸润型：肿瘤边界不清，多不伴肝硬化。③混合型（浸润、膨胀）：分单结节和多结节两个亚型。④弥漫型。⑤特殊型：如带蒂外生型、肝内门静脉癌栓形成而见不到实质癌块、硬化型肝细胞癌等。日本和中国以膨胀型为多，北美以浸润型为多，而南非地区多不伴肝硬化。国内 80%～90% 的病例伴肝硬化，并出现相应影像学表现。

（4）小肝癌的病理诊断标准。目前国际上尚无统一标准，中国肝癌病理协作组的标准是：单个癌结节最大直径≤3 cm；多个癌结节，数目不超过 2 个，其最大直径总和应≤3 cm。

3. 转移途径

（1）血行转移。最常见。HCC 易侵犯血窦，在门静脉和肝静脉内形成癌栓，并向肝内、外转移。肺为肝外转移的主要部位，其他有肾上腺、骨、肾、脾和脑等。

（2）淋巴转移。以肝门淋巴结最常见，其次为胰头周围、腹膜后（主动脉旁）和脾门等区域。

（3）种植性转移。最少见。此外，除晚期少数患者产生癌性腹膜炎外，极少发生腹膜转移。

4. HCC 的单中心与多中心起源

多结节型 HCC 或巨块结节型 HCC，究竟是 HCC 肝内播散的结果（即单中心起源）还是多中心起源，尚有争论。Esumi（1986 年）通过 HBV-DNA 整合这一分子生物学方法证实两种可能性同时存在。

二、临床表现

国内根据其临床表现分为 3 期：Ⅰ 期（亚临床期，无临床症状和体征）、Ⅱ 期（中期）和 Ⅲ 期（晚期）。一旦出现症状，肿瘤多较大，已属中晚期。

1. 症状

以肝区痛、腹胀、上腹部肿块、食欲缺乏、消瘦、乏力等最为常见，其次可有发热、腹泻、黄疸、腹水和出血等表现，低血糖与红细胞增多症为少见表现。

2. 并发症

①肝癌结节破裂出血。②消化道出血：由肝硬化门脉高压和凝血功能障碍所致。③肝性脑病。

3. 实验室检查

①AFP 定量：放射免疫分析法测定 >500 μg/L，持续 1 个月。②AFP 200～500 μg/L，持续 2 个月，并排除其他 AFP 升高的因素，如活动性肝病、妊娠和胚胎性肿瘤等。小肝癌病例，AFP 常轻度或中度升高，如持续时间长（低浓度持续阳性）也应警惕；但有 10%～30% 的肝癌 AFP 为阴性。其他如 γ-GT 和各种血清酶测定也有一定意义。

三、CT 表现

1. 平扫表现

平扫很少能显示出 <1 cm 的病灶。肿瘤一般呈低密度改变，少数与周围肝组织呈等密度（分化好的），如无边缘轮廓的局限突出，则很难发现病变，极少数呈高密度（图13-16A）。并发脂肪肝时，与肝实质呈等密度及高密度者为肝细胞癌的特征性所见。肿瘤内产生钙化者约占 5% 以下，还偶见出血及脂肪成分。并发肝硬化者可出现相应表现。

（1）结节型：①为单结节或多结节，多呈类圆形。②界限清楚，部分可见完整或不完整的更低密度环状带即假包膜。③肿瘤内常形成间壁而密度不均，另因肿瘤缺血、坏死其内可见更低密度区。④有时肿瘤所在的肝段呈低密度，是由于肿瘤浸润并压迫门静脉，血流减少，而致瘤周肝实质营养障碍。

（2）巨块型：①单个或多个，占据一叶或一叶的大部分（图 13-6）。②常因向周围浸润而边缘不规则。③肿瘤内多有缺血、坏死而有不规则更低密度区。④周围常有子灶（<5 cm 为结节），有学者称为巨块结节型。

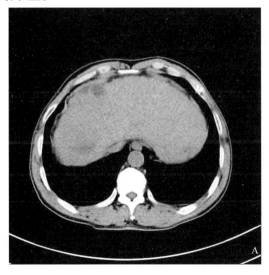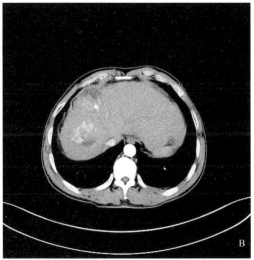

图 13-6

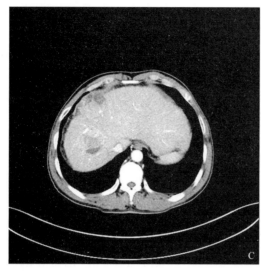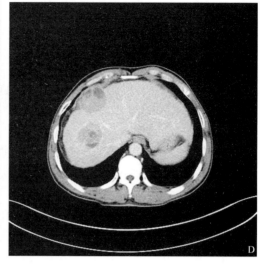

图 13-6 肝癌 (巨块型)

A~D 为同一患者。A. 平扫可见于左右叶有团块状等、低、高混杂密度灶，界限欠清晰；B. 动脉期病灶部分有强化，病灶界限清晰；C. 门静脉期病灶呈低密度，界限清晰，其内有更低密度的坏死区；D. 平衡期病灶呈低密度

（3）弥漫型：平扫难以显示弥漫的小结节，可见肝脏呈弥漫性增大、肝硬化以及门静脉内瘤栓形成（图 13-7）。

2. 增强扫描

肝癌主要由肝动脉供血，但几乎都存在着不同程度和不同情形的门静脉供血。早期肿瘤血供多来自门静脉，随着肿瘤发展，动脉供血逐渐成为主要血供，而门静脉供血逐渐走向瘤周。CT 增强表现如下。

（1）动脉期。肿瘤显著强化（图 13-7B）。小肝癌常为均一强化；大肝癌由于内部形成间壁，有不同的血管结构、缺血坏死等而呈不均匀强化。但有时小肝癌动脉期不强化（国内有人统计占 13.2%），主要与其坏死有关，透明细胞癌可能是另一原因。

（2）门静脉期。肿瘤呈低密度改变（图 13-7C）。此时，病变范围比平扫时略缩小，边界较为清晰。是因为肝癌 90%~99% 由肝动脉供血，而周围肝实质约 80% 由门静脉供血，两者增强效应时相不同。

（3）平衡期。肿瘤仍呈低密度（图 13-7D）。如与血管瘤鉴别可延迟至 7~15 min 扫描（即所谓延迟扫描），仍呈低密度。

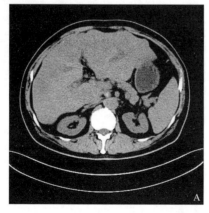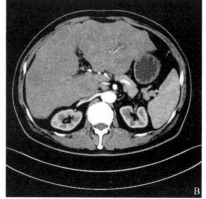

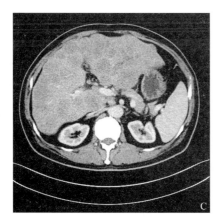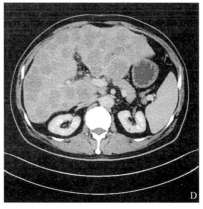

图 13-7　肝癌（弥漫型）

分别为平扫和三期增强扫描，肝内弥漫性分布有许多低密度小结节

3. CT 增强的时间—密度曲线

肝癌 CT 增强的时间密度曲线可分为 5 型：①速升速降型。②速升缓降型。③无明显变化型。④速降缓升型。⑤初期速降而后稳定极缓上升型。但速升速降型是其特征性强化表现。

因肝癌主要由肝动脉供血，在动脉期 CT 值迅速上升达到峰值并超过肝实质。因平扫病灶密度多低于肝脏，故在其密度升高的极早期有一次与肝实质密度相近的第一次等密度交叉，但因极短暂，故一般不会显示。病灶峰值停留的时间很短，然后迅速下降，随着肝实质的 CT 值上升，两者的密度接近出现第二次等密度交叉。此后病灶密度缓慢下降而正常肝实质密度继续上升，病灶又成为低密度。但正常肝实质的增强上升速度较肝癌缓慢，达到的峰值低，峰值停留时间长，下降速度不及肝癌。

总之，凡血供丰富的 HCC，与正常肝实质对照均出现从高密度、等密度到低密度的三步曲，整个过程短暂，时间密度曲线呈速升速降型，这是肝癌的特征性表现。可能由于乏血、门静脉参与血供较著等，因而出现其他 4 种强化曲线。

4. 肝细胞癌的包膜及其边缘强化方式

（1）纤维包膜的形成。是由于肿瘤呈膨胀性生长，对邻近的非癌变肝组织产生压迫，引起纤维结缔组织增生；同时由于肿瘤细胞及其间质细胞产生促进血管生长的细胞因子，使纤维结缔组织内形成数量不等的血管。此外，癌灶压迫周围正常肝组织，进一步有利于包膜的形成。

（2）HCC 的边缘强化方式。①动脉期未显示明确包膜，门脉期和平衡期显示明确包膜呈高密度影，提示肿瘤呈膨胀性生长，且包膜血管较少；或确无包膜，但癌周受压肝组织仍由门静脉供血而呈线环状强化。②动脉期包膜呈低密度，门静脉期和平衡期显示明确的包膜（略低或高密度）或包膜不清，提示肿瘤呈膨胀性生长，包膜内血管少。③三期扫描均见明确包膜，且呈环状或不完整环状的高密度强化，提示包膜血管丰富。④动脉、门脉期未见包膜显示，平衡期显示包膜呈高密度，包膜内血管少。⑤三期扫描均未显示明确包膜，表现为癌灶与非癌变肝组织分界不清，提示肿瘤呈侵袭性生长，且生长迅速，无纤维结缔组织包膜。

国内有学者认为，HCC 分化低者以不完整环状强化为主，分化高者以完整环状强化为主。

5. 动脉—门静脉分流及与肝硬化、血管瘤动脉—门静脉分流的机制的区别

国内有学者将动脉—门静脉分流（APVS）的动脉期表现分为 3 型。①Ⅰ型：门静脉三级（亚段）及以上分支提早显影。②Ⅱ型：肿瘤或病变周围肝实质提早强化。③Ⅲ型：肝脏边缘结节形、楔形提早强化，且邻近无占位性病变。此外，还有文献报道少见的弥漫型，表现为全肝早期强化、门静脉早显。

（1）肝癌。肝癌病灶内出现动静脉分流征象为肝癌的特征之一。其 APVS 的发生机制有以下 3 种。①跨血管的 APVS：即肿瘤组织对门静脉分支的直接侵犯破坏，使肿瘤处的肝动脉血通过破坏的门静脉壁直接灌入门静脉分支，形成肿瘤性 APVS。CT 表现为Ⅰ和Ⅱ型。②跨肝窦的 APVS：肿瘤组织压迫、侵犯周围的肝静脉分支，造成该区域肝静脉回流受阻，致使肝实压力升高，当此压力超过门静脉压力时，所属门静脉就成为引流静脉，直接接受肝动脉血液，形成跨肝窦的 APVS。又由于受累区功能性门静脉血流减少，而致肝动脉的血流代偿性增加。还有学者认为，在压迫肝静脉的情况下肿瘤周围的肝实质还会"盗取"肿瘤组织的肝动脉血供。该类在 CT 上呈 Ⅱ 型表现。③跨血管丛的 APVS：肿瘤的压迫和（或）门静脉较大分支的瘤栓都可造成门静脉血流受阻，此时位于肝脏中央部分较大胆管的周围血管丛作为顺肝方向的侧支循环开放、增生，代偿受阻的门静脉血流。这种 APVS 在 CT 也表现为 Ⅱ 型。但肝癌所致的 Ⅱ 型病变在门静脉期和平衡期均不呈低密度，有助于与肿瘤子灶相鉴别。

（2）肝硬化。其 APVS 的 CT 表现以 Ⅲ 型多见。其形成主要与肝硬化时继发肝内血管网结构的扭曲、肝窦微细结构的变化以及门静脉高压等变化有关。原因可能如下。①跨肝窦的 APVS：因肝窦的结构会出现毛细血管化、胶原化，其通透性也有变化，肝内血管网结构的扭曲可使小的肝静脉出现梗阻，从而形成跨肝窦的 APVS。②跨血管丛的 APVS：门脉高压所致，与上述肝癌 APVS 的形成机制相似。③跨血管的 APVS：尚未见报道，但国外有学者通过电镜发现肝硬化的大鼠可出现。

（3）血管瘤。有文献报道，肝海绵状血管瘤有近 23.5% ~ 29.7% 出现 APVS。动脉期表现为瘤周楔形强化区（Ⅱ 型），常伴门静脉支早显。随着时间的延长有的可变为低密度，最后呈等密度。伴脂肪肝时于平扫图上即可见到与异常灌注类似的高密度影。从狭义上说，这种瘤周楔形强化区是指瘤旁肝组织内那些与瘤体内血窦相通的、扩大的肝窦腔隙或异常薄壁血管腔被对比剂充盈所致，从广义上可认为这种楔形强化是血管瘤并发 APVS 的一种特征性表现。

总之，APVS 以肝癌最为多见，且 CT 表现为 Ⅰ、Ⅱ 型；也可见于单纯肝硬化者，而其 CT 表现以 Ⅲ 型多见；血管瘤所致 APVS 应予重视。此外，肝转移瘤、肝脏手术、穿刺后也可发生。APVS 应注意与肝第 3 血供所致的假性病变相鉴别。

6. 肝脏灌注异常

导致肝脏灌注异常的病因多种多样，包括门静脉阻塞（癌栓、血栓）、肝静脉阻塞（巴德—基亚里综合征、心力衰竭、纵隔纤维化等）、局限性肝脏病变、感染（肝脓肿、胆囊炎、胆管炎）、肝内门—体分流术后所致的血流动力学改变、肝脏肿瘤、肝硬化、急性胰腺炎等，以及已述及的第 3 血供。

门静脉癌栓所致的肝灌注异常的增强 CT 表现：动脉期的不规则形或三角形高密度区，或（和）门脉期不规则形或三角形低密度区。

门静脉癌栓所致的肝实质灌注异常，其部位与受累门静脉分布一致，但并发动脉—门静脉短路时则例外，其形成机制如下。①门脉癌栓形成后血流受阻，导致相应区域肝实质门静脉血供减少，即门静脉血流灌注减少。为维持肝实质血流量的相对恒定，则供应该区域的肝动脉血流量将代偿性增多，即动脉血流量高灌注。前文已述及 APVS 的跨血管丛型可知，这种灌注异常还可与 APVS 有关。②门静脉期低灌注（伴或不伴动脉期高灌注），可能原因有两方面：一是由于门静脉癌栓未导致管腔完全阻塞，仍有血流通过肝实质；二是由于脾静脉与肝内门静脉分支之间存在着较广泛的侧支循环，这些侧支循环开放（即门静脉海绵样变），使门静脉属支的血液绕过癌栓阻塞的部位进入肝脏。

7. 门静脉海绵样变

门静脉海绵样变（CTPV）是指门静脉栓塞或后天性、先天性狭窄后引起门静脉旁、肝内及胆囊窝小静脉或毛细血管呈网状扩张，以及栓塞的门静脉再通。

正常情况下门静脉周围仅见肝固有动脉伴行，极少数可见门静脉周围有 2 ~ 3 个小血管断面显示，可能是胃右动脉或胆囊动脉显影，或存在解剖变异。胆囊壁及周缘无肉眼可见的小血管断面。故国内有学者提出 CT 图像以门静脉周围血管横断面多于 3 个作为胆总管周围侧支循环开放的标准。

门静脉癌栓所致的位于肝门、肝十二指肠韧带的形似海绵的静脉网，由门静脉之间的侧支循环（门—门短路）和门静脉分流至体循环（门—体分流）的侧支循环所形成。它包括如下内容。①门静脉胆支：包括胆囊静脉和胆管周围静脉丛。②门静脉胃支：包括胃左静脉（即胃冠状静脉）、胃右静脉，以及它们的属支如食管静脉、胃短静脉、幽门前静脉和幽门十二指肠静脉。③胰十二指肠后上静脉。④脐旁静脉：其扩张提示门体分流的存在。

国内文献报道，门静脉胆支和胃支是构成门静脉海绵状变的最主要血管；胆支开放仅见于门静脉海绵样变（但有学者认为也可见于肝硬化）；胰十二指肠后上静脉也常显示；门静脉胃支的开放与肝硬化并门静脉高压，以及门静脉海绵样变均有关系。

8. 门静脉、肝静脉、下腔静脉癌栓和门静脉动脉化征

肝细胞癌向门静脉、肝静脉、下腔静脉浸润生长时，可形成肿瘤癌栓。

（1）门静脉内癌栓。①平扫癌栓的密度与门脉血液密度无差异，但受累血管因癌栓生长有扩大，造成分支直径大于主干或主干与分支粗细不成比例。②增强后表现为血管内充盈缺损征象，相应血管扩张。③增强后动脉早期癌栓强化及其内显示细小的肿瘤血管，称为"门静脉动脉化征"，其发生率可高达 86%，是与血栓鉴别的主要征象。血栓一般主要位于肝外门静脉，累及或不累及肝内主干及分支。④位于末梢的门静脉癌栓诊断困难，CT 肝门静脉造影（CTAP）有利于显示，并可见此范围呈扇形低密度区。

（2）肝静脉和下腔静脉受侵和癌栓。①受侵犯的血管不规则狭窄，或见局部压迹，也有完全被肿瘤包绕的。②腔内充盈缺损，个别病例向上可延伸至右心房内。③局部管腔扩大。④奇静脉、半奇静脉扩张。应注意，增强扫描早期下腔静脉可部分显影或密度不均，需同一部位重复扫描鉴别，下腔静脉受肿块压迫也可不显影。

9. 肝细胞癌胆管内浸润

据统计，肝细胞癌伴有肝内胆管扩张的发生率为 14.4%，小肿瘤很少发生，由肝癌肿块直接压迫、侵犯或肝门区转移淋巴结压迫所致。肿瘤向胆管内直接浸润生长，可形成胆管内癌栓，比较少见，其发生率在 13% 左右，多同时并发门静脉及肝静脉内癌栓。

CT 表现为肝内胆管轻、中度扩张，以肝门（包括左、右肝管）附近多见。CT 可显示肝总管或大分支内癌栓，确诊需胆管造影。对于末梢部位者，一般形成胆管内癌栓的肝细胞癌多属乏血型，周围又有扩张的胆管，故应与肝内胆管细胞癌鉴别。胆管内癌栓及伴随门静脉癌栓征象对诊断和鉴别极为重要。

10. 肝细胞癌肝内转移的方式

其肝内转移方式有两种。①门静脉性：癌细胞经肿瘤周围的门静脉系，着重于末梢侧或中枢侧的肝实质内形成转移灶。若并发肝门侧的动脉—门静脉短路，可转移至肝较远部位。②肝动脉性：多由其他脏器的肝细胞癌转移灶，再循环入肝动脉血，引起肝动脉性肝内转移，此种方式只见于晚期患者。

CT 表现为肝内均一大小转移灶，易发生在肝被膜部位，结节型和巨块型均可伴有肝内转移，也称为子结节。平扫及增强扫描病变特点与原发灶基本相同。

11. 肝细胞癌破裂出血

平扫示肿瘤内斑片状、片状高密度灶；也可表现为腹腔内广泛出血；还可形成肝包膜下血肿，呈沿肝脏表面的月牙形、梭形血肿征象。

12. 肝细胞癌肝外浸润及转移

（1）肝细胞癌向周围邻近脏器直接浸润极少。①病灶巨大或近横膈者可产生横膈的直接浸润，并进而浸润胸腔。但除晚期患者外，极为少见。②肝左叶与胃前壁相邻，但肝癌直接浸润胃的发生率极低。③肝镰状韧带及胆囊可有直接受侵，也极少见。

（2）肝细胞癌早期远隔转移少见，晚期可发生血行转移、淋巴转移及腹膜种植转移。

四、鉴别诊断

1. 血管瘤

血管瘤表现典型，两者多鉴别不难，但小血管瘤的变化较多。快速推注造影剂于动脉早期快速扫描，以及充分的延迟扫描有助于诊断。血管瘤有以下 CT 特点。①平扫呈类圆形低密度，密度多均匀、边缘清晰。②增强扫描于动脉早期出现边缘结节状、点状、斑点状等显著强化，其密度可与同层腹主动脉相近，有特征性；且密度高于周围肝实质的持续时间即强化峰值持续时间长，超过 2 min。③增强区域进行性向病灶中央扩散。④延迟扫描病灶呈等密度充填。⑤如病灶中央有纤维瘢痕，除瘢痕不强化外，增强扫描仍符合上述特点。⑥少数病灶强化不显著，但延迟期仍呈等密度充填。⑦个别病例始终无强化，延迟扫描也无充填则诊断和鉴别诊断困难。

2. 肝转移瘤

转移瘤有以下 CT 特点：①转移瘤病灶多发、散在、大小相仿。②少血供者明显的边缘强化和"牛眼征"，而少数富血供者呈弥漫性强化。③较小病灶出现囊样变伴边缘强化。④无门脉癌栓和病灶周围的包膜（或晕圈）显示。⑤邻近脏器发现原发灶、复发灶或转移灶。

单个或数目不多的转移灶与 HCC 鉴别有一定困难。①人小不一，特别是人病灶周围的结节（卫星灶）出现以 HCC 可能大。②增强扫描病灶呈速升速降改变的以 HCC 可能大；而转移瘤门静脉期可呈渐进性厚壁强化，但强化程度低于肝组织。③病灶周围有包膜及门脉癌栓形成明显支持 HCC。④两者大的瘤灶均可出现囊样坏死，而小瘤内囊样变一般不见于 HCC。

3. 肝内胆管细胞癌

肝内胆管细胞癌 CT 表现无特异性，下列特点有助于与肝癌鉴别。①呈边缘欠清的低密度灶，病灶常较大，部分病灶有点状钙化。②肿瘤多乏血，增强早期及门静脉期可见肿瘤边缘轻度不连续环状强化。③国内有学者报道近 60% 的病例可出现瘤体延迟强化。④局部肝内胆管扩张较多；极少数有门静脉侵犯或癌栓形成。⑤极少数有肝硬化表现，AFP 为阴性。

总之，如病灶较大，且其内有点状钙化或大片状的无强化的液性密度区出现时，应考虑胆管细胞癌。肿瘤边缘不连续环状强化及低密度肿瘤内含无定形的稍高密度影是其双期增强扫描的典型表现。

4. 肝硬化结节

单个或多个肝硬化结节与肝癌结节很难鉴别。

（1）肝硬化结节缺乏动脉血供。团注动态增强扫描，甚至 CTA 如病灶无强化，则以再生结节、局灶性脂肪变或坏死结节可能大；结节明显强化则可确立肝癌的诊断；如仅轻度强化，或血管造影见轻度染色，则很难作出诊断。总之，肝动脉血供的有无及程度与结节的良、恶性相关。

（2）大结节性肝硬化。肝脏表面高低不平，肝内有许多再生结节，颇像多结节性或弥漫性肝癌。下列征象有助于鉴别。①在平扫图上，肝硬化再生结节较正常肝组织密度略高。②增强扫描结节强化不明显，或不及正常肝组织，故成为低密度；或两者密度趋向一致，肝脏密度由平扫时的不均匀变为均匀。后一种情况更多见，更具有诊断意义。③门脉内见不到癌栓，而弥漫性肝癌的门脉癌栓发生率近 100%。

五、肝硬化再生结节至肝细胞癌的演变

在肝硬化基础上，肝细胞癌的发生是一个多阶段过程，在这一过程中再生结节可能是第一步。其演变过程有两种观点：①再生结节（RN）→腺瘤样增生（AH）或称为普通型 AH→不典型腺瘤样增生（AAH）→早期肝细胞癌（EHCC）→小肝细胞癌（SHCC）。②RN→发育不良结节（DN）→含局灶癌变的发育不良结节→SHCC。

1. 病理特征

（1）再生结节（RN）：是在肝硬化的基础上发生局灶性增生而形成的肝实质小岛，直径多在 0.3 ~ 1.0 cm。内含肝细胞、库普弗（Kupffer）细胞及小胆管等正常肝组织，周围被硬化肝脏的粗糙纤维间隔所包绕。

（2）发育不良结节（DN）：最初称为腺瘤样增生，还有再生大结节、腺瘤性增生及肝细胞假瘤等名称。1994 年，国际胃肠道会议正式命名为发育不良结节。结节常 >1.0 cm，多 <2.0 cm，可达 3.0 cm 左右，无真正包膜。镜下根据细胞异形性程度又分为低度 DN 和高度 DN，分别相当于腺瘤样增生的普通型 AH 和 AHH。后者细胞异形性较明显，被认为是癌前病变。当 DN 内部出现癌灶时就称为早期肝细胞癌。

（3）小肝细胞癌（SHCC）：其定义无统一标准，国内规定直径≤3 cm 或两个相邻结节直径之和≤3 cm。包膜、脂肪变性及镶嵌模式等都是 SHCC 较为特征的病理改变。

2. CT 表现和区别

（1）平扫：SHCC 呈界限清楚的低密度；RN 和 DN 有聚铁特性，偶呈高密度。

（2）动态增强扫描：由 RN 至 SHCC 随着结节恶性程度的增高，肝动脉供血比例逐渐增加，而门静脉供血比例逐渐减少并走向结节周围。96% 的发育不良结节（DN）主要由门静脉供血，而 94% 的 HCC 主要由肝动脉供血。①HCC 于动脉期明显增强，而门静脉期又呈低密度；CTA 呈高密度，CTAP 呈低密度。②RN、DN 的血供大部分为门静脉，其增强规律与正常组织多相似；CTA、CTAP 也与肝实质同步。③一些分化较好的 SHCC 与含癌灶的 DN（即早期肝癌）、异形性明显的 DN（相当于非典型样腺瘤样增生），其血供无明显差别。因此，三者有一定重叠性，CT 表现无特异性，鉴别较困难，需结合 MR、US 等综合分析。

但对上述由再生结节至小肝细胞癌的演变过程，有时病理也难以鉴别。

六、肝癌术后复发及鉴别诊断

1. 肝癌术后复发的病理机制

①肝内转移和播散。②多中心起源。③术中小的病灶未被发现，而后继续生长。

术后 AFP 浓度未下降到正常，或短期内又上升；3 个月内又发现新病灶，或原来可疑病灶又增大，通常把它归为术后残存。如术后 AFP 降到正常，3 个月后又升高，同时找到新病灶通常归为复发灶。复发的时间从 3 个月至 5 年不等，也有 10 年以上的。

2. 鉴别诊断

复发灶以结节型、单个居多，与原发灶 CT 表现基本相同，但需与术后残腔和纤维瘢痕鉴别。①残腔：多呈水样密度，轮廓光滑，无强化。②纤维瘢痕：靠近手术部，平扫呈低密度，无张力和占位效应，边缘较清楚，无明显强化。

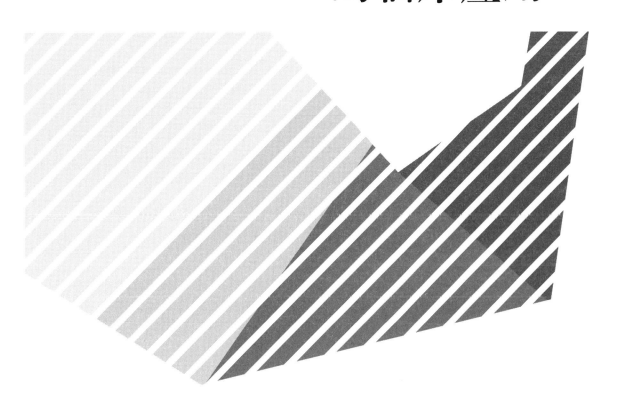

第四篇

MRI 的临床应用

第十四章

神经系统疾病的 MRI 诊断

第一节　脑梗死

一、概述

脑梗死是指脑血管狭窄闭塞后引起的一系列脑血供障碍性疾病。动脉性梗死分为缺血性脑梗死、出血性脑梗死、分水岭脑梗死和腔隙性脑梗死。其发病原因有高血压动脉粥样硬化、栓子（如细菌性心内膜炎炎性栓子、风湿性心脏病瓣膜赘生物和肿瘤瘤栓等）脱落栓塞、血液病和血管炎以及糖尿病等。

多数患者有高血压或糖尿病病史，起病急，病程短，其首发症状多有三偏体征，即偏瘫、偏盲和偏身感觉障碍，个别患者因发病部位不同而有不同的临床症状和体征，如发生在枕叶的病变可有视觉障碍；发生在额叶的病变可有精神症状；发生在脑干者可有流口水、呛咳等表现；有些患者可有失语和口角歪斜。

二、MRI 表现

根据发病时间不同，临床上大致分为四期，即超急性期、急性期、亚急性期和慢性期。各期 MRI 表现有别，分述如下。

1. 超急性期（发病 6 h 以内者）

T_1WI、T_2WI 和 FLAIR 像上未见明显阳性所见，仅在 DWI 上表现为高信号，PWI 上呈低灌注状态。

2. 急性期（发病 6 h ~ 3 d）

T_1WI 呈低信号，T_2WI 和 FLAIR 呈高信号，DWI 呈明显高信号，PWI 仍呈低灌注状态（图 14-1 ~ 图 14-4）。

3. 亚急性期（发病 3 ~ 10 d）

此期 T_1WI 仍为低信号，T_2WI 和 FLAIR 也为高信号，而 DWI 上表现为高信号强度降低或变为正常信号（即所谓的假性正常化），PWI 上由于其周侧支循环形成，病变局部灌注有所改善。

4. 慢性期（发病 10 d ~ 数月）

T_1WI 呈低信号，T_2WI 呈高信号，FLAIR 和 DWI 呈低信号（图 14-1A 标识为脑软化区）。

无论病变处于哪一期，其 MRI 增强扫描同 CT 表现相同，即病变区可见脑回样或线条状强化 [图 14-2（5C）]；此外，大面积脑梗死者，其磁共振血管成像（MRA）常表现为患侧动脉血管狭窄闭塞（图 14-1F）。

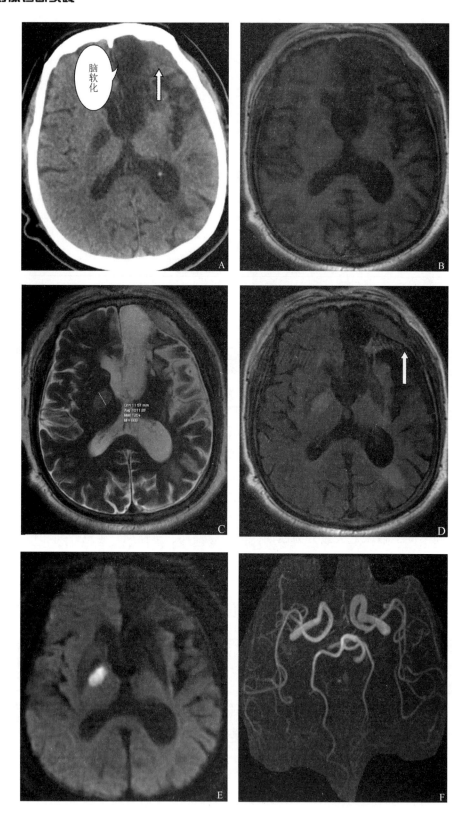

图 14-1 脑梗死 1

右基底节区急性缺血性脑梗死。A～F 分别为基底节层面 CT 平扫、T_1WI、T_2WI、FLAIR、DWI 横轴位和 3D TOF 法 MRA 横轴位像。CT 示右侧基底节区片状低密度梗死灶，左侧额叶软化（标识）和硬膜外血肿（箭头）；MRI 示右侧基底节区斑片状长 T_1WI 长 T_2WI 异常信号，DWI 呈明显高信号；MRA 示右侧大脑中动脉分支血管减少

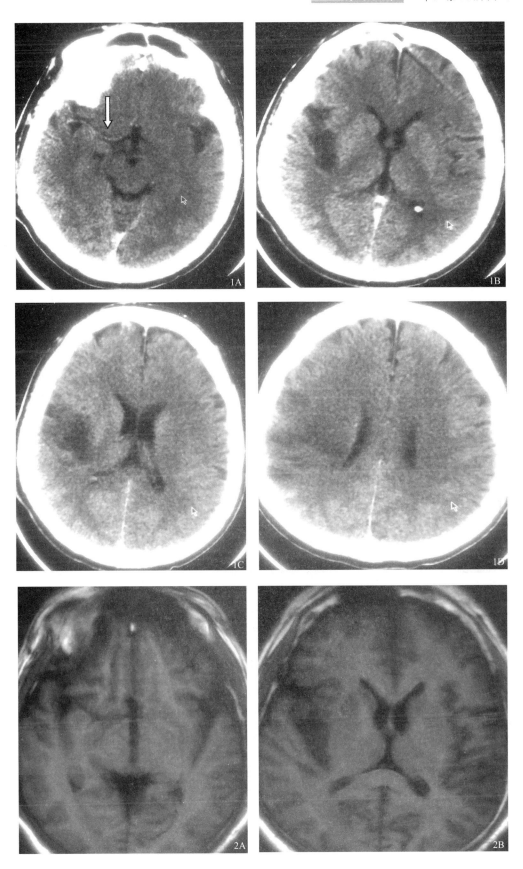

图 14-2

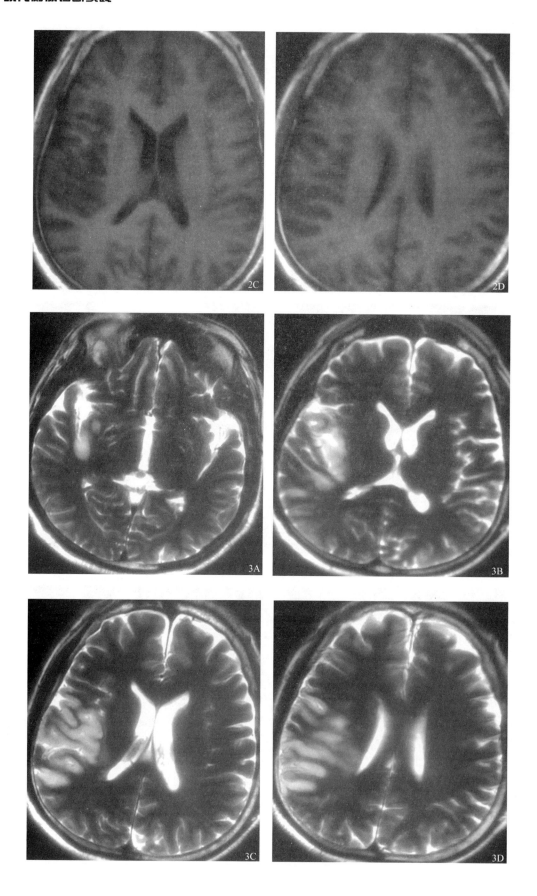

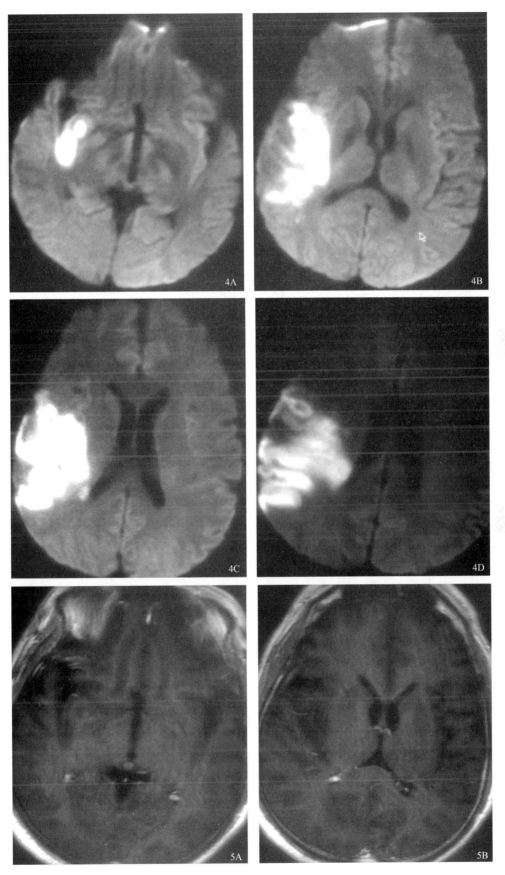

图 14-2

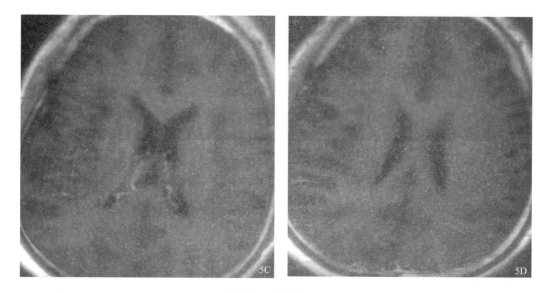

图 14-2　脑梗死 2

右侧外囊和颞顶叶急性缺血性脑梗死。1A～1D 分别为 CT 平扫鞍上池、基底节区和侧脑室层面，箭指右侧大脑中动脉高密度征，右侧外囊区和侧脑室旁大片状低密度影为右侧大脑中动脉供血区的缺血梗死；2A～2D 为 T_1WI、3A～3D 为 T_2WI、4A～4D 为 DWI、5A～5D 为增强 T_1WI，示右侧大脑中动脉供血区楔形长 T_1WI 长 T_2WI 异常信号，DWI 呈明显高信号；增强扫描病变区内见多条线条状强化侧枝血管影

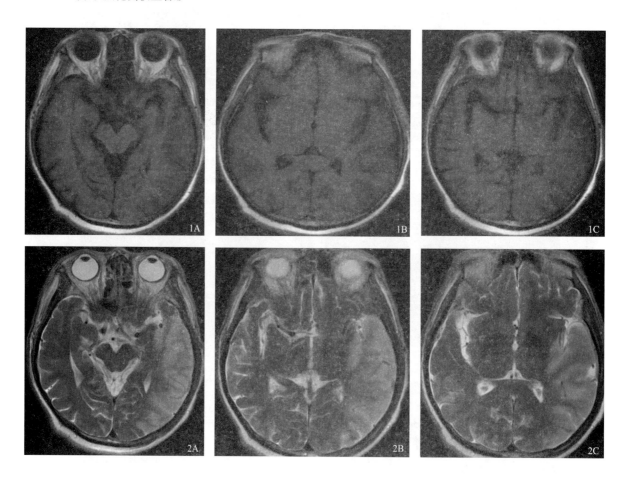

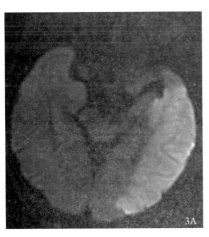
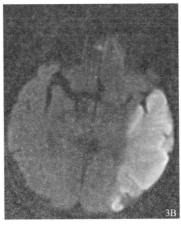
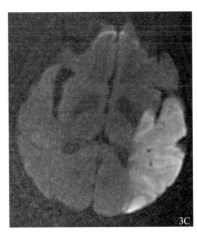

图 14-3　脑梗死 3

左侧颞枕叶急性缺血性脑梗死。图 1A ~ 1C 为 T_1WI 横轴位，图 2A ~ 2C 为 T_2WI 横轴位，图 3A ~ 3C 为 DWI 横轴位，示左侧大脑中动脉供血区病变形态呈楔形，病变区信号 T_1WI 呈稍低信号，T_2WI 呈高信号，DWI 呈明显高信号，病变局部脑回肿胀，患侧大脑中动脉远端血管流空信号消失和侧裂池变窄

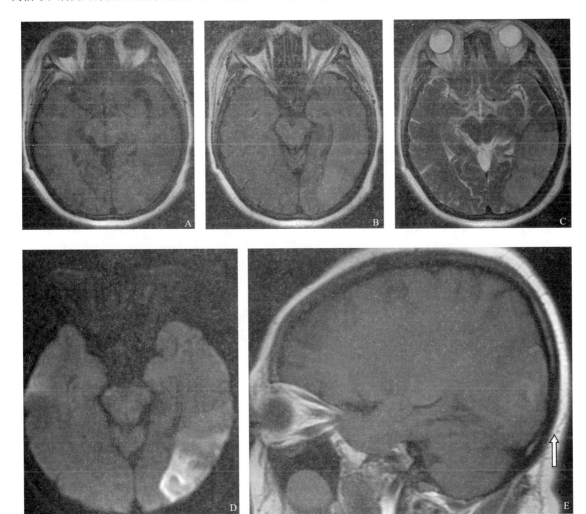

图 14-4　脑梗死 4

患者女，52 岁，左侧颞枕叶急性出血性脑梗死。A、B、C 和 D 分别为 T_1WI、T_2WI、FLAIE 和 DWI 横轴位，示左侧颞枕叶楔形混杂信号，DWI 呈不均匀高信号；E 为 T_1WI 矢状位，示左侧枕叶混杂信号，其中的高信号为出血灶（箭头）

第二节　脑出血

一、概述

脑出血最常见的原因为高血压脑出血，多发生在内囊基底节区，其破裂的血管为源自大脑中动脉的豆纹动脉，后者和主干血管以直角的形式相连，局部血管受血流冲刷力较大，管壁薄弱易于破裂致出血。动脉瘤和动静脉畸形破裂出血多引起自发性蛛网膜下隙出血，引起脑内出血者相对少见。也有发生在小脑半球者。脑出血发病急，症状重，病情凶险，临床上多以突发一侧肢体无力或偏瘫、言语含糊或失语就诊，恶心呕吐多见，严重者意识障碍甚至昏迷。

二、MRI 表现

在 MRI 上血肿期龄不同，各序列信号表现各异，各期具体表现见表 14-1 和图 14-5 ~ 图 14-10。

表 14-1　各期血肿期龄及 MRI 表现

血肿期及期龄	T_1WI	T_2WI	DWI
超急性期（小于 24 h）	等信号或略低信号	高信号	高、低信号混杂
急性期（25 h ~ 3 d）	等信号或低信号	等信号或低信号	中央低信号，外周高信号
亚急性早期（4 ~ 7 d）	周边高信号、中心低信号	低信号	中央低信号，外周高信号
亚急性晚期（8 ~ 14 d）	高信号	高信号	信号多样
慢性早期（15 d ~ 1 个月）	高信号	高信号，外周见低信号铁环	信号多样
慢性晚期（超过 1 个月）	由中央信号逐渐减低，直至完全低信号（囊变软化）	高信号	以低信号为主

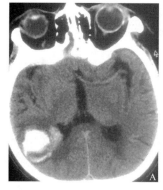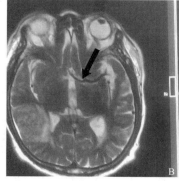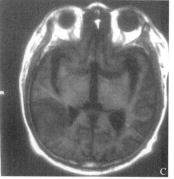

图 14-5　脑出血 1

患者男，72 岁，患高血压多年，右侧颞叶皮质急性期脑出血。A、B、C 分别为 CT 平扫、T_2WI 和 T_1WI 横轴位像，图 A 示右侧颞叶皮质区急性期脑出血，图 B 中黑箭头指左侧大脑中动脉血管流空信号存在，而右侧大脑中动脉流空信号消失，提示患侧大脑中动脉破裂后血管处于痉挛状态，图 A、B 出血区呈等信号，周围水肿呈长 T_1WI 长 T_2WI 信号，水肿带大致呈环形，边界光滑规则，和肿瘤性出血周围指套样水肿明显不同

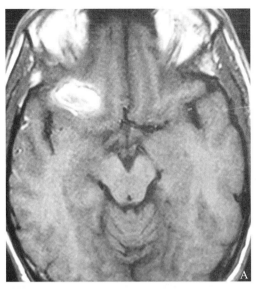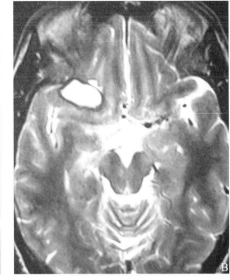
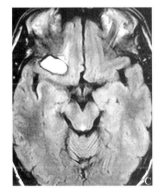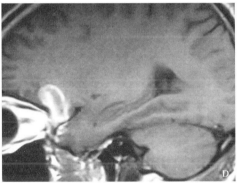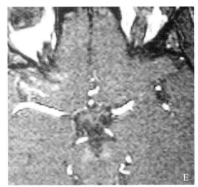

图 14-6　脑出血 2

患者男，42 岁，突发头痛，右颞侧偏盲，无头部外伤史，否认高血压病史。诊断右侧颞叶慢性早期脑出血。A、B 和 C 分别为 T_1WI、T_2WI 和 FLAIR 横轴位，D 为 T_1WI 矢状位像，E 为脑动脉 MRA 原始图像，示右侧颞叶椭圆形主病灶各序列均为高信号，病灶周边可见含铁血黄素沉积形成的黑色铁环；图 E 示右侧颞叶出血病灶区的畸形血管呈树枝状，未见脑动脉畸形征象。其出血原因为畸形的树枝状血管破裂

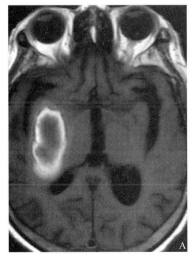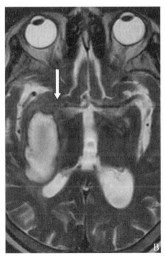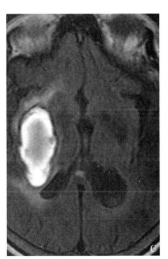

图 14-7

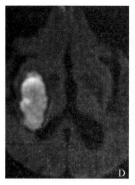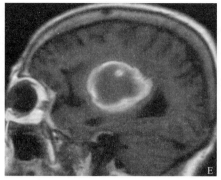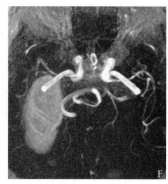

图 14-7　脑出血 3

患者女，80 岁，高血压脑出血（亚急性早期）。A、B、C 和 D 分别为 T₁WI、T₂WI、FLAIR 和 DWI 横轴位像，E 为 T₁WI 矢状位像，F 为 MRA 血管原始横轴位图像，示右侧外囊病灶 T₁WI、T₂WI 和 FLAIR 均为周边高信号、中心低信号，DWI 为不均匀高信号，周边额侧信号更高，T₂WI 和 FLAIR 示病灶周边低信号铁环和最外侧环状高信号水肿带清晰，F 示病灶呈高信号；此外，患侧大脑中动脉血管流空信号消失，提示病变侧血管处于痉挛状态（图 B 箭头）

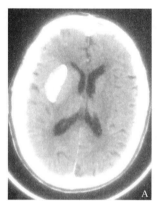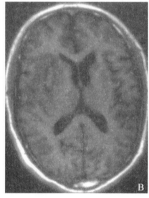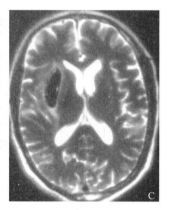

图 14-8　脑出血 4

高血压急性期脑出血。A、B 和 C 分别为 CT 脑窗、T₁WI、T₂WI 横轴位，示右侧基底节区急性期脑出血，CT 表现为右侧基底节区肾形高密度影，CT 值约 78.6 HU；T₁WI 示出血中央呈等信号，周边为环形低信号，最外层为稍低水肿信号；T₂WI 示整个出血区为低信号，周边稍高信号为水肿区，局部占位效应致右侧脑室受压变窄

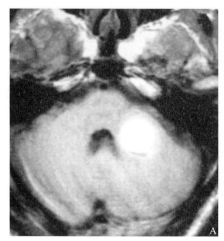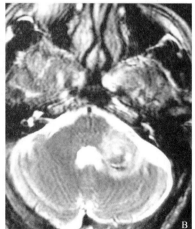

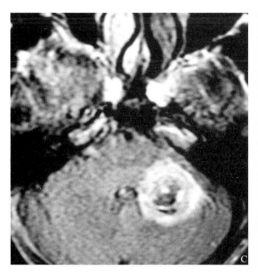
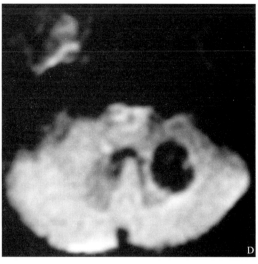

图 14-9 脑出血 5

患者男，56 岁。突发视物模糊、复视 周伴走路不稳，否认高血压和头部外伤史。MRI 诊断左侧小脑半球亚急性早期脑出血。A、B、C 和 D 分别为 T_1WI、T_2WI、FLAIR 和 DWI 横轴位像，示左侧小脑半球 T_1WI 呈高信号，T_2WI 和 FLAIR 呈混杂信号，DWI 呈低信号，灶周水肿轻微，四脑室稍受压

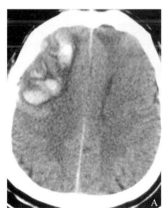
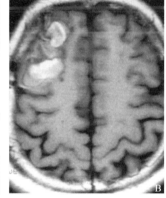
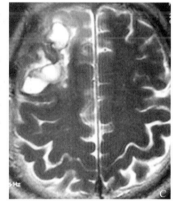

图 14-10 脑出血 6

患者男，30 岁，外伤性右侧额叶亚急性早期脑内血肿。A. CT 横断位，高密度区为出血，其周边低密度区为水肿带；B. T_1WI 横轴位；C. T_2WI 横轴位，高信号区为出血，周边长 T_1WI 长 T_2WI 异常信号为水肿带，中央均为高信号，符合亚急性期脑内血肿

第十五章

消化系统疾病的 MRI 诊断

第一节　肝脏疾病

一、原发性肝癌

1. 概述

原发性肝癌为我国常见的恶性肿瘤之一，我国恶性肿瘤的发病率，肝癌在男性居第三位，在女性居第四位。近年来世界肝癌发病率有上升趋势，每年死于肝癌者全球约 25 万人，我国约 10 万人，因此，肝癌研究受到广泛重视。

2. 病理

国内肝癌病理协作组在 Eggel 于 1901 年提出的巨块型、结节型和弥漫型三型分类的基础上，结合国内诊治现状，提出下列分类。①块状型：单块状、融合块状或多块状，直径≥5 cm。②结节型：单结节、融合结节或多结节，直径 <5 cm。③弥漫型：指小的瘤结节弥漫分布于全肝，标本外观难与单纯的肝硬化相区别。④小癌型：目前国际上尚无统一诊断标准，中国肝癌病理协作组的标准是单个癌结节最大直径≤3 cm，多个癌结节数目不超过 2 个，且最大直径总和应≤3 cm。以上分型均可有多发病灶，可能为多中心或主病灶在肝内的转移子灶，在诊断时应予注意。肝癌的细胞类型有肝细胞型、胆管细胞型与混合型，纤维板层样肝癌为肝细胞癌的一种特殊类型。肝癌转移以血行性最常见，淋巴途径其次，主要是肝门区和胰头周围淋巴结，种植性转移少见。我国的肝细胞癌病例约 50% ~90% 并发肝硬化，而30% ~50% 肝硬化并发肝癌。

3. 临床表现

亚临床期肝癌（Ⅰ期）常无症状和体征，常在定期体检时被发现。中、晚期肝癌（Ⅱ ~Ⅲ期）以肝区痛、腹胀、腹块、食欲缺乏、消瘦、乏力等最常见，其次可有发热、腹泻、黄疸、腹水和出血等表现。可并发肝癌结节破裂出血、消化道出血和肝昏迷等。70% ~90% 的肝癌甲胎蛋白（AFP）阳性。

4. MRI 表现

磁共振检查见肝内肿瘤，于 T_1WI 表现为低信号，T_2WI 为高信号，肝癌的瘤块内可有囊变、坏死、出血、脂肪变性和纤维间隔等改变而致肝癌信号强度不均匀，表现为 T_1WI 的低信号中可混杂有不同强度的高信号，而 T_2WI 的高信号中可混杂有不同强度的低信号。

肿瘤周围于 T_2WI 上可见高信号水肿区。肿瘤还可压迫、推移邻近的血管，肝癌累及血管者约为30%，表现为门静脉、肝静脉和下腔静脉瘤栓形成而致正常流动效应消失，瘤栓在 T_1WI 上呈较高信号，而在 T_2WI 上信号较低。静脉瘤栓、假包膜和瘤周水肿为肝癌的 MRI 特征性表现，如出现应高度怀疑肝癌。注射 Gd-DTPA 后肝癌实质部分略有异常对比增强。小肝癌 T_1WI 信号略低但均匀，T_2WI 呈中等信号强度，注射 Gd-DTPA 后可见一强化晕。肝癌碘油栓塞化疗术后，由于脂质聚积于肿瘤内，T_1WI和 T_2WI 均表现为高信号；但栓塞引起的肿瘤坏死、液化，则 T_1WI 为低信号、T_2WI 为高信号（图 15-1）。

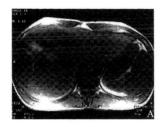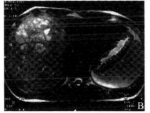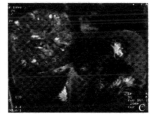

图 15-1 肝右叶巨块型肝癌

患者男，36 岁。T$_2$WI（B、C）显示，肝右叶巨大肿块，信号不均匀，周围见低信号假包膜；T$_1$WI（A）以低信号为主，中间有片状高信号（少量出血所致）有时肿瘤有包膜存在，表现为低于肿瘤及正常肝组织的低信号影，在 T$_1$WI 上显示清楚

5. 诊断要点

（1）有肝炎或肝硬化病史，AFP 阳性。

（2）MRI 检查见肝内肿瘤，T$_1$WI 呈低信号，T$_2$WI 信号不规则增高，可呈高低混杂信号。

（3）可见静脉瘤栓、假包膜和瘤周水肿。

（4）Gd-DTPA 增强扫描肿瘤有轻度异常对比增强。

（5）可见肝硬化门静脉高压征象。

6. 鉴别诊断

肝细胞癌需与胆管细胞癌、海绵状血管瘤、肝脓肿、肝硬化结节、肝腺瘤等鉴别。

二、肝转移瘤

1. 概述

肝脏是转移瘤的好发部位之一，人体任何部位的恶性肿瘤均可经门静脉、肝动脉或淋巴途径转移到肝脏。消化系统脏器的恶性肿瘤主要由门静脉转移至肝脏，其中以胃癌和胰腺癌最为常见，乳腺癌和肺癌为经肝动脉途径转移中最常见的。肝转移瘤预后较差。

2. 病理

肝转移瘤多数为转移癌，少数为转移性肉瘤。转移癌的大小、数目和形态多变，以多个结节灶较普遍，也可形成巨块。组织学特征与原发癌相似，癌灶血供的多少与原发肿瘤有一定关系，多数为少血供，少数血供丰富。病灶周围一般无假包膜，也不发生肝内血管侵犯。转移灶可发生坏死、囊变、出血和钙化。

3. 临床表现

肝转移瘤早期无明显症状或体征，或被原发肿瘤症状所掩盖。一旦出现临床症状，病灶常已较大或较多，其表现与原发性肝癌相仿。少数原发癌症状不明显，而以肝转移瘤为首发症状，包括肝区疼痛、乏力、消瘦等，无特异性。

4. MRI 表现

多数肝转移瘤 T$_1$ 与 T$_2$ 延长，故在 T$_1$WI 为低信号，T$_2$WI 为高信号，由于瘤块内常发生坏死、囊变、出血、脂肪浸润、纤维化和钙化等改变，因此信号强度不均匀。形态多不规则，边缘多不锐利，多发者大小不等。如转移瘤中心出现坏死，则在 T$_1$WI 上肿瘤中心出现更低信号强度区，而在 T$_2$WI 上坏死区的信号强度高于肿瘤组织的信号强度，称为"靶征"或"牛眼征"，多见于转移瘤；有时肿瘤周围在 T$_2$WI 上出现高信号强度"晕征"，可能为转移瘤周围并发水肿或多血管所致。转移瘤不直接侵犯肝内血管，但可压迫肝内血管使之狭窄或闭塞，造成肝叶或肝段的梗死，在 T$_1$WI 上，梗死部位同肿瘤一样呈低信号强度，在 T$_2$WI 上，其信号强度增高。某些肿瘤如黑色素瘤的转移多呈出血性转移，在 T$_1$ 和 T$_2$ 加权像上均表现为高信号强度病灶；而胃肠道癌等血供少的肿瘤，于 T$_2$WI 上转移瘤的信号可比周围肝实质还低。Gd-DTPA 增强扫描在诊断上帮助不大，注射 Gd-DTPA 后，肿瘤周围的水肿组织及肿瘤内部坏死不显示增强（图 15-2）。

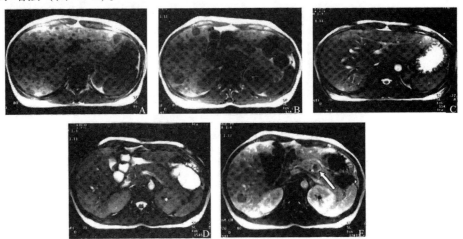

图 15-2　胰体癌伴肝内多发转移

患者女，35 岁。T_1WI（A、B）显示胰体部有一直径为 2.0 cm 的低信号区，边缘锐利，肝内大量大小不等圆形低信号区；T_2WI（C、D）显示肿块与胰腺等信号肝内病灶仍呈低信号。增强扫描（E）显示胰体部肿瘤呈环形强化（箭头）

5. 诊断要点

（1）多数有原发恶性肿瘤病史。

（2）MRI 检查见肝内大小不等、形态不一、边缘不锐的多发病灶，T_1WI 呈低信号，T_2WI 呈高信号，信号强度不均匀。多无假包膜和血管受侵。

（3）可见"靶征"或"牛眼征""晕征"。

6. 鉴别诊断

肝转移瘤需与多中心性肝癌、多发性肝海绵状血管瘤以及肝脓肿鉴别。

三、肝血管瘤

1. 概述

肝血管瘤通常称为海绵状血管瘤，为肝脏最常见的良性肿瘤，可见于任何年龄，女性居多。随着影像技术的发展，血管瘤为经常遇到的肝内良性病变，其重要性在于与肝内原发和继发性恶性肿瘤鉴别。

2. 病理

血管瘤外观呈紫红色，大小不一，直径在 1～10 cm，单个或多发，主要由扩大的、充盈血液的血管腔隙构成，窦内血流缓慢地从肿瘤外周向中心流动。边界锐利，无包膜。肿瘤可位于肝内任何部位，但以右叶居多，尤其是右叶后段占总数 1/3 以上，也可突出到肝外。瘤体内常可见纤维瘢痕组织，偶可见出血、血栓和钙化。

3. 临床表现

绝大部分肝血管瘤无任何症状和体征，查体偶然发现。少数大血管瘤因压迫肝组织和邻近脏器而产生上腹不适、胀痛或可能触及包块，但全身状况良好。血管瘤破裂则发生急腹症。

4. MRI 表现

MRI 检查见肝内圆形或卵圆形病灶，边界清楚锐利，T_1WI 呈均匀性或混杂性低信号，T_2WI 呈均匀性高信号，特征是随着回波时间（TE）的延长，肿瘤的信号强度递增，与肝内血管的信号强度增高一致，此点对诊断血管瘤、囊肿、癌肿有帮助，在重 T_2 加权像上，血管瘤信号甚亮有如灯泡称为"灯泡征"。病灶周围无水肿等异常。纤维瘢痕、间隔和钙化在 T_2WI 上呈低信号，如并发出血和血栓，则在 T_1WI 上可见高信号影。Gd-DTPA 增强扫描，血管瘤腔隙部位明显增强，纤维瘢痕不增强（图 15-3、图 15-4）。

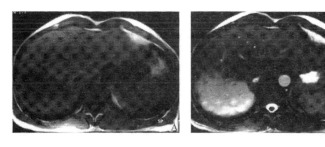

图 15-3 肝右叶后段血管瘤

患者女，42 岁。T_2WI（B）显示肝脏右叶后段与血管信号一致的高信
号区，边缘锐利；T_1WI（A）显示肿瘤为均匀一致的低信号

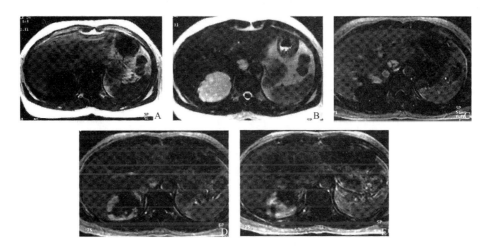

图 15-4 肝右叶后段血管瘤

患者女，48 岁。T_2WI（B）显示肝脏右叶后段均匀高信号区，边缘锐利；T_1WI（A）显示均
匀低信号区。图 C、D、E 为同层面的连续动态扫描，肿瘤强化从周边向中央逐渐发展，此为
血管瘤的强化特点

5. 诊断要点

（1）肝内圆形或卵圆形病灶，边界清楚锐利。

（2）T_1WI 呈均匀低信号，T_2WI 呈均匀高信号，Gd-DTPA 增强扫描明显强化，病灶周围无水肿。

6. 鉴别诊断

4 cm 以下的海绵状血管瘤需与肝转移瘤和小肝癌鉴别，4 cm 以上的较大海绵状血管瘤需与肝癌尤
其是板层肝癌鉴别。

四、肝囊肿

1. 概述

肝囊肿为较常见的先天性肝脏病变，分单纯性囊肿和多囊病性囊肿两类，一般认为由小胆管扩张演
变而成，囊壁衬以分泌液体的上皮细胞，病理上无从区别。多无症状，查体偶然发现。

2. 病理

单纯性肝囊肿数目和大小不等，从单个到多个，如数量很多，单从影像学角度和多囊肝难以区别，
后者为常染色体显性遗传病，常有脾、胰、肾等同时受累。囊内 95% 成分为水分。巨大囊肿可压迫邻
近结构而产生相应改变。

3. 临床表现

通常无症状，大的囊肿压迫邻近结构时可出现腹痛、胀满等症状；压迫胆管时，可出现黄疸。囊肿
破入腹腔、囊内出血等可出现急腹症的症状。

4. MRI 表现

MRI 检查为典型水的信号强度表现，即 T_1WI 呈低信号，T_2WI 呈高信号，信号强度均匀，边缘光滑锐利，周围肝组织无异常表现。肝囊肿并发囊内出血时，则 T_1WI 和 T_2WI 均呈高信号。当囊液蛋白含量较高或由于部分容积效应的关系，有时单纯囊肿在 T_1WI 上可呈较高信号。Gd-DTPA 增强扫描，肝囊肿无异常对比增强（图 15-5）。

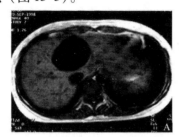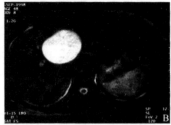

图 15-5 肝右叶前段及左内叶囊肿

患者女，24 岁。T_1WI（A）病灶呈均匀低信号，边界光滑；T_2WI
（B）病灶呈高信号

5. 诊断要点

（1）肝内圆球形病变，边缘光滑锐利，信号均匀，T_1WI 呈低信号，T_2WI 呈高信号。

（2）Gd-DTPA 增强扫描病变无异常对比增强。

6. 鉴别诊断

肝囊肿有时需与肝脓肿、肝包虫病、转移性肝肿瘤以及向肝内延伸的胰腺假性囊肿和胆汁性囊肿鉴别。

五、肝脓肿

1. 概述

从病因上肝脓肿可分为细菌性、阿米巴性和真菌性三类，前者多见，后者少见。由于影像检查技术的进步和新型抗生素的应用，肝脓肿预后明显改善。

2. 病理

（1）细菌性肝脓肿。全身各部位化脓性感染，尤其是腹腔内感染均可导致肝脓肿。主要感染途径如下。①胆管炎症：包括胆囊炎、胆管炎和胆管蛔虫病。②门静脉：所有腹腔内、胃肠道感染均可经门静脉系统进入肝脏。③经肝动脉：全身各部位化脓性炎症经血行到达肝脏，患者常有败血症。致病菌以革兰阴性菌多于革兰阳性菌。肝脓肿可单发或多发，单房或多房，右叶多于左叶。早期为肝组织的局部炎症、充血、水肿和坏死，然后液化形成脓腔；脓肿壁由炎症充血带或（和）纤维肉芽组织形成。脓肿壁周围肝组织往往伴水肿。多房性脓肿由尚未坏死的肝组织或纤维肉芽肿形成分隔。

（2）阿米巴性肝脓肿。继发于肠阿米巴病，溶组织阿米巴原虫经门脉系统入肝，产生溶组织酶，导致肝组织液化坏死而形成脓肿。脓液呈巧克力样，有臭味，易穿破到周围脏器或腔隙，如膈下、胸腔、心包腔和胃肠道等。

（3）真菌性肝脓肿。少见，为白色念珠菌的机遇性感染，多发生于体质差、免疫功能低下的患者。

3. 临床表现

细菌性肝脓肿的典型表现是寒战、高热、肝区疼痛和叩击痛，肝大及白细胞和中性粒细胞计数升高，伴全身中毒症状，病前可能有局部感染灶，少数患者有发热及肝区症状不明显。阿米巴性肝脓肿病前可有痢疾和腹泻史，然后出现发热及肝区疼痛，白细胞和中性粒细胞计数不高，大便中可找到阿米巴滋养体。

4. MRI 表现

MRI 检查见肝内单发或多发、单房或多房的圆形或卵圆形病灶，T_1WI 脓腔呈不均匀低信号，周围常可见晕环，信号强度介于脓腔和周围肝实质之间。T_2WI 脓腔表现为高信号，多房性脓肿则于高信号的脓腔中可见低信号的间隔，故高信号的脓腔中常可见不规则的低信号区，可能为炎症细胞和纤维素所致。还可见一信号较高而不完整的晕环围绕脓腔，晕环外侧的肝实质因充血和水肿而信号稍高。脓腔可推移压迫周围的肝血管。注射 Gd-DTPA 后，脓腔呈花环状强化，多房性脓腔的间隔也可增强，脓腔壁厚薄不均。真菌性肝脓肿常弥散分布于全肝，为大小一致的多发性微小脓肿，脾和肾脏往往同时受累，结合病史可诊断（图 15-6）。

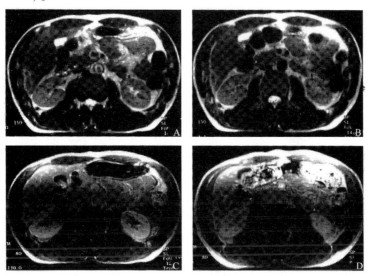

图 15-6　肝右叶多发性脓肿

患者男，41 岁。T_2WI（A、B）显示肝右叶后段包膜下及其内侧类圆形高信号区，
边缘模糊。增强扫描（C、D）显示病灶环形厚壁强化

5. 诊断要点

（1）典型炎性病变的临床表现。

（2）MRI 检查见肝内圆形和卵圆形病灶，T_1WI 呈低信号，T_2WI 呈高信号，可见分隔和晕环。

（3）Gd-DTPA 增强扫描呈花环状强化。

6. 鉴别诊断

不典型病例需和肝癌、肝转移瘤和肝囊肿等鉴别。

六、肝硬化

1. 概述

肝硬化是以广泛结缔组织增生为特征的一类慢性肝病，病因复杂，如肝炎、酒精和药物中毒、淤胆淤血等，国内以乙肝为主要病因。

2. 病理

肝细胞大量坏死，正常肝组织代偿性增生形成许多再生结节，同时伴肝内广泛纤维化致小叶结构紊乱，肝脏收缩，体积缩小。组织学上常见到直径为 0.2～2 cm 的再生结节。肝硬化进而引起门静脉高压、脾大、门体侧支循环建立以及出现腹水等。

3. 临床表现

早期肝功能代偿良好，可无症状，以后逐渐出现一些非特异性症状，如恶心、呕吐、消化不良、乏力、体重下降等；中晚期可出现不同程度的肝功能不全表现，如低蛋白血症、黄疸和门静脉高压等。

4. MRI 表现

MRI 检查可以充分反映肝硬化的大体病理形态变化，如肝脏体积缩小或增大，左叶、尾叶增大，各叶之间比例失调，肝裂增宽，肝表面呈结节状、波浪状甚至驼峰样改变。单纯的肝硬化较少发现信号强度的异常，但并发的脂肪变性和肝炎等可形成不均匀的信号，有时硬化结节由于脂变区的甘油三酯增多，在 T_1WI 上出现信号强度升高。无脂肪变性的单纯再生结节，在 T_2WI 表现为低信号，其机制与再生结节中含铁血黄素沉着或纤维间隔有关。肝外改变可见腹水、肝外门静脉系统扩张增粗、脾大等，提示门静脉高压征象，门静脉与体循环之间的侧支循环 MRI 也能很好地显示（图 15-7、图 15-8）。

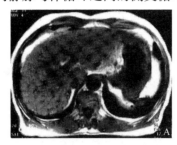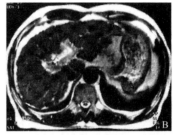

图 15-7　肝硬化

患者男，70 岁。T_2WI 显示（B）肝表面呈波浪状，肝内血管迂曲、变细，门静脉主干增宽；T_1WI（A）显示迂曲的血管和门静脉呈低信号

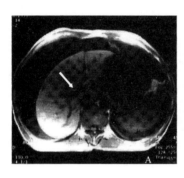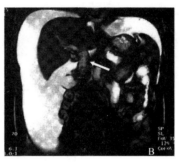

图 15-8　肝硬化、腹水

患者男，52 岁。T_1WI（A）显示肝脏体积缩小，腹水呈低信号；T_2WI（B）肝内信号无异常，门静脉增粗（箭头），腹水呈高信号

5. 诊断要点

（1）有引起肝硬化的临床病史、不同程度的肝功能异常。

（2）MRI 示肝脏体积缩小，肝各叶比例失调，肝裂增宽，外缘呈波浪状，有或无信号异常。

（3）脾大、腹水、门静脉系统扩张等。

6. 鉴别诊断

需与肝炎、脂肪肝和结节性或弥漫性肝癌鉴别。

七、巴德-基亚里综合征

1. 概述

Chiari 和 Budd 分别于 1899 年和 1945 年报道了肝静脉血栓形成病例的临床和病理特点，以后将肝静脉阻塞引起的症状群称为 Budd-Chiari 综合征（巴德-基亚里综合征）。

2. 病理

可由肝静脉或下腔静脉肝段阻塞引起。主要原因如下。①肝静脉血栓形成，欧美国家多见。②肿瘤压迫肝静脉或下腔静脉。③下腔静脉肝段阻塞，多为先天性，亚洲国家多见。其他原因有血液凝固性过高、妊娠、口服避孕药和先天性血管内隔膜等。

3. 临床表现

该病病程较长，同时存在下腔静脉阻塞和继发性门静脉高压的临床表现。前者如下肢肿胀、静脉曲张、小腿及踝部色素沉着等，后者如腹胀、腹水、肝脾大、黄疸和食管静脉曲张等。

4. MRI 表现

MRI 可显示肝大和肝脏信号改变、肝静脉和下腔静脉的形态异常以及腹水等。在解剖上，肝尾状叶的血流直接引流入下腔静脉，肝静脉回流受阻时，尾状叶一般不受累或受累较轻，相对于其他部分淤血较严重的肝组织，其含水量较少，因此在 T_2WI 上其信号强度常低于其他肝组织。静脉形态异常包括肝静脉狭窄或闭塞、逗点状肝内侧支血管形成和（或）下腔静脉肝内段明显狭窄，以及肝静脉与下腔静脉不连接等，MRI 和腹部 MRA 均能很好显示。MRI 还可鉴别肝静脉回流受阻是由肿瘤所致还是先天性血管异常或凝血因素所致，可清楚显示下腔静脉和右心房的解剖结构，为巴德-基亚里综合征的治疗提供重要的术前信息（图 15-9）。

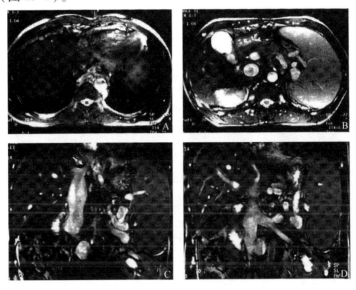

图 15-9　巴德-基亚里综合征

患者男，42 岁。MRI 显示下腔静脉和肠系膜上静脉显著扩张，下腔静脉在入右心房处狭窄（箭头）

5. 诊断要点

（1）有上腹疼痛、肝大、腹水和门静脉高压的典型临床表现，除外肝硬化。

（2）MRI 显示肝静脉或下腔静脉狭窄或闭塞、肝脏信号异常、腹水和门静脉高压症。

6. 鉴别诊断

本病有时需与晚期肝硬化鉴别。

第二节　胆管疾病

一、胆管癌

1. 概述

原发性胆管癌约占恶性肿瘤的 1%，多发生于 60 岁以上的老年人，男性略多于女性，约 1/3 的患者并发胆管结石。

2. 病理

病理上多为腺癌。从形态上分为三型：①浸润狭窄型。②巨块型。③壁内息肉样型，少见。据统计 8%～31% 发生在肝内胆管，37%～50% 发生在肝外胆管近段，40%～36% 发生在肝外胆管远段。临床上一般将肝内胆管癌归类为肝癌。肝外胆管近段胆管癌即肝门部胆管癌是指发生在左、右主肝管及汇合成肝总管 2 cm 内的胆管癌。肝外胆管远段胆管癌即中、下段胆管癌是指发生在肝总管 2 cm 以远的胆管癌，包括肝总管和胆总管。

3. 临床表现

上腹痛、进行性黄疸、消瘦，可触及肿大的肝和胆囊，肝内胆管癌常并存胆石和胆管感染，所以患者常有胆管结石和胆管炎症状。

4. MRI 表现

胆管癌的 MRI 表现取决于癌的生长部位和方式，但都有不同程度和不同范围的胆管扩张。根据胆管扩张的部位和范围可以推测癌的生长部位是在左肝管、右肝管或肝总管。磁共振胰胆管成像（MRCP）能很好显示肝内外胆管扩张，确定阻塞存在的部位和原因，甚至能显示扩张胆管内的软组织块影，是明确诊断的可靠方法。较大的菜花样癌块 MRI 表现为肝门附近外形不规则、边界不清的病变，T_1WI 呈稍低于肝组织的信号强度，T_2WI 呈不均匀性高信号，扩张的肝内胆管呈软藤样高信号，门静脉受压移位，可见肝门区淋巴结肿大。肝外围区的肝内小胆管癌的 MRI 表现与肝癌相似（图 15-10、图 15-11）。

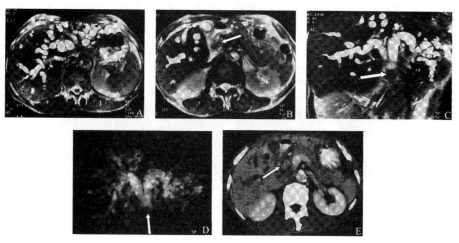

图 15-10　肝总管癌

患者男，65 岁。T_2WI 显示肝总管部位 2.0 cm 高信号区（B，箭头），其上胆管扩张（A）。MRCP（C、D）肝总管梗阻，肿瘤信号低（箭头）。CT 增强扫描（E），肿块有增强（箭头）

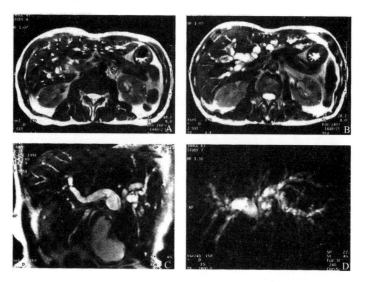

图 15-11　胆管癌

患者男，68 岁。T_2WI（A、B）显示肝门部实性高信号区，边缘模糊，肝内胆管扩张。MRCP（C、D）显示左右肝管汇合部梗阻，其远端胆管扩张

5. 诊断要点

（1）进行性黄疸、消瘦。

（2）MRI 显示肝内胆管扩张，MRCP 显示梗阻部位和原因，即扩张胆管内的软组织肿块。

（3）肿块 T_1WI 呈低于肝组织的信号，T_2WI 呈不均匀性高信号，胆总管狭窄或管壁增厚。

6. 鉴别诊断

需与胆管系统炎症和结石、原发性肝癌及肝门区转移瘤鉴别。

二、胆囊癌

1. 概述

原发性胆囊癌少见，占恶性肿瘤的 0.3%～5%，好发于 50 岁以上女性，女性与男性之比为 4∶1～5∶1。大多有胆囊结石，65%～90% 并发慢性胆囊炎和胆囊结石，可能与长期慢性刺激有关。

2. 病理

病理上腺癌占 71%～90%，鳞癌占 10%，其他如未分化癌和类癌等罕见。腺癌又分为以下三种类型。①浸润型（70%）。早期局限性胆囊壁增厚，晚期形成肿块和囊腔闭塞。②乳头状腺癌（20%）。肿瘤呈乳头状或菜花状从胆囊壁突入腔内，容易发生坏死、溃烂、出血和感染。③黏液型腺癌（8%）。胆囊壁有广泛浸润，肿瘤呈胶状，易破溃，甚至引起胆囊穿孔。胆囊癌多发生在胆囊底、体部，偶见于颈部。肿瘤扩散以直接侵犯邻近器官（主要是肝脏）和沿丰富的淋巴管转移为主，少见有沿胆囊颈管直接扩散及穿透血管的血行转移。

3. 临床表现

胆囊癌没有典型特异的临床症状，早期诊断困难，晚期可有上腹痛、黄疸、体重下降、右上腹包块等症状。

4. MRI 表现

MRI 检查见胆囊壁增厚和肿块，肿瘤组织在 T_1WI 为较肝实质轻度或明显低的信号，在 T_2WI 则为轻度或明显高的信号，且信号强度不均匀。胆囊癌的其他 MRI 表现如下。①侵犯肝脏：85% 胆囊癌就诊时已侵犯肝脏或肝内转移，其信号表现与原发病灶相似。②65%～95% 的胆囊癌并发胆石：MRI 可显示胆囊内或肿块内无信号的结石，并能发现 CT 不能发现的等密度结石。当肿块很大，其来源不清时，如能在肿块内发现结石，则可帮助确诊胆囊癌。③梗阻性胆管扩张：这是由肿瘤直接侵犯胆管和肝门淋巴结转移压迫胆管所致。④淋巴结转移：主要是转移到肝门、胰头及腹腔动脉周围淋巴结。

5. 诊断要点

（1）长期慢性胆囊炎和胆石症病史，并出现黄疸、消瘦和体重下降。

（2）MRI 检查见胆囊肿块，T_1WI 呈低信号，T_2WI 呈混杂高信号，可见无信号结石影。

（3）可见肝脏直接受侵和转移征象、梗阻性黄疸及肝门和腹膜后区淋巴结转移。

6. 鉴别诊断

胆囊癌需与肝、胰等组织肿瘤侵犯胆囊窝或胆囊感染后的肿块样增厚以及其他胆囊良性病变如息肉和乳头状瘤鉴别。

三、胆石症

1. 概述

胆石症占胆系疾病的 60%，胆石可位于胆囊或胆管内，多见于 30 岁以上的成年人。

2. 病理

按化学成分可将胆石分为三种类型。①胆固醇类结石：胆固醇含量占 80% 以上。②胆色素类结石：胆固醇含量少于 25%。③混合类结石：胆固醇含量占 55%～70%。胆囊结石以胆固醇结石最常见，其次为混合性结石。

3. 临床表现

与结石的大小、部位及有无并发胆囊炎和胆管系统梗阻有关。1/3～1/2 的胆囊结石可始终没有症状。间歇期主要为右上腹不适和消化不良等胃肠症状，急性期可发生胆绞痛、呕吐和轻度黄疸，伴发急性胆囊炎时可出现高热、寒战等。

4. MRI 表现

胆石症的 MRI 专题研究不多，很少有用 MRI 诊断胆石症的专题报道，无论胆囊结石或是胆管结石，多是在检查上腹部其他器官时偶然发现。胆石的质子密度很低，其产生的磁共振信号很弱。一般而言，在 T_1WI 上多数胆石不论其成分如何，均显示为低信号，与低信号的胆汁不形成对比，如胆汁为高信号，则低信号的胆石显示为充盈缺损；在 T_2WI 上，胆汁一概为高信号，而胆石一般为低信号充盈缺损。少数胆石可在 T_1 和 T_2 加权图像上出现中心略高或很高的信号区。当结石体积小，没有胆管扩张，且又位于肝外胆管时 MRI 诊断困难。3%～14% 的胆囊结石并发胆囊癌。胆石症患者的 MRI 表现见（图 15-12～图 15-14）。

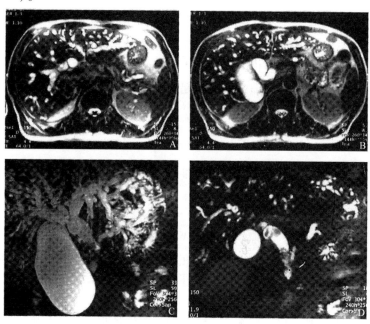

图 15-12　胆总管内多发性结石

患者男，62 岁。MRCP（C、D）显示肝内外胆管普遍扩张，胆总管内有多个低信号结石，胆囊扩大。T_2WI（A、B）显示肝内胆管普遍扩张，呈高信号

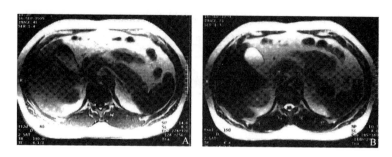

图 15-13　胆囊泥沙样结石

患者男，29 岁。T_2WI（B）显示胆囊内下部（重力方向）低信号区，与胆汁分层；

T_1WI（A）泥沙样结石显示为略高信号

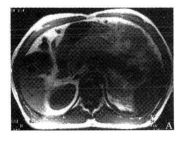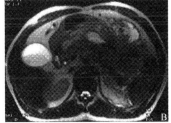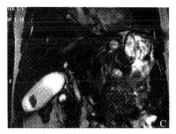

图 15-14　胆囊炎、胆石症

患者男，45 岁。T_2WI（B、C）胆囊壁稍厚，其内信号有分层现象，下部结石为低信号，其中更低信号为块状结石，上部高信号为胆汁；T_1WI（A）胆囊内信号仍不均匀

5. 诊断要点

（1）有右上腹痛和黄疸等症状或无症状。

（2）MRI 检查发现胆囊或胆管内低信号充盈缺损。结石阻塞胆管可引起梗阻性胆管扩张。

6. 鉴别诊断

有时需与胆囊癌、胆癌息肉和息肉样病变鉴别。

四、先天性胆管囊肿

1. 概述

先天性胆管囊肿又称先天性胆管扩张症，女性较男性多见，临床上约 2/3 见于婴儿，原因不明。

2. 病理

Todani 根据囊肿的部位和范围将胆管囊肿分为五型（图 15-15）。①Ⅰ型最常见，又称为胆总管囊肿，局限于胆总管，占 80%～90%，它又分 3 个亚型，即ⅠA 囊状扩张、ⅠB 节段性扩张、ⅠC 梭形扩张。②Ⅱ型系真性胆总管憩室，占 2%。③Ⅲ型为局限在胆总管十二指肠壁内段的小囊性扩张，占 1.4%～5.0%。④Ⅳ型又分为ⅣA 肝内外多发胆管囊肿和ⅣB 肝外胆总管多发囊肿，非常罕见。⑤Ⅴ型即 Caroli 病，为单发或多发肝内胆管囊肿，它又分两个亚型，Ⅰ型特点是肝内胆管囊状扩张，多数伴有胆石和胆管炎，无肝硬化或门静脉高压，Ⅱ型非常少见，特点是肝内末端小胆管扩张而近端大胆管无或轻度扩张，不伴结石和胆管炎，有肝硬化和门静脉高压。

3. 临床表现

临床上主要有三大症状：黄疸、腹痛和腹内包块。但仅 1/4 患者同时出现这三大症状，婴儿的主要症状是黄疸、无胆汁大便和肝大，儿童则以腹部肿块为主，成人常见腹痛和黄疸。

4. MRI 表现

MRI 可以显示囊肿的大小、形态和走行，尤其 MRCP。囊肿内液体在 T_1WI 表现为低信号，T_2WI 呈高信号。

5. 诊断要点

（1）有黄疸、腹痛和腹内包块等典型症状。

（2）MRI 和 MRCP 见胆管系统扩张，而周围结构清楚正常，无肿瘤征象。

6. 鉴别诊断

当胆管囊肿发生在肝外胆管时，须与肾上腺囊肿、肾囊肿、肠系膜囊肿和胰头假性囊肿鉴别。

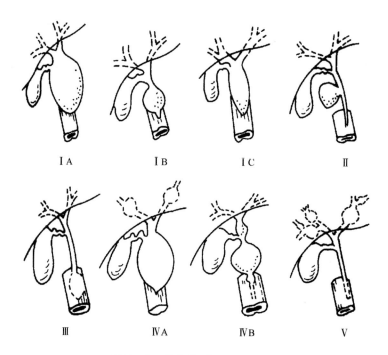

图 15-15 胆管囊肿 Todani 分型

ⅠA：胆总管全部囊状扩张；ⅠB：胆总管部分囊状扩张；ⅠC：胆总管梭形扩张；Ⅱ：胆总管憩室；Ⅲ：十二指肠内胆总管囊肿；ⅣA：肝内外多发胆管囊肿；ⅣB：肝外多发胆管囊肿；Ⅴ：Caroli 病，肝内胆管单发或多发囊肿

第三节 胰腺疾病

一、胰腺癌

1. 概述

胰腺癌是最常见的一种胰腺肿瘤，近年来，其发病率有明显增长趋势，男性多于女性，以 50 ~ 70 岁发病率高，早期诊断困难，预后极差。

2. 病理

胰腺癌起源于腺管或腺泡，大多数发生在胰头部，约占 2/3，体尾部约占 1/3。大多数癌周边有不同程度的慢性胰腺炎，使胰腺癌的边界不清，只有极少数边界较清楚。部分肿瘤呈多灶分布。胰头癌常累及胆总管下端及十二指肠乳头部引起阻塞性黄疸、胆管及胆囊扩大；胰体癌可侵及肠系膜根部和肠系膜上动、静脉；胰尾癌可侵及脾门、结肠。胰腺癌可经淋巴转移或经血行转移到肝脏及远处器官；还可沿神经鞘转移，侵犯邻近神经如十二指肠胰腺神经、胆管壁神经和腹腔神经丛。

3. 临床表现

胰腺癌早期症状不明显，临床确诊较晚。癌发生于胰头者，患者主要以阻塞性黄疸就诊；发生于胰体、胰尾者，则常以腹痛和腹块来就诊。如患者有下列症状应引起注意：①上腹疼痛。②体重减轻。③消化不良和脂肪泻。④黄疸。⑤糖尿病。⑥门静脉高压。

4. MRI 表现

MRI 诊断胰腺癌主要依靠它所显示的肿瘤占位效应引起的胰腺形态学改变，与邻近部位相比，局部有不相称性肿大。肿块形状不规则，边缘清楚或模糊。胰腺癌的 T_1 和 T_2 弛豫时间一般长于正常胰腺和正常肝组织，但这种弛豫时间上的差别不是每例都造成信号强度上的差别。在 T_1WI 约 60% 表现为低信号，其余表现为等信号；在 T_2WI 约 40% 表现为高信号，其余表现为等或低信号。肿瘤可压迫侵犯周围组织如肝、肾以及压迫或包绕胰后的血管组织。肿瘤侵犯胰导管使之阻塞，发生胰导管扩张，扩张胰管内的胰汁在 T_2WI 为高信号。胰头癌阻塞胆总管，引起胆总管扩张。如出现腹膜后淋巴结转移，则可见淋巴结肿大。癌向胰周脂肪组织浸润，显示为中等信号的结节状或条索状结构伸向高信号的脂肪组织，边界可清楚锐利，也可模糊不清。胰周血管受侵犯表现为血管狭窄、移位或闭塞。脾静脉或门静脉闭塞常伴有侧支循环形成，在脾门和胃底附近可见增粗扭曲的条状或团状无信号血管影。肿瘤内部可出现坏死、液化和出血等改变，在 T_2WI 表现为混杂不均的信号，肿瘤性囊腔表现为不规则形的高信号，有时难与囊肿鉴别。胰腺癌患者的 MRI 表现见图 15-16、图 15-17。

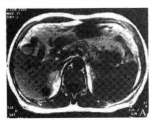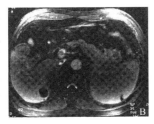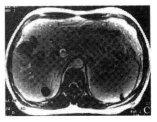

图 15-16　胰尾癌

患者男，60 岁。T_2WI（B）显示胰腺尾部不规则增大，信号不均匀；T_1WI（A）

肿瘤区可见不均匀低信号，增强扫描（C）肿瘤轻度强化

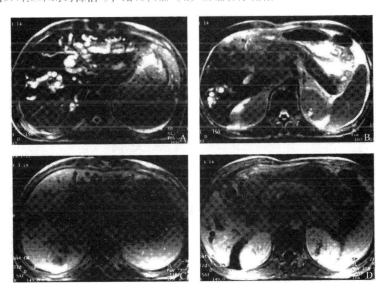

图 15-17　胰头癌

患者女，41 岁。T_2WI（A、B）显示胰头增大，信号不均匀，边缘不清；肝内胆

管扩张。增强扫描（C、D）胰头肿块仍无明显强化

5. 诊断要点

（1）有上腹痛、消瘦、黄疸等临床症状。

（2）MRI 检查见胰腺肿块和轮廓改变，肿块 T_1WI 呈低或等信号，T_2WI 呈高信号或低等信号。

（3）胰周血管和脂肪受侵，淋巴结肿大，胰管和肝内胆管扩张。

6. 鉴别诊断

胰腺癌需与伴胰腺肿大的慢性胰腺炎、胰腺假性囊肿、胰腺囊腺瘤等鉴别。

二、胰腺转移瘤

1. 概述

胰腺实质的转移性肿瘤并不少见，尸检结果显示胰腺转移瘤发生率占恶性肿瘤的 3%～11.6%。肺癌、乳腺癌、黑色素瘤、卵巢癌以及肝、胃、肾、结肠等部位的恶性肿瘤都可以发生胰腺转移。

2. 病理

胰腺转移癌可以多发，也可以单发，除血行和淋巴转移外，胰腺常被邻近器官的恶性肿瘤直接侵犯。胃癌、胆囊癌和肝癌可以直接侵犯胰腺组织。

3. 临床表现

胰腺转移癌常缺少相关的临床症状和体征。

4. MRI 表现

胰腺转移癌 MRI 表现与胰腺癌相似，T_1WI 表现为低或等信号，T_2WI 表现为混杂的高信号，可像胰腺癌那样累及邻近器官和解剖结构。胰腺转移性肿瘤单发时，在影像上与原发癌不能区分，发现为多发病灶时应考虑为转移性肿瘤的可能。

5. 诊断要点

（1）有其他部位原发恶性肿瘤病史及相关的临床症状和体征。

（2）MRI 检查见胰腺单发或多发病灶，T_1WI 呈低或等信号，T_2WI 呈混杂高信号。病灶多发有助于诊断。

6. 鉴别诊断

胰腺转移癌单发时需与胰腺原发癌鉴别。

三、胰岛细胞瘤

1. 概述

胰岛细胞瘤多是良性肿瘤，分功能性和非功能性两种。功能性胰岛细胞瘤中，以胰岛素瘤和胃泌素瘤最常见，前者占 60% ~ 75%，后者约占 20%。胰岛细胞癌少见。

2. 病理

多为单发性，体尾部多见，头部较少，也可发生于十二指肠和胃的异位胰腺。体积较小，一般为 0.5 ~ 5 cm，可小至镜下才发现。圆或椭圆实性小结，质实可钙化，伴出血坏死时质可变软，界限清楚。瘤组织可纤维化、透明变、出血、坏死、钙化。良恶性以有无转移及包膜浸润为标准。

3. 临床表现

无功能性肿瘤往往以腹部包块为首发症状，多伴有其他腹部症状。功能性胰岛细胞瘤往往因其功能所致症状而就诊，如胰岛素瘤产生低血糖等有关症状，胃泌素瘤产生佐林格-埃利森综合征。实验室检查时发现血中相关激素升高。

4. MRI 表现

胰岛细胞瘤的 T_1 和 T_2 弛豫时间相对较长，T_1WI 为低信号，T_2WI 为高信号，呈圆形或卵圆形，边界锐利。T_1 和 T_2 加权图像上病灶的信号反差很大，非常小的甚至尚未引起胰腺轮廓改变的胰岛素瘤也能检出。胰岛细胞瘤的胰外侵犯和肝转移，MRI 同样能很好显示。特别是肝转移与原发灶相仿，即 T_1 和 T_2 时间均较长，因此在 T_2WI 上可呈现为单发或多发、边界清楚、信号强度很高的高信号区，即所谓的"灯泡征"，与肝海绵状血管瘤十分相似。因为胰岛细胞瘤的初步普查基于临床和实验室检查，仅有限的患者必须做影像学检查，目前提倡直接使用 MRI 影像技术对这些病灶进行影像学普查。

5. 诊断要点

（1）典型的临床症状、激素测定以及阳性激发试验等。

（2）MRI 表现为胰腺占位，T_1WI 呈低信号，T_2WI 呈高信号，二者信号反差大。

6. 鉴别诊断

功能性胰岛细胞瘤结合典型临床表现和实验室检查结果诊断容易，无功能胰岛细胞瘤需与胰腺癌和胰腺转移癌等鉴别。

四、胰腺炎

1. 概述

胰腺炎是一种常见的胰腺疾病，分为急性胰腺炎和慢性胰腺炎。诊断主要依靠临床和实验室检查，影像诊断技术主要用来了解胰腺损害的范围以及观察并发症的发展情况。目前 MRI 对胰腺炎症性病变的诊断价值不大。

2. 病理

急性胰腺炎的主要病理改变如下。①急性水肿型（间质型），占75%～95%，胰腺肿大发硬，间质有充血水肿及炎症细胞浸润，可发生局部轻微的脂肪坏死，但无出血，腹腔内可有少量渗液。②急性坏死型（包括出血型），少见，占5%～25%，胰腺腺泡坏死，血管坏死性出血及脂肪坏死为急性坏死型胰腺炎的特征性改变。此型病死率甚高，如经抢救而存活，胰腺的病理发展可能有以下两个途径：继发细菌感染，在胰腺或胰周形成脓肿，如历时较久，可转变为胰腺假性囊肿；急性炎症痊愈后，可因纤维组织大量增生及钙化而形成慢性胰腺炎。

慢性胰腺炎是复发性或持续性炎症病变，主要病理改变为胰腺的纤维化改变，可累及胰腺局部或全部，使胰腺增大、变硬，后期可发生萎缩，常有胰管扩张、钙化、结石及假性囊肿形成，病变可累及胃和十二指肠，使之发生粘连和狭窄，甚至可压迫胆总管，导致胆总管扩张，有时也可引起脾静脉血栓形成或门静脉梗阻。

3. 临床表现

急性胰腺炎的临床症状和体征与其病理类型有关，轻重不一，但均有不同程度的腹痛、伴有恶心、呕吐、发热。坏死性胰腺炎病情较重，可有休克。体检有腹部压痛、反跳痛，严重时有肌紧张，少数可有腹水和腹部包块体征，实验室检查可发现血清淀粉酶与脂肪酶活性升高。

慢性胰腺炎多为反复急性发作，急性发作时症状与急性胰腺炎相似，表现为腹痛、恶心、呕吐和发热。平时有消化不良症状如腹泻等，甚至可产生脂肪下痢，严重破坏胰岛时可产生糖尿病，病变累及胆管可引起梗阻性黄疸。腹部检查若有假性囊肿形成可扪及囊性肿块。血清淀粉酶活性可以升高或正常。

4. MRI 表现

急性胰腺炎时，由于水肿、炎症细胞浸润、出血、坏死等改变，胰腺明显增大，形状不规则，T_1WI 表现为低信号，T_2WI 表现为高信号，因胰腺周围组织炎症水肿，胰腺边缘多模糊不清。小网膜囊积液时，T_2WI 上可见高信号强度积液影；如出血，在亚急性期见 T_1WI 和 T_2WI 均为高信号的出血灶。炎症累及肝胃韧带时，使韧带旁脂肪水肿，于 T_2WI 上信号强度升高。慢性胰腺炎时胰腺可弥漫或局限性肿大，T_1WI 表现为混杂低信号，T_2WI 表现为混杂高信号。30% 慢性胰腺炎有钙化，小的钙化灶 MRI 难于发现，直径大于 1 cm 的钙化灶表现为低信号。慢性胰腺炎也可使胰腺萎缩。胰腺假性囊肿在 T_1WI 表现为境界清楚的低信号区，T_2WI 表现为高信号。MRI 不能确切鉴别假性囊肿和脓肿，两者都表现为长 T_1 长 T_2 信号，炎症包块内如有气体说明为脓肿。胰腺炎患者的 MRI 表现见图 15-18。

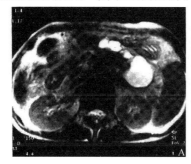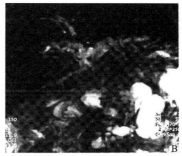

图 15-18　慢性胰腺炎

患者男，59 岁。T_2WI（A）显示胰腺边缘不清，胰尾部及体部前方多个大小不等水样
高信号区，边缘清楚。MRCP（B）显示肝内胆管轻度扩张，粗细不均匀

5. 诊断要点

（1）有腹痛、恶心、呕吐和发热等典型临床表现。实验室检查显示血、尿淀粉酶活性升高。

（2）急性胰腺炎 MRI 示胰腺肿大，T_1WI 呈低信号，T_2WI 呈高信号，组织界面模糊，可并发脓肿、积液、蜂窝织炎、出血等。

（3）慢性胰腺炎 MRI 示胰腺体积可增大或缩小，T_1WI 呈混杂低信号，T_2WI 呈混杂高信号，常伴胰腺钙化、胰管结石和假性囊肿。

6. 鉴别诊断

急性胰腺炎若主要引起胰头局部扩大，需与胰头肿瘤鉴别。慢性胰腺炎引起的局限性肿块需与胰腺癌鉴别。慢性胰腺炎晚期所致的胰腺萎缩，需与糖尿病所致的胰腺改变及老年性胰腺改变进行鉴别。

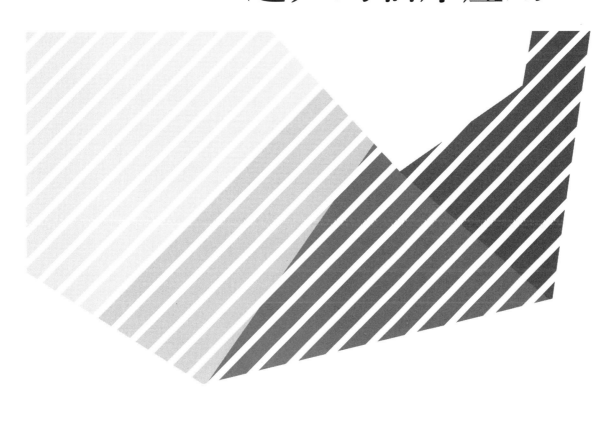

第五篇

超声的临床应用

第十六章

循环系统疾病的超声诊断

第一节 心包炎和心包积液

心包炎与心包积液关系密切，心包积液是心包炎症最重要的表现之一，但并非所有心包炎均有心包积液，少数仅有少量炎性渗出物。反之，心包积液不一定是炎症性，还有非炎症性。心包炎一般分为急性心包炎、慢性心包炎及缩窄性心包炎。心包积液按性质一般分为漏出液性、渗出液性、脓性、乳糜性、血性等。

急性心包炎心包呈急性炎症性病理改变，包括炎症细胞浸润、局部血管扩张、纤维素沉积等。受累心包常有纤维蛋白渗出，纤维素沉积等，表现为心包积液等各种形式。心包炎反复发作，病程较长为慢性心包炎，容易发展为缩窄性心包炎，主要表现为心包增厚、粘连、纤维化和钙化等。部分心包腔消失，壁层及脏层融合或广泛粘连。

一、血流动力学

急性心包炎没有心包积液时，对血流动力学无明显影响，随心包积液量增多，心包腔内压力升高，渐渐地对血流动力学产生影响，主要表现为心房、心室舒张受限，舒张末期压力增高，心室充盈不足，心排血量减少。短时间内出现较多心包积液可引起心脏压塞，发生急性心力衰竭。缩窄性心包炎主要影响心脏舒张功能，心腔充盈受限，导致慢性心力衰竭。

二、诊断要点

（一）定性诊断

1. 二维超声心动图

缩窄性心包炎可见心包增厚，尤其以房室瓣环部位为著，双心房扩大，双心室腔相对缩小，吸气时室间隔舒张早期短暂向左心室侧异常运动。超声只能间接反映积液性质，如心包腔内的纤维条索、血块、肿瘤和钙盐沉着等。化脓性和非化脓性心包积液均可见到纤维条索；手术及外伤后，血性心包积液内可见血块；恶性肿瘤时，心包腔内有时可见到转移性病灶，常附着于心外膜表面（图 16-1）。

2. 彩色多普勒超声心动图

急性心包炎及少量心包积液一般对血流动力学不产生影响。较大量心包积液及缩窄性心包炎时，房室瓣口血流速度可增快。吸气时右侧房室瓣口血流增加更明显。

3. 频谱多普勒超声心动图

较大量心包积液可疑心包填塞及缩窄性心包炎时，频谱多普勒可探及较特别的血流频谱。左房室瓣口舒张早期前向血流速度明显增高，EF 斜率快速降低，舒张晚期充盈血流明显减少，形成 E 峰高尖而 A 峰低平、E/A 比值明显增大。吸气时左房室瓣口舒张早期血流峰值速度可降低。

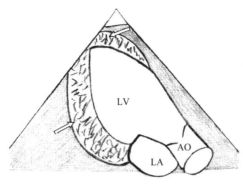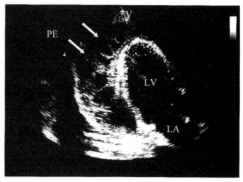

图 16-1　左心室流入流出道切面显示心包积液并发纤维索形成

LA：左心房；LV：左心室；AO：主动脉；PE：心包积液

（二）定量诊断

1. 微量心包积液（小于 50 mL）

心包腔无回声区宽为 2 ~ 3 mm，局限于房室沟附近的左心室后下壁区域（图 16-2）。

2. 少量心包积液（50 ~ 100 mL）

心包腔无回声区宽为 3 ~ 5 mm，局限于左心室后下壁区域（图 16-3）。

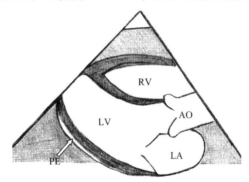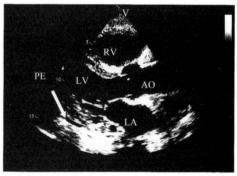

图 16-2　左心室长轴切面显示左心室后方微量心包积液

LA：左心房；RV：右心室；LV：左心室；AO：主动脉；PE：心包积液

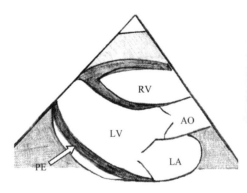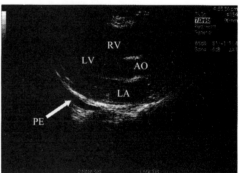

图 16-3　左心室长轴切面显示左心室后方少量心包积液

LA：左心房；RV：右心室；LV：左心室；AO：主动脉；PE：心包积液

3. 中量心包积液（100 ~ 300 mL）

心包腔无回声区宽为 5 ~ 10 mm，主要局限于左心室后下壁区域，可存在于心尖区和前侧壁，左心房后方一般无积液征（图 16-4）。

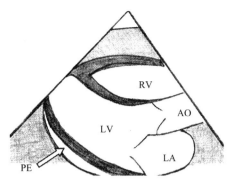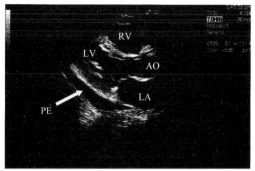

图 16-4　左心室长轴切面显示左室后方中等量心包积液
LA：左心房；RV：右心室；LV：左心室；AO：主动脉；PE：心包积液

4. 大量心包积液（300～1 000 mL）

心包腔无回声区宽为 10～20 mm，包绕整个心脏，可出现心脏摆动征（图 16-5）。

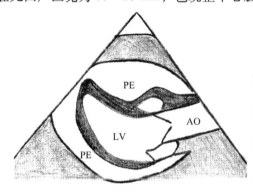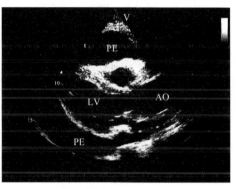

图 16-5　左心室短轴切面显示心包大量积液
LV：左心室；AO：主动脉；PE：心包积液

5. 极大量心包积液（1 000～4 000 mL）

心包腔无回声区宽为 20～60 mm，后外侧壁和心尖区无回声区最宽，出现明显心脏摆动征。

三、诊断要点

（1）正常健康人的心包液体小于 50 mL，不应视为异常。小儿心前区胸腺及老年人和肥胖者心外膜脂肪，在超声心动图上表现为低无回声区，应避免误诊为心包积液。

（2）大量心包积液或急性少量心包积液伴呼吸困难时，应注意有无心包填塞征象，如右心室舒张早期塌陷、心房塌陷、吸气时右房室瓣血流速度异常增高等。

（3）急性血性心包积液时，应注意有无外伤性心脏破裂、主动脉夹层破入心包情况，彩色多普勒有助于诊断。

（4）超声引导心包积液穿刺已广泛应用于临床，应注意选择最适宜的穿刺途径及进针深度。

四、鉴别诊断

1. 限制型心肌病

限制型心肌病的病理生理表现类似缩窄性心包炎，双心房扩大，心室舒张受限。但限制型心肌病心内膜心肌回声增强，无心包增厚及回声增强。

2. 胸腔积液

胸腔积液与极大量心包积液较容易混淆，仔细观察无回声暗区有无不张肺叶或高回声带是否为心包，有助于鉴别。

第二节　先天性心脏病

一、分流型先天性心脏病

1. 房间隔缺损（ASD）

（1）明确诊断根据：具体如下。①二维超声心动图（2DE）显示房间隔回声中断，断端清楚。通常大动脉短轴切面、心尖四腔心、胸骨旁四腔心及剑突下双心房切面，均可从不同方向扫查到房间隔。②CDFI 显示明确过隔血流。③PWD 与 CWD 频谱表现为双期连续呈三峰状频谱。④经食管超声心动图（TEE）更清楚地显示小至 2 mm 的 ASD 及很细的分流束，也能清楚显示上、下腔静脉根部缺损（图16-6）。

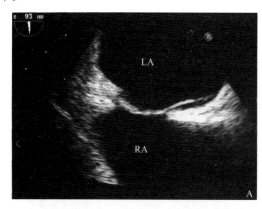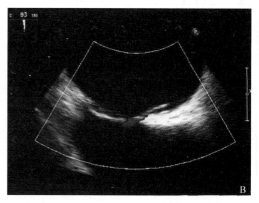

图 16-6　经食管超声心动图

A. 显示房间隔中部卵圆孔未闭的形态；B. 彩色多普勒显示存在左向右微少量分流

（2）血流动力学依据：房水平左向右分流，右室前负荷增大，右心扩大。三尖瓣、肺动脉瓣血流量增多，流速增快。ASD 患者通常肺动脉压不高，三尖瓣反流压差一般在正常范围或略高于正常。如果三尖瓣反流压差增高明显，要考虑是否并发其他导致肺动脉高压的原因或者为特发型肺动脉高压。

（3）分型：原发孔型（Ⅰ孔型）ASD 位于十字交叉处；继发孔型（Ⅱ孔型）中央型在房间隔卵圆窝周围，Ⅱ孔上腔型位于上腔静脉根部；Ⅱ孔型下腔型，位置低。Ⅱ孔混合型则是中央孔部位缺损连续至腔静脉根部。Ⅱ孔型还包括冠状静脉窦型，也称无顶冠状静脉窦综合征，是由于冠状经脉窦顶部缺失，造成血流动力学上的房水平分流。

2. 室间隔缺损（VSD）

（1）明确诊断根据：具体如下。①2DE 显示室间隔有明确中断。②多普勒检查显示有高速喷射性异常血流起自 VSD 处，走向右室。CDFI 显示分界清楚的多彩血流束，CW 测定有高速或较高速甚至低速分流频谱。见图 16-7。

（2）血流动力学依据：室水平左向右分流，肺循环血流量增加，左室前负荷增大，左心扩大。

（3）VSD 分型：根据所在部位分为以下三型。①漏斗部：包括干下型、嵴内型、嵴上型。②膜周型：包括范围最广，只要缺损一侧为三尖瓣环均称为膜周型，缺损可朝向漏斗间隔（嵴下型），也可朝向流入间隔（隔瓣下型），也可仅仅累及膜部（膜部型）。③低位肌部：称为肌部型。

3. 动脉导管未闭（PDA）

（1）明确诊断根据：具体如下。①2DE 显示未闭动脉导管。用大动脉短轴切面稍上显示主动脉及左、右肺动脉分叉。PDA 常位于主动脉弓降部横切面与肺动脉分叉部偏左侧。胸骨上窝切面也可清晰显示 PDA 走行及大小。②CDFI 检查可见双期异常血流束从 PDA 肺动脉端起始，沿主肺动脉外缘走向肺动脉瓣侧。CW 测定有双期连续性频谱。表现为从舒张期早期开始的最高峰后，继以逐渐下滑的梯形，直到第二个心动周期的同一时相又出现最高峰。其流速在无明显肺动脉高压时为 3~4 m/s，见图 16-8。

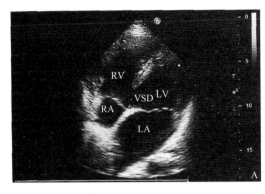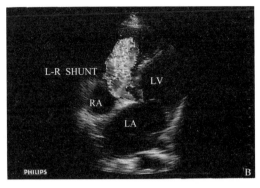

图 16-7　室间隔缺损

A. 二维图像显示膜周部室间隔缺损，断端清晰；B. 彩色多普勒显示室间隔缺损处大量左向右分流，为花彩高速血流

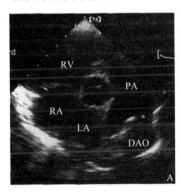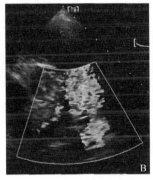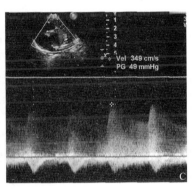

图 16-8　动脉导管未闭

A. 大动脉短轴切面，显示降主动脉（DAO）与肺动脉间存在异常通路（星号处）；B. 彩色多普勒显示自降主动脉至肺动脉的异常血流；C. 连续波多普勒显示动脉水平的连续性分流信号

（2）PDA 分型：分为以下三型。①管型：2DE 显示 PDA 如小管状，连接主、肺动脉。②漏斗型：PDA 的主动脉端较大，进入肺动脉的入口小。根据 2DE 图形可测两个口的大小和长度。③窗型：PDA 几乎不能显示，仅见主动脉与肺动脉分叉部血流信号相通。

4. 心内膜垫缺损（ECD）

（1）明确诊断根据：具体如下。①完全型（CECD）时，2DE 四腔心显示十字交叉部位 ASD 与 VSD 两者相通。二尖瓣前叶于隔叶形成前、后共瓣回声，横跨房、室间隔，房室瓣口通向两侧心室。追查有无腱索及腱索附着部位，可分型诊断。部分型（PECD）中 ASD 并发二尖瓣前叶裂时，2DE 能显示其裂口，在四腔心切面上可见正常时完整且较长的二尖瓣前叶中部出现中断。左室长轴切面可见二尖瓣前叶突向左室流出道。在左室右房通道时，2DE 四腔心显示三尖瓣隔叶附着点间的房室间隔缺损。②CDFI 能清楚显示血流量增加。在 CECD 时，血流在四腔之间通过共瓣交通，当肺动脉高压不严重时，以左向右分流为主。PECD 左室右房通道时，在右房内可见起自缺损部的收缩期高速血流束，横穿右房。二尖瓣裂时在裂口处可见朝向左房的反流束（图 16-9、图 16-10）。

（2）分型：有部分型（PECD）和完全型（CECD）两类。PECD 包括 I 孔 ASD、ASD 并发二尖瓣前叶裂、左室右房通道。完全型即十字交叉部完全未发育形成四个心腔交通，包括共同房室瓣、ASD 与 VSD 相连。CECD 又进一步为 Resteil A、Resteil B、Resteil C 三型。Resteil A 型共瓣有腱索附着室间隔顶端，即 VSD 下缘；Resteil B 型共瓣腱索越过室间隔至右室室间隔面；Resteil C 型共瓣无腱索附着。

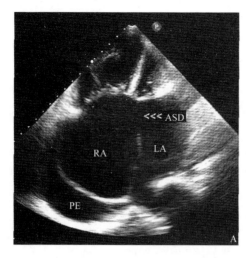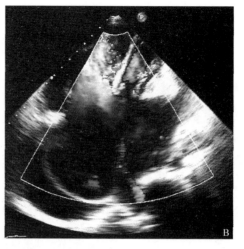

图 16-9　部分型心内膜垫缺损心尖四腔心切面

A. 原发孔型房间隔（ASD）缺损；B. 房水平左向右分流；PE：心包积液

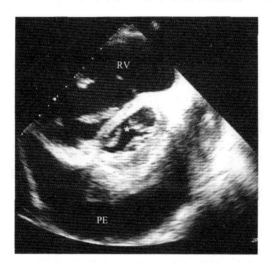

图 16-10　部分型心内膜垫缺损

＊：二尖瓣短轴切面示二尖瓣前叶裂；PE：心包积液

二、异常血流通道型先天性心脏病

1. 主动脉窦瘤破裂（RAVA）

（1）明确诊断根据：具体如下。①2DE 显示主动脉根部瓣环以上窦壁变薄，局限性向外突出，可能突入相邻的任一心腔。瘤壁最突出部位可见小破口。②CDFI 在与 2DE 显示瘤壁的同一切面上可见异常血流色彩充满窦瘤并流入破裂的心腔，为双期连续型的高速血流。CW 频谱可证实血流速度在 3～4 m/s，舒张期更清楚。如窦瘤破入右房或左房，则呈射流。CDFI 表现为细束样从破口处穿过心房腔，直达心房外侧壁。③RAVA 常并发窦部下室间隔沿瓣环形成的新月形 VSD。2DE 观察时需仔细寻查瓣环与室间隔间的延续性。CDFI 可增加发现并发有 VSD 的敏感性，它表现为细小但流速仍较高的单纯收缩期血流。

（2）血流动力学诊断依据：多数窦瘤破入右心系统，属左向右分流类心脏病。有明显的左心容量负荷增加表现。

（3）分型：主动脉有 3 个窦，即左、右及无冠状动脉窦。3 个窦均可能发生窦瘤，其破入不同。最常见的是右窦瘤破入右室流出道、右室流入道或右心房，其次是无冠窦破入右室流入道或右房。

2. 冠状动脉瘘（CAF）

（1）明确诊断根据：具体如下。①2DE 显示右或左主冠状动脉显著增宽，容易辨认，可沿其走行追查，常见扩张的冠状动脉在很长的一段途径中显示清楚，但难以追查到瘘口处。瘘多埋藏在心肌组织中，受2DE分辨力所限，显示不清。较少情况可见瘘口边缘，则有利于诊断。②CDFI的应用显著提高本病超声确诊率。在扩张的冠状动脉内，血流显色及亮度增加，舒张期更清楚。沿其走行可追查到瘘口。从瘘口处射出的血流时相，因其所在心腔不同，在右房者呈双期连续，在右室者也为双期但收缩期较弱，如瘘口在左室，则分流仅出现于舒张期。CW检查血流速度也较高，为3～4 m/s。

（2）血流动力学诊断依据：分流部位随冠状动脉瘘口位置而定，漏到右房则为左室向右房分流，右心容量负荷增加。瘘口在左心，则在左室和主动脉间有附加循环，左室增大及搏动更明显。

3. 肺静脉异常回流（APVC）

APVC有完全型（TAPVC）及部分型（PAPVC）肺静脉异常回流。本文介绍完全型肺静脉异常回流的诊断。

（1）明确诊断根据：具体如下。①2DE的四腔心切面，在左房后上方显示一个斜行的较粗的管腔，为共同肺静脉干（CPV），是TAPVC的重要诊断根据，正常的肺静脉回声已不存在。如为心内型TAPVC，可见CPV与右房直接相通或向后倾探头，可见CPV汇入冠状静脉窦；如为心上型，需沿CPV向上方扫查垂直静脉（VV），但难以成功。心下型TAPVC，也可能汇入门静脉，能显示门静脉或肝静脉扩张、下腔静脉扩张等。四腔心切面可同时显示必有的ASD。②CDFI可以显示异常血流途径，从CPV进入VV，再入左无名静脉，然后汇入上腔静脉。VV内血流为向上行与永存左上腔静脉向下行的血流方向正相反。PW分析与正常静脉血流类似。③CDFI可证实大量的房水平右向左分流。

（2）血流动力学诊断根据：由于肺静脉血未回流入左房而进入右房，左心前负荷减小，右心前负荷增大。左心依赖房或室水平分流提供的血液输入体循环，故患者均存在缺氧。

（3）分型：可分为以下三型。①心上型：血流通过上腔静脉进入右房。②心内型：血流经冠状静脉窦或直接引入右房。③心下型：血流经下腔静脉入右房。各型TAPVR，均有ASD，右房混合血经ASD引入左房供应体循环。

4. 永存共同动脉干（TA）

TA指单一的动脉干发自心室并由它分出冠状动脉、体循环动脉及肺动脉。

（1）明确诊断根据。①2DE显示单一的动脉干，类似主动脉位置但明显增宽且靠前。无右室流出道及肺动脉瓣回声。根据肺动脉发出的起点及型式，TA分三型：Ⅰ型的主肺动脉发自TA的根部，2DE显示TA呈分叉状；Ⅱ型，左、右肺动脉分别起自TA较高部位，需要仔细扫查；Ⅲ型的2DE图像不易显示，因其供应肺循环的血管可能为支气管动脉或其他较小的动脉。②2DE的第二个特点是明确的VSD，在TA的下方，两者形成骑跨关系。③CDFI显示双室血流共同汇入增宽的动脉干内。血流动力学为左向右分流特点，二尖瓣血流量增加（图16-11）。

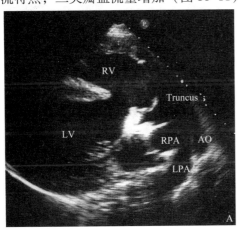
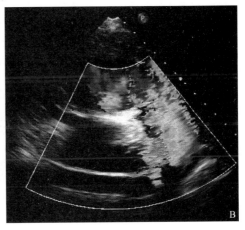

图16-11　永存共同动脉干（Ⅰ型）

A. 显示室间隔缺损，共同动脉干远端分出主动脉和左、右肺动脉；B. 彩色多普勒，远场可见胸主动脉回声。Truncus：共同动脉干；LPA：左肺动脉；RPA：右肺动脉

（2）血流动力学诊断依据：两根动脉均接收双心室血流，左房、左室扩大，右室也增大，均并发肺动脉高压，肺血管病变程度严重。

三、瓣膜异常血流受阻为主的先天性心脏病

1. 左侧三房心

三房心常见类型为左房内隔膜，称左侧三房心。声像图表现如下（图16-12）。

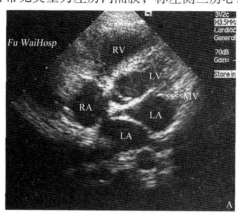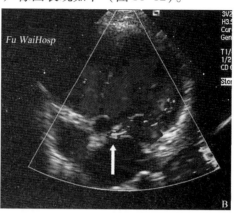

图 16-12　左侧三房心

A. 左侧胸骨旁四腔心切面示左房内隔膜样回声将左房分为副房和真房；B. 彩色多普勒，箭头为血流由此从副房进入真房

（1）明确诊断根据：具体如下。①2DE 四腔心切面显示左房内有异常隔膜回声，将左房分为上下两腔（副房与真房）。上部接受肺静脉血通过隔膜孔入下部，下部通向二尖瓣口。隔膜位于左心耳及卵圆窝后上方，可与二尖瓣上隔膜鉴别。可能伴有 ASD 但不是必有的并发症。②CDFI显示副房内血流受阻，显色较暗。隔膜孔常较小，血流通过时形成高速湍流。

（2）血流动力学诊断依据：由于隔膜构成对左房血流的阻力，副房增大明显，左室血流量相对低，形成二尖瓣狭窄时的房大、室相对小的状态。

2. 三尖瓣下移畸形（Ebstein 畸形）

病理改变不尽相同。瓣环与三个瓣叶同时下移者少见，多见隔叶和（或）后叶下移，前叶延长，也有隔叶或后叶全或部分缺如者。声像图表现如下（图16-13）。

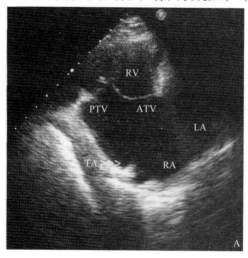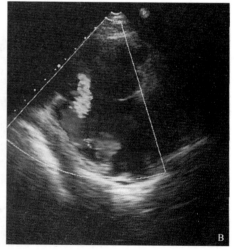

图 16-13　三尖瓣下移畸形

A. 三尖瓣后叶附着点离开三尖瓣环向下移位；B. 三尖瓣反流；此患者同时并发存在房间隔缺损。ATV：三尖瓣前叶；PTV：三尖瓣后叶；TA：三尖瓣环

（1）明确诊断根据：具体如下。①2DE 四腔心切面显示三尖瓣隔叶下移，与室间隔左侧二尖瓣的附着点距离加大，相差 1 cm 以上。右室流入道长轴切面上，可见后叶下移，明显靠近尖部，低于三尖瓣及三尖瓣前叶附着点。有时不能扫查到隔叶或后叶回声。有时下移瓣叶斜行附着室壁，可能一端下移轻，而另一端严重下移。②CDFI 常呈现右室腔及右房腔伴长的三尖瓣反流束，起自近心尖，甚至已到流出道的三尖瓣口，反流通过房化右室部分到真正的房腔内（图 16-14）。

（2）血流动力学诊断依据：三尖瓣关闭不全，整个右房腔（包括房化右室部分）明显增大。不下移的三尖瓣前叶活动幅度也明显增大，形成房化右室，部分室间隔活动异常。

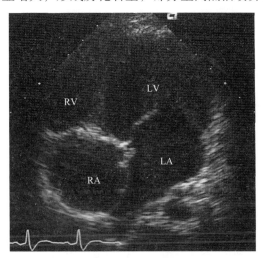

图 16-14　三尖瓣闭锁
心尖四腔心切面显示右房与右室间无连接关系（无瓣膜回声），右室缩小

3. 三尖瓣闭锁（TVA）

三尖瓣闭锁时可并发大动脉转位，右室流出道狭窄或闭锁。根据其并发症程度详细分型。

（1）明确诊断根据：具体如下。①2DE 最佳选择切面为四腔心，三尖瓣回声波——无孔的薄隔膜或较厚的肌纤维性的致密回声带（图 16-14）。同时有较大的 ASD 和 VSD 并存。②C-UCG 检查时可见对比剂回声出现于右房后全部通过 ASD 进入左房，通过二尖瓣入左室；一部分通过室间隔缺损进入右室。

（2）血流动力学诊断依据：右房、室间无血流通过，右室依赖室水平分流提供血压，故右室发育差，肺动脉和瓣往往存在狭窄或闭锁，统称为右心系统发育不良综合征。

4. 肺动脉瓣及瓣上狭窄

先天性肺动脉瓣狭窄常为瓣上粘连，开放时呈"圆顶"样，顶端有小口可使血流通过。肺动脉可见狭窄后扩张，大动脉短轴和右室流出道长轴切面可证实这种特征。瓣上狭窄如为隔膜型，在 2DE 显示在瓣口上方，从两侧壁均可见隔膜回声，其中央回声脱失处为孔。管型瓣上狭窄时，在肺动脉瓣上的主肺动脉腔突然变细如管状，其后的肺动脉径又恢复正常。CDFI 检查，有起自狭窄口的多彩血流束显示，CW 证实其为高速血流，见图 16-15。

5. 右室流出道狭窄与右室双腔心

有高、中、低右室流出道狭窄，右室双腔心的狭窄处在右室体部。2DE 的左室长轴切面、右室流出道长轴切面及肋下区，右室流入道至流出道到肺动脉切面，均可显示上述特征。各处狭窄多为肌性，少数为隔膜样。前者在 2DE 上呈现粗大肌性回声突向右室或右室流出道腔内；后者多见于瓣下区，为隔膜样回声从壁发出，中间孔径较小阻滞血流。CDFI 和 CW 可见发自狭窄水平的高速血流。右室双腔心的异常血流束起自右室流出道下方，相当于右室调节束水平。狭窄前部右室壁明显增厚（图 16-16）。

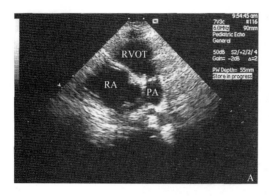 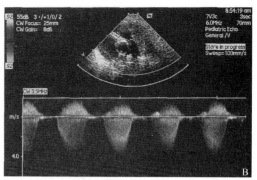

图 16-15 肺动脉瓣狭窄

A. 大动脉短轴切面显示肺动脉瓣增厚、回声增强；B. 为连续波多普勒，显示跨肺动脉瓣高速血流信号

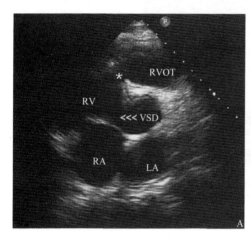 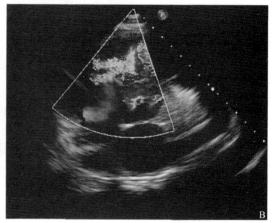

图 16-16 右室双腔心

A. 类似胸骨旁四腔心，显示室间隔缺损下方的右室内粗大肌束（＊）；B. 彩色多普勒，显示血流通过此处时加速

6. 主动脉瓣及瓣上、瓣下狭窄

先天性主动脉瓣狭窄常由二瓣化引起。2DE 大动脉短轴可见主动脉瓣仅有两叶，关闭呈"一"字形，失去正常"Y"形。也有的为三瓣叶的交界粘连。瓣上狭窄时，在主动脉瓣以上，见有狭窄段或隔膜回声。瓣下狭窄时常见主动脉瓣下隔膜，在左室长轴切面上，可见室间隔及二尖瓣前叶各有隔膜样回声突入左室流出道。CDFI 在狭窄水平出现湍流的多彩血流信号，CW 可证实其为高速血流。瓣上狭窄常见于 Williams 综合征，以瓣上环形狭窄为主，血流动力学与主动脉瓣狭窄类似（图 16-17、图 16-18）。

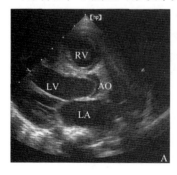 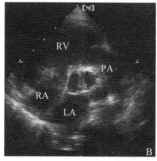 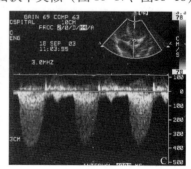

图 16-17 先天性主动脉瓣狭窄

A. 胸骨旁左室长轴切面，显示主动脉瓣开放时呈穹隆状；B. 胸骨旁大动脉短轴切面，显示主动脉瓣呈二瓣化；C. 连续波多普勒，显示跨主动脉瓣的高速血流信号

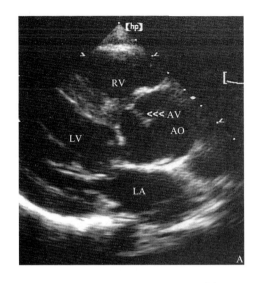
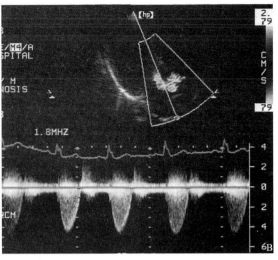

图 16-18　主动脉瓣下狭窄
A. 胸骨旁左室长轴切面示主动脉瓣下隔膜；B. 连续波多普勒示跨主动脉瓣下隔膜处的高速血流信号

四、综合复杂畸形

涉及大动脉、心室及瓣膜等心脏多种结构的病变。

1. 单心室（SV）

（1）分型诊断：一般分为左室型、右室型单心室和共同心室。可能并发左位型或右位型大动脉转位，也可能仍保持正常动脉关系。

（2）明确诊断根据：具体如下。①2DE 心尖四腔心切面无正常室间隔回声，显示一个大心腔接受两个心房供血，此即为 SV 的主腔。左室型 SV 可有小流出腔在主腔的前或后方。②2DE 左室长轴及大动脉短轴可判断 SV 是否并发大动脉转位。③CDFI 显示主腔血流通过球室孔进入流出腔，再通向主动脉。④2DE 及 CDFI 可明确房室瓣异常情况，鉴别是一组房室瓣供血（二尖瓣或三尖瓣）；另一组房室瓣闭锁或为共同房室瓣。

（3）血流动力学诊断依据：房室水平血压完全混合。体循环血压为混合血，患者均存在不同程度的缺氧。如果没有肺动脉瓣狭窄同时存在，肺循环则承受与体循环相同压力的血流量，早期便出现肺动脉高压，肺血管病变进行性较重，很快便成为不可逆改变。

2. 法洛四联症（TOF）

（1）明确诊断依据：具体如下。①2DE 左室长轴切面能全部显示 TOF 的 4 个特征，包括主动脉位置前移，与室间隔延续性中断，主动脉骑跨于室间隔上；嵴下型或干下型室间隔缺损；右室流出道狭窄；右室肥厚。与右室双出口鉴别时，可见主动脉瓣与二尖瓣前叶仍有纤维延续性。②2DE 大动脉短轴切面及右室流出道，包括主肺动脉及左右肺动脉的长轴切面，可分段确定其狭窄部位及腔径测值，明确其发育情况，判断手术治疗可行性。③CDFI 显示主动脉下 VSD 有双向分流。收缩期，双室血流均进入主动脉，少量右室血流进入肺动脉。肺动脉瓣狭窄的高速血流，可用 CW 定量测定，其流速可达 4 m/s 以上。

（2）血流动力学诊断依据：由于肺动脉瓣、瓣下狭窄，右室后负荷增大，右室壁增厚，右室扩大。TOF 时以右向左分流为主，右室壁搏动强心泵功能呈右室优势型，为确定手术适应证，须定量测定左室壁厚度、腔大小及左室泵功能。

3. 完全型大动脉转位（D-TGA）

D-TGA 的主要病理特征是主动脉向前移位并与右心室相通；肺动脉则与左室相通。D-TGA 需要有心内或大动脉间血流分流才能维持生命，最常并存的分流是 VSD 的室水平分流。

明确诊断根据：具体如下。①2DE 大动脉短轴表现主动脉位置前移与肺动脉同时显示两个动脉横断面。两者呈右前、左后排列，少见有前、后或左前、右后排列者。左室长轴或五腔心切面显示肺动脉出自左室，肺动脉瓣与二尖瓣有纤维延续性。主动脉出自右室，主动脉下圆锥与房室瓣远离。②2DE 左室长轴或四腔心切面显示干下型或膜周部 VSD，也可能显示 ASD。③C-UCG 法时经静脉注射对比剂，在右房、左室显示回声后迅速进入左房或左室。④D-TGA 常伴有肺动脉瓣或肺动脉狭窄。

4. 功能校正型大动脉转位（CTGA）

大动脉转位规律同 D-TGA。本病主要特点是心室转位，虽然主动脉出自解剖右室但接受左房血，而肺动脉出自左室却接受右房血。结果保持正常体肺循环通路，故称功能校正型大动脉转位。

明确诊断根据：具体如下。①大动脉转位：心尖五腔心切面可显示主动脉出自解剖右室；肺动脉出自解剖左室。大动脉短轴切面显示主动脉位置前移，一般位于肺动脉左前方。肺动脉可能正常或有狭窄。②心室转位称心室左袢，即右室转向左前方。2DE 可鉴别解剖右室与左室。前者与三尖瓣共存，且室内肌小梁丰富而粗大，有多条肌束。左室与二尖瓣结合，左室内膜光滑，回声呈细线状，显示整齐清晰。三尖瓣特点是可找到 3 个瓣叶，四腔心切面可见隔叶起点比二尖瓣前叶起点低 5～10 mm。③2DE 可显示其常见并发症 VSD、ASD、PDA 等。

5. 右室双出口（DORV）

为不完全型大动脉转位，两个动脉同时出自右室，是介于 TOF 与 D-TGA 之间的动脉位置异常。两个动脉间的位置关系变化较多，关系正常时类似 TOF，区别是主动脉骑跨超过 50%，甚至完全起自右室。关系异常时类似于 D-TGA，只是肺动脉大部分起自右室。肺动脉骑跨于室间隔缺损之上者又称 Tossing's 病。DORV 均有 VSD 并存，VSD 位置可以多变，如主动脉瓣下、肺动脉瓣下、远离两大动脉等。

（1）明确诊断根据：具体如下。①2DE 显示两大动脉并列有前移，均起自右室，或一支完全起自右室，另一支大部分起自右室。大动脉关系可正常或异常。大动脉短轴表现为两个动脉横断面同时显示在图的前方。心尖四腔心切面可显示两大动脉根部位置及与心室的连接关系。②左室长轴或心尖四腔心切面证实有并存的 VSD。③DORV 时左心室的唯一出口是 VSD，也是肺循环血流的出口。CDFI 表现为显著的左向右分流，在 VSD 处显示明亮的阻隔血流信号。

（2）血流动力学辅助诊断依据：DORV 心室水平双向分流，但两大动脉均起自右室，右室血流量明显增加，右室增大显著，右室壁增厚。如果不存在肺动脉瓣、瓣下狭窄，早期即可出现肺动脉高压，并进行性加重。

6. 心脏位置异常分类及符号

由于胚胎发育过程中，心脏是由原始心血管扭曲及部分膨大形成，故发育异常时，心脏位置及心腔相互间位置关系可能异常。

（1）整体心脏异位：包括胸腔外颈部心脏、腹腔心脏及胸腔内右位心等。

（2）正常心脏为左位心，用"L"表示，心脏随内脏转位至右侧胸腔，称右位心，用"R"表示。内脏不转位单纯心脏旋至右胸，称单发右位心或右旋心，用"R"表示。内脏已转位，但心脏保留在左胸时，称单发左位心或左旋心，用"L"表示。

（3）心脏所属心房、心室、大动脉间的位置关系也可能有多种变化

1）心房位置：①心房正位（S）。②心房反位（I），正位即指右心房位于右侧，左心房位于左侧，反位即表示心房位置与正位相反。

2）心室位置：①心室右袢（D），正常左位心，右室在心脏右前方位置称右袢。②心室左袢（L），为右位心时右心室位于左前方。

3）大动脉位置：①正常（S）。②右转位（R）。③左转位（L）。

第三节　心脏瓣膜病

超声心动图是心脏瓣膜病最重要、最常用的影像学评价方法，在评价心脏杂音、四组瓣膜的狭窄与

反流、瓣膜修复或置换后的功能、感染性心内膜炎等方面均非常有意义。通过发现瓣膜的结构异常（如纤维化、钙化、粘连、血栓或赘生物附着）与运动异常（如瓣叶固定不动、连枷样运动、瓣叶脱垂、修复瓣膜的撕裂），并结合多普勒检测的血流动力学参数、超声心动图，可以为瓣膜病诊断的确立与病因等提供极其重要的信息，同时可对心脏的大小与功能进行观察，对心室的代偿情况进行评价。只要条件允许，临床上所有瓣膜病诊断的建立及病情评估都需参考超声心动图检查结果。近年来临床观察发现，即使不造成明显血流动力学变化的瓣膜病变也有明确临床意义，如主动脉瓣硬化与钙化、二尖瓣环钙化与脂代谢异常、心肌灌注异常，甚至生存率降低相关；大规模人群观察显示动脉硬化危险因素与主动脉瓣钙化独立相关。因此超声心动图除了在传统瓣膜病评估中发挥重要作用外，还可能通过评价瓣膜结构变化而成为评价代谢综合征、动脉粥样硬化进展的重要替代方法。

心脏四组瓣膜的基本功能是保证心动周期中血液在心腔内及心脏与大血管间通畅地正向流动。瓣膜病变在血流动力学效应上无一例外地表现为反流、狭窄，或二者兼具。

一、瓣膜反流

瓣膜反流或称关闭不全，可由多种病因造成，包括感染、退行性变、钙化、纤维化、瓣膜支撑结构变化、瓣环扩张等。病变导致瓣叶对合不良，或脱垂、连枷、运动受限、穿孔，造成瓣叶在本应闭合的心动周期时相（二尖瓣、三尖瓣于收缩期，主动脉瓣、肺动脉瓣于舒张期）出现反流。微量至少量的瓣膜反流在正常人群中常见，且随年龄增长而更多发。多普勒技术因敏感性极佳而可发现这些听诊不易发现的生理性反流。Klein 等应用彩色多普勒血流显像对一组正常志愿者的观察发现，少量反流在二尖瓣、主动脉瓣、三尖瓣、肺动脉瓣的发生率约为 48%、11%、65%、31%，无性别差异，但主动脉瓣反流通常不发生于 50 岁以下的正常人。生理性反流者瓣膜结构、心腔大小正常。

（一）二维与 M 型超声

二维与 M 型超声用于评价瓣膜结构，以及因反流所致容量负荷增加而造成的受累心腔扩大、肥厚、功能障碍等情况。

瓣叶增厚、粘连、钙化、运动受限、脱垂、连枷运动、赘生物形成等造成反流的病理改变易在二维超声检查中发现。心腔扩大情况由反流持续时间、反流严重程度等因素决定，如慢性明显反流（中度以上）可造成受累心腔扩大、肥厚，而急性反流即使为重度反流，受累心腔常常并无明显扩大。

（二）多普勒超声心动图

多普勒超声用于发现瓣膜反流、测量血流动力学参数、评价反流程度。

1. 彩色多普勒血流显像（CDFI）

CDFI 可直观地显示反流信号，表现为与瓣口正向血流方向相反、时相不同的异常血流束。传统上通过反流束的最大面积半定量评估反流程度，但需考虑到反流持续时间也影响反流量大小，有时反流并非全收缩期（二尖瓣、三尖瓣）反流或全舒张期（主动脉瓣、肺动脉瓣）反流，如二尖瓣脱垂时反流可只发生于收缩中晚期，在反流束最大面积相同的情况下，反流量很可能少于全收缩期反流。CDFI 显示的反流束面积大小虽与反流程度密切相关，但准确评估反流程度应对反流信号的 3 个组成部分（图 16-19）进行综合观察与分析。

（1）反流束：在接受反流的心腔内观察到反流束是瓣膜反流的直接征象。通常反流束面积越大反流程度越重，故可通过反流束面积大小半定量评估反流程度。但反流束面积受探头频率、仪器设置（尤其是脉冲重复频率与彩色增益）、瓣膜病变情况、生理状态等因素影响明显，因而单独依赖反流面积评价反流程度可能造成明显误差。反流束面积与脉冲重复频率成反比，常规检查应将尼奎斯特极限设置为 50~60 cm/s，彩色增益调节为心腔内不出现噪声斑点的最大增益。反流束所显示的彩色信号并非完全为反流血液的信号，因反流血液以高速进入接受心腔后，将推动心腔内原有血流沿反流方向四散运动，即彩色反流束面积包含反流血液与外周被其推动的心腔内血液两部分所产生的多普勒信号。故在反流量相同的情况下，偏心型反流的反流束面积会比中央型者明显小，因偏心反流撞击接受心腔的心壁而消耗能量，对心腔内血液的推动减小。偏心型反流常提示反流束对侧瓣叶存在结构异常，如脱垂、连枷、穿孔等。此外，反流束面积还受流率与压力等生理因素影响，瓣口压差增大，反流增加，因此了解患者检查当时的血压情况有助于全面评价左心瓣膜反流量。

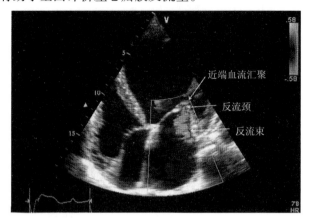

图 16-19　二尖瓣反流彩色多普勒血流显像

对反流信号的 3 个组成部分：反流束、反流颈、近端血
流汇聚进行综合观察与分析，有助于准确定量反流程度

（2）反流颈：反流颈是反流血流行程中最窄的部分，位于反流通过的瓣口处或紧邻其下游。由于边界效应影响，反流颈略小于解剖反流口。反流颈的面积等于有效反流口面积（EROA）。反流颈的大小不受流率、压力影响，受技术条件（如脉冲重复频率）影响很小，因而可更准确地反映反流程度。但反流颈大小有可能在心动周期中有动态变化。因反流颈直径通常较小（很少超过 1 cm），所以很小的测量误差即可对反流程度判断的准确性造成显著影响，故对测量精确度的要求较高。检查时应使用尽可能小的彩色取样框（增加时间分辨力），放大图像（使用 zoom 功能），在能够探及最大反流颈的切面（可为非标准切面）测量反流颈直径。

（3）近端血流汇聚（或近端等速面，PISA）：在反流发源的心腔内，当反流血流向反流口汇聚时，速度逐渐增高，形成以反流口为中心、由远及近、半径逐渐减小的半圆形等速面。在反流量较大的情况下，CDFI 可以观察到由于尼奎斯特极限所致的多层红蓝相间的半圆形等速面，靠近反流口的第一次色彩反转处的血流速度即为尼奎斯特极限速度 v_a，测量反流口到该处的距离即为该等速面的半径 r。假设等速面在空间上为半球形，则其面积 $= 2\pi r^2$；通过该等速面的反流流率（mL/s）为 $2\pi r^2 \cdot v_a$，且与反流口的流率相等；使用连续多普勒（CW）测量反流最大流速 v_{reg}，即可算得最大有效反流口面积（EROA）：

$$EROA = (2\pi r^2)/v_{reg}$$

PISA 法测量 EROA 在偏心反流中不及中央型反流准确。此外如反流口不规则，等速面的基底不是平面（不等于180°），则须乘以其角度加以校正。实际测量中还须恰当调节尼奎斯特极限（降低尼奎斯特极限或将基线调向反流方向）。但并非所有反流信号均能分辨满意的等速面与反流口，PISA 法的普及应用还有待更多经验积累与技术改进。

2. 脉冲多普勒（PW）与连续多普勒（CW）

使用 PW 获取瓣环处的速度频谱，包络勾画频谱、测量一个心动周期的瓣环处血流速度—时间积分（VTI）；再使用二维超声测量瓣环的直径（d），即可计算每搏输出量（SV）：SV = 半环面积 × VTI = $(\pi d^2/4)$ × VTI。使用该公式的前提是假设瓣环为圆形，三尖瓣环因形态不规则而不适用该公式。在没有反流与分流、心律规则的正常人中，使用该方法在二尖瓣环处、主动脉瓣环处、肺动脉瓣环处测量的 SV 均应相等。而存在反流的瓣膜，其 SV 将大于无反流瓣膜的 SV。据此可计算反流容积、反流分数及 EROA：

$$反流容积 = SV_{反流瓣膜} - SV_{非反流瓣膜}$$

$$反流分数 = (SV_{反流瓣膜} - V_{非反流瓣膜})/SV_{反流瓣膜}$$

$$EROA = 反流容积/VTI_{反流}$$

其中，$VTI_{反流}$ 为由 CW 频谱测量的反流 VTI。

（三）反流程度定量

轻度反流通常为良性临床病程，而重度反流将造成心腔重构、死亡率增高。准确评价反流程度对临床治疗决策的选择与预后评估非常重要。然而虽有上述诸多参数可供参考，定量评价反流程度仍非易事。因受图像质量、测量者经验、参数本身在理论上的不足等因素影响，各种参数测量虽可为定量反流程度提供重要参考依据，但对其准确性与局限性仍应有充分认识。检查当时的临床情况（如血压、用药情况）也会对反流定量产生影响。工作中可综合多普勒参数、心腔大小、患者临床情况等，对反流量进行轻度、轻~中度、中度、中~重度、重度等分级。

（四）各瓣膜反流特点

1. 二尖瓣反流

二尖瓣装置包括瓣叶、瓣环、腱索、乳头肌、乳头肌所附着的室壁。装置的任何部位病变或功能失调都可导致二尖瓣反流的发生。常见病因包括风湿性心脏病、脱垂、连枷、腱索断裂、乳头肌功能失调或断裂、瓣环钙化、瓣叶裂、感染性心内膜炎、穿孔等。

功能性二尖瓣反流者二尖瓣叶结构并无异常，反流由左室重构造成。多见于缺血性心脏病、扩张型心肌病等，常为中央型反流。左室重构导致室腔扩大、瓣环扩张，乳头肌空间移位而与瓣叶间距离增大，腱索紧张而牵拉瓣叶致其闭合不良，缺血导致的节段性室壁运动不良与乳头肌功能障碍是功能性二尖瓣反流的常见原因。

二尖瓣脱垂常为瓣叶黏液样变性的结果。诊断标准通常为二尖瓣叶于收缩期脱入左房侧，超过瓣环连线水平 2 mm。因二尖瓣环的立体形态类似马鞍形，所以应在胸骨旁左室长轴切面（该切面瓣环空间位置更靠近左房侧）测量脱垂瓣叶超过瓣环的距离；如在心尖四腔心切面（该切面瓣环空间位置更靠近左室侧）测量将明显增加诊断的假阳性。

2. 主动脉瓣反流

主动脉瓣反流的病因包括退行性钙化、风湿性心脏病、先天性瓣叶畸形（如二叶瓣）、主动脉根部扩张、马方综合征、感染性心内膜炎、主动脉夹层、人工瓣功能失常等。TEE 对于明确经胸检查不能明确的瓣膜病变有帮助。长期大量的主动脉瓣反流将造成左室扩大。偏心型主动脉瓣反流如冲击二尖瓣前叶可造成二尖瓣前叶舒张期震颤。M 型超声可很好地观察二尖瓣前叶的震颤、二尖瓣提前关闭、舒张期主动脉瓣开放等现象，后二者常为急性重度主动脉瓣反流、左室舒张压升高的标志。

3. 三尖瓣反流

轻度三尖瓣反流见于 2/3 以上的正常人，并无血流动力学意义，但可用以估测肺动脉收缩压。方法为使用 CW 测量三尖瓣反流最大速度时的压差（右房—右室收缩期最大压差，因收缩期肺动脉瓣开放，右室与肺动脉相通，故可认为右室压 = 肺动脉压，所以三尖瓣反流压差 = 肺动脉—右房压差），估计右房压（最简单的方法为经验估计：右房大小正常的情况下，右房压为 5 mmHg，右房增大时为 10 mmHg，右房显著增大并重度二尖瓣反流时为 15 mmHg），肺动脉收缩压 = 三尖瓣反流压差 + 右房压。右室流出途径收缩期存在压差时（如流出道狭窄、肺动脉瓣狭窄），此法不适用于肺动脉收缩压估测。

病理性三尖瓣反流的原因包括风湿性心脏病、脱垂、类癌瘤综合征、Ebstein 畸形、瓣环扩张、右室梗死、感染性心内膜炎（右心瓣膜受累多见于静脉不洁注射者）、三尖瓣破损等。功能性三尖瓣反流多由肺动脉高压造成，肺动脉压恢复后反流可减少或消失。右心起搏导线通常只造成轻度或轻至中度三尖瓣反流，但偶尔也可造成大量反流。

4. 肺动脉瓣反流

不同的研究报道，少量肺动脉瓣反流见于 40% ~78% 的受检者，无瓣叶结构异常与器质性心脏病证据。病理性肺动脉瓣反流少见。成人功能性三尖瓣反流多继发于肺动脉高压，常伴肺动脉扩张、右室右房扩大，多数情况下反流程度并不严重。重度肺动脉瓣反流多见于瓣叶解剖异常及瓣叶切除术后。

二、瓣膜狭窄

（一）二尖瓣狭窄

正常二尖瓣开口面积可达 $4 \sim 6 \ cm^2$，面积轻度减小时虽有解剖狭窄，但并不造成血流动力学障碍，通常面积小于 $2.0 \ cm^2$ 时引发血流动力学异常。风湿性心脏病是二尖瓣狭窄最常见的病因，其他少见原因包括退行性钙化、二尖瓣手术后、药物毒性、嗜伊红细胞增多症、赘生物等。

风湿性二尖瓣反流的超声心动图表现为：①二尖瓣叶、瓣下结构（腱索）增厚、钙化，瓣叶联合处粘连。②长轴图像中二尖瓣前叶开放时呈"鱼钩"样（或"曲棍球杆"样），后叶运动障碍，短轴图像中二尖瓣开口呈"鱼口"样。③二尖瓣口舒张期多普勒频谱 E 峰降支平缓。④左房扩大，可见自发显影，甚至附壁血栓形成。对于拟行经皮二尖瓣球囊成形术的患者，应通过评价瓣叶厚度、钙化、活动度、瓣下结构等情况进行超声积分，≤8 分者更可能从球囊扩张术中获益。

二尖瓣口面积的测量方法如下。①二维法：在胸骨旁获取二尖瓣尖（开口最小）水平短轴切面，使图像停帧于舒张期瓣叶开口最大时，在二维图中手动勾画瓣口面积。该法测得的面积最接近解剖面积，但有时难以获得满意切面，在瓣叶钙化明显、瓣口形状不规则时也难于准确测量。②压力减半时间（PHT）法：使用 CW 在心尖长轴切面中获得瓣口最大流速频谱，沿 E 峰降支（E 峰下降斜率方向）测量 PHT，通过经验公式算得面积：二尖瓣口面积 =220/PHT。并发重度主动脉瓣反流或左室充盈压增高者不适用此法。③连续方程法：因各瓣口每搏输出量相等，通过测量主动脉瓣环水平每搏输出量即可算得二尖瓣口面积，二尖瓣口面积 = 主动脉瓣环直径^2 ×0.785 ×（VTI 主动脉瓣环/VTI 二尖瓣）。并发明显主动脉瓣或二尖瓣反流者不适用此法。④PISA 法：二尖瓣口面积 =（2π × 等速半径^2 × 尼奎斯特速度/二尖瓣口峰值流速）×（等速面基底角度/180°）。除使用上述 4 种方法测量瓣口面积外，还应通过 CW 二尖瓣口舒张期频谱包络勾画法测量平均压差，通过三尖瓣反流速度估测肺动脉收缩压，以便综合各参数评价狭窄程度（表 16-1）。

表 16-1 二尖瓣狭窄定量

评价指标	轻度	中度	重度
瓣口面积（cm^2）	>1.5	1.0 ~ 1.5	<1.0
平均压差（mmHg）	<5	5 ~ 10	>10
肺动脉收缩压（mmHg）	<30	30 ~ 50	>50

（二）主动脉瓣狭窄

正常主动脉瓣为纤薄的三叶结构，开放面积为 $3 \sim 4 \ cm^2$，瓣叶间距约为 2 cm，且在收缩期持续不变。低心排或左室流出道梗阻患者可出现主动脉瓣早期关闭。主动脉瓣狭窄常见病因包括退行性瓣叶钙化、风湿性心脏病、先天性瓣叶畸形。退行性变者可见瓣叶增厚、僵硬、回声增强、开放受限。风湿性心脏病者二尖瓣也常有累及，瓣叶粘连明显。中青年患者、孤立的主动脉瓣狭窄者，常常为二叶主动脉瓣畸形，经胸检查多可明确瓣叶数目，图像不良者可行 TEE 检查。瓣膜狭窄几乎均为慢性病程。狭窄进展导致左室肥厚（室壁增厚、质量增大）、舒张功能下降，并可继发肺动脉高压。中等到重度的主动脉瓣狭窄者仍可无明显临床症状。超声心动图随访评价瓣口速度、压差、面积的进展情况及左室肥厚与收缩功能变化情况，对于瓣膜置换手术时机的选择非常重要。当重度狭窄者出现左室收缩功能下降、每搏输出量减小时，瓣口速度可降低。主动脉瓣狭窄定量见表 16-2。

表 16-2 主动脉瓣狭窄定量

评价指标	轻度	中度	重度
射流速度（m/s）	<3.0	3.0 ~ 4.0	>4.0
平均压差（mmHg）	<25	25 ~ 40	>40
瓣口面积（cm^2）	>1.5	1.0 ~ 1.5	<1.0
左室壁	正常	轻度增厚	增厚

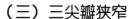

（三）三尖瓣狭窄

三尖瓣狭窄最常见的病因为风湿性心脏病。其他少见原因包括类癌综合征、肿瘤、赘生物、导管术或起搏器植入术中损伤瓣叶、瓦氏窦瘤外压、人工瓣狭窄等。正常三尖瓣口舒张期血流速度 < 1.0 m/s，平均压差 < 2 mmHg。平均压差 > 7 mmHg、PHT > 190 ms 提示重度三尖瓣狭窄。

（四）肺动脉瓣狭窄

肺动脉瓣狭窄常为孤立的先天性畸形，或为复杂先天畸形（如法洛四联症）的一部分。少见病因包括类癌综合征、赘生物、心内或心外团块（肿瘤、血栓）阻塞。使用 CW 测量瓣口流速与压差可反映狭窄程度。

三、人工瓣结构与功能的评价

人工瓣置换可使严重瓣膜病的预后得以改善，但目前的人工瓣尚不能达到与正常自体瓣相同的完美功能，故瓣膜置换术后需对人工瓣功能情况进行定期随诊评估，评价可能出现的人工瓣功能异常。需强调，置换术后人工瓣的基线功能评估非常重要，它可作为日后随诊评估瓣膜功能变化的参考依据。人工瓣种类繁多，基本类型包括机械瓣与生物瓣两大类。人工瓣与自体瓣膜的形态结构、血流动力学效应不同，且不同类型与型号的人工瓣之间血流动力学参数也不同，故检查者应在对患者人工瓣类型及换瓣手术基本方法有一定了解的基础上进行评估。

导致人工瓣结构与功能失常的情况包括撕脱、瓣周漏、赘生物形成、血栓、退行性变、人工瓣—患者不匹配等。二维超声检查可发现严重的结构与运动异常，人工瓣功能的评价更多地有赖于多普勒参数测量。对于经胸检查不能明确的病变，需行 TEE 检查。人工瓣置换术后的患者常规超声心动图检查应提供的信息包括：心室大小与功能、人工瓣形态结构、血流动力学参数（瓣口峰值流速、最大压差、平均压差、PHT 或减速时间、有效瓣口面积、肺动脉收缩压、舒张充盈类型、反流分数等）。

（一）人工瓣反流

少量反流在所有类型人工瓣中均属正常现象，为人工瓣设计特点。表现为起自瓣环支架内的细束反流，反流束方向与数目依人工瓣类型不同而不同。二尖瓣位人工瓣正常反流束面积通常 < 2 cm^2，长度 < 2.5 cm；主动脉瓣位人工瓣正常反流束面积 < 1 cm^2、长度 < 1.5 cm。

病理性人工瓣反流经常伴有瓣叶结构异常、反流束起源异常、反流量增加。评价自体瓣膜反流的方法与参数也适用于人工瓣反流的评价。以下征象提示存在严重的人工瓣反流。①主动脉瓣位人工瓣：反流束 PHT ≥ 250 ms，二尖瓣充盈类型为限制型充盈障碍，降主动脉可见全舒张期逆流，反流分数 ≥ 55%。②二尖瓣位人工瓣：二尖瓣口舒张期峰值速度增高（≥ 2.5 m/s）而 PHT 正常（≤ 150 ms），二尖瓣反流 CW 频谱亮度高，反流分数 ≥ 55%，EROA ≥ 0.35 cm^2，收缩期肺静脉逆流。

瓣周漏表现为起自瓣环支架以外的异常血流束，需与人工瓣反流鉴别。

（二）人工瓣梗阻

人工瓣开口面积小于自体瓣，所以瓣口流速总是高于相应自体瓣瓣口速度。人工瓣口的正常流速又因瓣的种类、型号、部位、心排血量等的不同而相异。评价自体瓣膜狭窄的方法与参数适用于人工瓣梗阻的评价。连续方程可用于计算人工瓣口有效面积，但 PHT 法会对人工二尖瓣瓣口面积造成高估。梗阻发生时，人工瓣叶活动常受限，但经胸检查不易清晰辨别。二尖瓣位机械瓣梗阻最常见的原因为血栓形成，表现为瓣口流速增高且 PHT 延长；主动脉瓣位机械瓣梗阻的常见原因为血管翳形成，表现为瓣口流速增高而左室流出道速度不变，后者与前者比值常 ≤ 0.2。

（三）人工瓣—患者不匹配

部分患者人工主动脉瓣有效瓣口面积与体表面积相比过小，可造成跨瓣压明显增加及相应症状。轻度不匹配定义为有效瓣口面积指数（有效瓣口面积/体表面积）> 0.85 cm^2/m^2，中度为 ≤ 0.85 cm^2/m^2 而 > 0.6 cm^2/m^2，重度为 ≤ 0.6 cm^2/m^2。为避免不匹配发生，主动脉瓣置换术前应选择瓣口面积 >（患者体表面积×0.85）cm² 的人工瓣。

四、感染性心内膜炎

感染性心内膜炎为潜在致命性疾病，6 个月病死率高达 25% ~ 30% 。依据改良的 Duke 诊断标准，主要诊断标准的确立有赖于血培养和超声心动图两项辅助检查。多发于有基础器质性心脏疾病（风湿性瓣膜病、二叶式主动脉瓣畸形、二尖瓣脱垂、先天性心脏病）、人工瓣置换、心腔内器械植入（如起搏器）、静脉吸毒（右心瓣膜感染性心内膜炎）者，但在既往健康者中也不少见。瓣膜最常受累，但也可发生于其他心内膜部位。

超声心动图检查用于发现赘生物、评价瓣膜损害所致的血流动力学异常程度及并发症（脓肿、穿孔、分流）、高危患者复查评价病情变化。经胸超声心动图检查发现赘生物的敏感性为 60% ~ 75% ，经食管超声心动图敏感性可达 95% 以上。感染性心内膜炎的直接征象如下。①赘生物（图 16-20）。"蓬草"样不规则团块，可附着于瓣叶、腱索、起搏导线、间隔缺损的低速血流侧心内膜表面，发生部位通常为高速血流的下游。在赘生物 >10 mm 的患者中，50% 以上至少会发生一次栓塞事件，二尖瓣赘生物要比主动脉瓣赘生物更易致栓塞。②脓肿。③新发的瓣膜反流、新发的人工瓣撕脱。

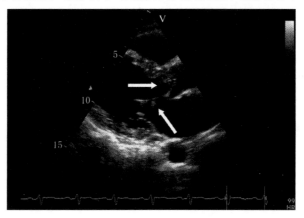

图 16-20　感染性心内膜炎二尖瓣与主动脉瓣赘生物

第十七章

消化系统疾病的超声诊断

第一节 原发性肝癌

原发性肝癌（primary hepatic carcinoma，PHC）是指发生于肝脏的上皮性恶性肿瘤。原发性肝癌发病具有明显的地域性，多发于非洲南部和亚洲，欧美、北非和中东少见。世界范围内，原发性肝癌居男性恶性肿瘤的第 6 位，居女性的第 11 位。我国是原发性肝癌的高发区，全世界每年 20 万 ~ 30 万人死于原发性肝癌，我国约占其中的 40%。高分辨率超声已能发现 <1 cm 的小肝癌。目前，国内外学者一致公认，超声是普查初筛原发性肝癌的首选方法。

原发性肝癌分为来源于肝细胞的肝细胞癌（hepatocellular carcinoma，HCC）、来源于胆管上皮的胆管细胞癌（cholangiocarcinoma，CCC），以及来源于两者的混合型肝癌（combined hepatocellular and cholangiocarcinoma，cHCC-CCC）。

HCC 占原发性肝癌的 76% ~ 97%，其病因与乙肝病毒感染、丙肝病毒感染、肝硬化等因素有关。肝细胞肝癌患者多数并发肝硬化。大体上，癌肿一般质软，常有出血坏死，偶尔发生淤胆而呈绿色。光镜下，癌细胞呈不同程度的分化，常有脂肪变。高分化者癌细胞间有丰富的血窦样腔隙，低分化者主要以实性生长类型为主，其间很少有血窦样腔隙，仅见裂隙状血管。肿瘤易侵犯门静脉，沿门静脉在肝内转移，晚期可向肝外转移。1979 年，我国肝癌病理协作组将原发性肝癌分为 4 个类型：弥漫型、块状型、结节型和小癌型。

胆管细胞癌发病率远远低于肝细胞肝癌，发病率占原发性肝癌的 2.5% ~ 24%。与肝细胞肝癌不同，胆管细胞癌无地区高发特征，很少并发肝硬化。其病因与华支睾吸虫感染、胆管结石、孤立性单房性囊肿等相关。大体上，肿瘤常为灰白、实性、硬韧的结节，结节中常见坏死和瘢痕。光镜下大多数为不同程度分化的腺癌，肿瘤常有丰富的间质反应。癌细胞常侵及汇管区、汇管区血管或神经周围，早期常循淋巴引流途径形成肝内转移或转移至局部淋巴结。晚期可经血行转移至全身各器官。大体上分为结节型、巨块型和弥漫型 3 类。

混合型肝癌是特指含有肝细胞癌和胆管细胞癌两种类型的肿瘤。其发病率低，占原发性肝癌的2% ~ 7.6%。与肝炎病毒感染有关。大体形态可分为肝细胞癌为主型、胆管细胞为主型和分离型，肝细胞癌为主型最多见。

原发性肝癌早期临床症状不明显，常在中晚期出现症状，主要包括肝区疼痛、腹胀、乏力、消瘦、发热、进行性肝大或上腹部包块等。原发性肝癌平均存活期仅为 7 个月，预后不良，常因肝衰竭、肿瘤破裂、胃肠道出血或恶病质死亡。

一、超声表现

（一）二维灰阶超声

1. 巨块型

肿块直径 >5 cm。呈圆形、椭圆形或分叶状，一般与肝实质分界清楚，周边常有低回声带、肿瘤内部多呈不均匀的混合回声或高回声，有"结中结"表现。癌肿局部向外浸润时，周围的低回声带变得模糊甚至中断不清。胆管细胞癌肿块形态多不规则或呈椭球形，无晕环征，多呈高回声，边界不清晰，其远端胆管可呈不同程度的扩张（图 17-1）。

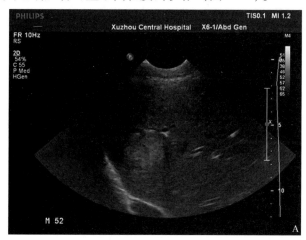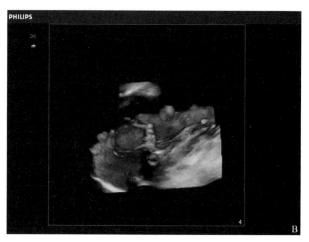

图 17-1　肝细胞癌（灰阶及三维图像）

2. 结节型

肿块直径为 3～5 cm，一个或多个圆形或椭圆形，边界较清晰，边缘多有低回声声晕，有时可见侧方声影。肿块以不均匀高回声或低回声多见，可见"镶嵌"样结构。胆管细胞癌多为类圆形或不规则形，可呈高回声、等回声或低回声，边界不清晰，偶可见低回声晕环，其远端胆管多扩张。

3. 弥漫型

肝细胞肝癌者肝脏体积增大，形态失常，边缘呈结节状，肝内正常纹理结构紊乱。肿块弥漫分布于整个肝脏，大小不一，分布不均匀，有的呈不规则斑块状分布。肿瘤结节边界不清，周缘无声晕，内部回声强弱不等，以不均匀低回声多见。肝内门静脉管壁显示不清及残缺，常可见管腔内充填实性癌栓。胆管细胞癌肿块大小不等、形态不一，自低回声至高回声不等，常伴有肝内胆管扩张。

4. 小癌型

癌结节 <3 cm。癌结节多呈圆形或椭圆形，70% 癌结节为低回声，也可为等回声、高回声及混合回声，内部回声一般随着肿瘤体积增大，而有低回声到等回声、高回声、混合回声的变化。癌结节边界清楚，轮廓线较光整，周边多有低回声的声晕，声晕较完整，宽度可达 1～3 cm。有时小肝癌可呈"镶嵌"样回声。多数小肝癌后方回声轻度增强，可见侧方声影。

（二）多普勒超声

肝细胞肝癌的生长进程不同，肿瘤的血液供应特点不一。高分化型肝细胞肝癌具有低肝动脉和低门静脉双重血供，肿瘤血供经肝静脉流出，CDFI 可见瘤内或其边缘低弱的搏动性及稳态血流信号，血流频谱显示为低速的肝动脉及门静脉，有时可见肝静脉血流频谱。低分化肝细胞肝癌主要由肝动脉供血，经门静脉流出，CDFI 可见瘤内或其边缘较丰富的搏动性及稳态血流信号，血流频谱多为高速高阻的动脉血流，峰值血流速度可达 70～90 cm/s，搏动指数 >0.5，有时可见流出的门静脉血流。

肿瘤较大时，周边可见半环绕血流信号或受压移位的肝静脉、门静脉血流。肿瘤侵犯血管发生动静脉瘘时，引起较大的压力阶差，而产生高速低阻的血流信号。肝固有动脉内径增宽，血流易于显示，血流速度增加。门静脉、肝静脉或下腔静脉内常可见癌栓，癌栓内多可见动脉血流频谱，据此可与血栓相鉴别。

胆管细胞癌多为低血供，CDFI 难以显示其内的血流信号，少数在癌肿周边或内部可见动脉血流信号。癌肿常侵犯门静脉，导致该处的管腔闭塞，管壁界限不清晰，CDFI 难以探及受侵门静脉的血流信号。

混合型肝癌主要取决于肝细胞和胆管细胞的比例，如以肝细胞癌为主型，则可在瘤体内探及高速低阻的动脉血流频谱，如以胆管细胞癌为主型，则瘤体内血供很少，难以探及彩色血流信号。

（三）超声造影

原发性肝癌绝大部分由肝动脉供血，经肘静脉注射造影剂后，病灶中肝动脉相呈现明显均匀高增强信号，门脉相开始快速消退，延迟相已完全消退呈低增强，超声造影时相变化呈现"快进快出"的增强特点。较大的肿块中心有出血、坏死时，动脉相则呈不均匀高增强，即坏死液化区域无血供，造影后显示为无灌注；某些原发性肝癌超声造影无典型的"快进快出"的增强特点，而表现为门脉相和延迟相病灶的消退减慢或无明显消退，有研究表明不典型的增强表现与肿瘤的分化程度有关。

胆管细胞癌病灶中肝动脉相呈现周边不均匀高增强信号，门脉相开始快速消退，延迟相已完全消退呈低增强，表现为"少进快退"，部分表现为造影剂充盈缺损。

（四）周围组织继发超声表现

1. 肝内转移征象

表现为原发病灶周围肝组织内见散在的实性团块回声，即卫星结节，结节呈圆形或椭圆形，大小为 0.5~1.5 cm，边界清晰，有声晕，内部回声多为低回声。门静脉、肝静脉及下腔静脉癌栓形成，以门静脉内癌栓最常见。超声可见静脉腔内出现实性均匀中、低回声团块，可部分或完全堵塞管腔，静脉管壁大多正常，也可受侵而连续中断。肝癌有时会侵蚀门静脉管壁而形成假性静脉瘤（图 17-2）。

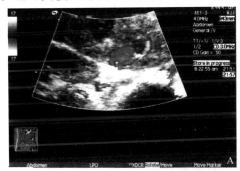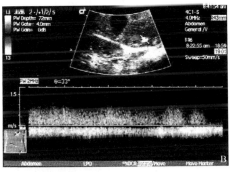
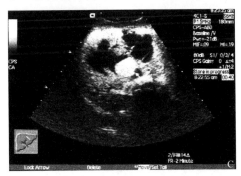

图 17-2 门静脉壁受侵袭形成假性静脉瘤
A. 彩色多普勒；B. 频谱多普勒；C. 超声造影

2. 肝内挤压征象

表现为肿瘤邻近肝包膜时，可挤压肝包膜向外膨隆，形成"驼峰"征。邻近肝静脉、门静脉或肝段下腔静脉时，可挤压静脉管腔造成狭窄，走行弯曲。挤压肝内胆管造成狭窄时，可见远端肝内胆管扩张。

二、诊断要点

（1）肝内可见单个或多个低回声或高回声的实性团块。
（2）团块内或周边可见点状或条状血流信号，频谱多普勒显示为动脉血流频谱。
（3）超声造影显示有"快进快出"的增强特征。

（4）有时可见门静脉或下腔静脉癌栓形成。

三、鉴别诊断

1. 肝血管瘤

声像图表现为圆形或类圆形的高回声光团，边界清晰，内部回声呈筛网状或蜂窝状，无声晕，无血管挤压征象，常无肝硬化病史。CDFI 其内难以显示彩色血流信号，部分可见低速连续的静脉血流频谱，超声造影呈"慢进慢出"的增强特征。

2. 肝硬化增生结节

多为低回声病灶，也可为高回声，边界不清，结节周围无声晕。CDFI 显示结节内无明显的血流信号。超声造影增生结节多呈 3 期等增强表现。部分增生结节有晚期消退现象，考虑有发生不典型增生的可能，必要时可在超声引导下穿刺活检进行鉴别诊断。

3. 局灶性结节性增生（FNH）

较小的病灶与原发性肝癌难以鉴别，CDFI 可显示自结节中心向外的放射状分布的动脉血流。超声造影呈现"快进慢出"的增强特征。

4. 肝腺瘤样增生

形态呈类圆形，无包膜，周边无低回声声晕。其与微小肝癌和肝硬化增生结节难以鉴别，超声造影有一定鉴别诊断价值。

5. 肝炎性假瘤

病灶可呈圆形、类圆形或哑铃形，边界清晰，多呈欠均匀的低回声，边缘无低回声声晕，后方回声一般无明显衰减。纤维结缔组织增生并钙化时，病变为高回声并可见强回声钙化。CDFI 一般未能探及血流信号，少部分可见动脉及门静脉血流。在超声定性诊断困难时，应积极进行超声引导下穿刺活检。

6. 肝脓肿

早期为低回声，脓腔内有结缔组织增生时，可出现不规则强回声，肿块的边界一般较模糊。脓肿较大时，可见其内的液性暗区。CDFI 显示早期病灶周边有较丰富的血流信号，内部无明显彩色血流信号。动态观察或经抗感染治疗病灶常可缩小或发生变化。

7. 假性动脉瘤

动脉壁破裂后可形成假性动脉瘤，需予以鉴别，其位于动脉外，瘤壁由纤维组织包绕，边缘欠清，形态可欠规则，瘤腔内可见中低回声的血栓形成。彩色多普勒血流成像可见瘤腔内红蓝参半的彩色涡流信号，破裂口处可见收缩期自动脉进入瘤体内的明亮的彩色血流，而舒张期则可见自瘤体经破口返回动脉的深暗彩色血流（图 17-3）。对于肝内动脉瘤需借助彩色多普勒血流成像与其他囊性灶鉴别。

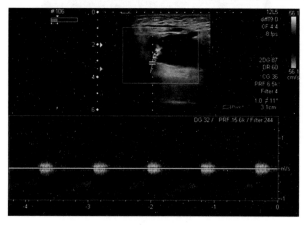

图 17-3　假性动脉瘤破口频谱（双期双向）

四、临床评估

超声早期肝癌检出率远远高于 AFP 检查，超声与 AFP 相结合能大大提高小肝癌的检出率。对于小于 3 cm 的早期肝癌，超声的检出率和准确性略低于 CT 平扫，MRI 检查与 CT 无明显差异。超声结合 CDFI 及频谱多普勒对原发性肝癌的检出率高达 95%，高于 CT 和 MRI。增强 CT 与超声造影对于早期原发性肝癌的检出率和准确性无显著差别，但各具不同的优势。超声或超声造影引导下经皮穿刺活检对于鉴别诊断肝内病灶具有重要的价值。

第二节 胆石症

胆石症是指因胆道系统结石形成的一系列临床病理改变。任何人群均可发生。我国一组 8 585 人的流行病调查中，胆囊结石的发病率为 24.3%，肝外胆管结石的发病率为 46.5%，肝内胆管结石的发病率为 29.0%。胆囊结石和肝外胆管结石发病高峰年龄是 51～60 岁，肝内胆管结石发病高峰年龄为 31～40 岁。肝内胆管结石在胆系结石中病死率最高，为 4.2%。

胆石的成因较复杂，胆汁成分的改变、寄生虫感染、细菌感染、代谢障碍、溶血性贫血等原因均可形成胆石。胆石的形成过程分为 3 个阶段：胆汁饱和或过饱和；起始核心的形成；逐渐形成结石。

一、胆囊结石

胆囊结石是最常见的胆囊疾病，好发于中年肥胖女性。胆囊结石中以胆固醇结石和混合性结石多见。由于结石对胆囊壁的刺激，易合并胆囊炎，最终导致胆囊缩小，胆囊壁增厚。胆囊结石并发胆囊癌发生率较高。

根据胆石成分的不同，可将胆石分为以下几种类型。①胆固醇结石。②胆色素结石。③混合性结石：主要由胆固醇、胆色素、钙盐、蛋白、金属离子等成分构成。④其他结石：碳酸钙结石、瓷瓶胆囊为少见结石，胆囊壁胆固醇沉着症也被部分学者归为胆结石。

胆囊结石常引起急性和慢性胆囊炎，其临床表现不同。急性结石性胆囊炎表现为有季肋部疼痛，向右肩部放射。早期发热和中性粒细胞增多不明显，恶心多，呕吐少。后期墨菲征阳性，右上腹有明显的腹紧张、压痛、反跳痛，呼吸受限。慢性结石性胆囊炎主要表现为右上腹不适、隐痛、饱胀感、嗳气，食用油脂较多的食物后，以上症状会加剧。

（一）超声表现

1. 典型声像图

胆囊腔内出现强回声团块，团块后方伴有声影，团块可随体位变化在囊腔内移动（图 17-4）。

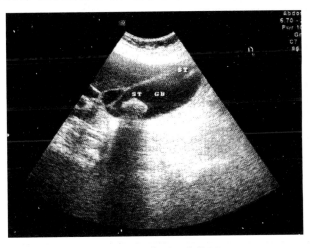

图 17-4 典型胆囊结石

2. 非典型声像图

充满型胆结石表现为"WES"征，W 为胆囊壁高回声，E 为结石强回声，S 为声影。在胆囊壁高回声和结石强回声间可见一线状低回声，可能为残存的胆汁。泥沙状胆结石表现为胆囊腔内出现黏稠的细小回声光带，随体位移动而在胆囊壁上移动，其形态常常因移动而发生变化，常可见弱声影，有时声影不明显（图 17-5）。直径小于 3 mm 的松软的结石，其后方往往不伴有声影，可根据体位改变是否移动进行诊断。结石嵌于胆囊颈部或哈氏囊，往往引起胆囊积液（图 17-6），压迫肝总管引起肝总管部分或完全梗阻，进而产生胆汁性肝硬化时，称为 Mirizzi 综合征。胆囊壁罗—阿窦内结石时，壁内可见单个或多个强回声，后方伴"彗星尾"征。

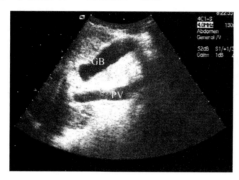

图 17-5　泥沙状胆结石　　　　　　　图 17-6　胆囊颈部结石嵌顿

（二）诊断要点

胆囊腔内强回声团块，可随体位改变移动，后方伴有声影。

（三）鉴别诊断

1. 十二指肠气体

胆囊体部与十二指肠紧邻，十二指肠气体回声常被初学者误诊为胆囊结石，可多切面进行扫查之后观察回声是否在胆囊腔内，如还不能鉴别，可保持强回声团块的切面，仔细观察团块形态是否发生变化，十二指肠蠕动时会造成肠腔气体大小的变化。必要时可嘱咐患者饮水 200 mL，团块中如可见液性回声通过，则为十二指肠气体。

2. 胆囊内胆泥、组织碎屑、脓性团块、息肉等

长期禁食患者，胆汁淤滞，可形成胆泥，胆泥为均匀稍低回声，形态可随体位变化，有时胆泥可并发结石。急性化脓性胆囊炎时，胆囊内坏死组织碎屑、脓性分泌物等可形成团块状回声，但其透声性较结石好。胆囊内隆起样病变与结石不同的是不随体位移动并与胆囊壁相连。

（四）临床评估

目前，超声是公认的诊断胆结石的首选方法。超声对胆囊结石诊断敏感性达 97% ~ 100%，与 MRI 相近（97.7%），特异性达 93.6% ~ 100%，准确性达 90.8% ~ 93%。超声在确定结石数目和大小方面优于 CT，对含钙结石的敏感性方面低于 CT。对于过度肥胖或肠气干扰严重的患者，可进行多切面、多体位、多重复检查。

二、胆管结石

胆管结石较为常见，根据来源分为原发性结石和继发性结石，根据部位分为肝外胆管结石和肝内胆管结石，可引起胆管壁炎症，出现充血、水肿、增生和纤维化，导致胆管壁增厚。结石嵌顿可造成胆管完全性梗阻。

肝内胆管结石患者疼痛不明显，而常表现为周期性发热寒战，黄疸往往不明显。胆总管结石常出现胆管阻塞三联征，即右上腹疼痛、发热寒战、黄疸，如发生急性阻塞性化脓性胆管炎，还可出现休克和精神异常症状。

（一）超声表现

1. 肝外胆管结石

胆管腔内见伴有声影的强回声团块，部分可呈中等回声或低回声，边界清晰，与胆管壁之间可见分界（图17-7）。胆管近端可见不同程度的扩张，胆管壁稍增厚。有时改变体位可见强回声团块移动。

2. 肝内胆管结石

肝内可见与门静脉伴行的、沿胆管分布的斑片状或条索状强回声，后方伴声影，结石常造成局限性胆汁淤积，使结石近端的胆管局限性扩张（图17-8），与门静脉呈平行管征。

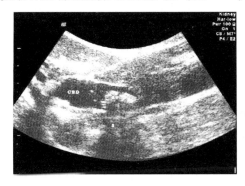 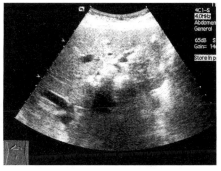

图 17-7　肝外胆管结石　　　　　图 17-8　肝内胆管结石

（二）诊断要点

肝外胆管内强回声团块，后方伴声影，近端胆管扩张。肝内沿胆管分布的斑片状或条索状强回声，后方伴声影，近端胆管扩张。

（三）鉴别诊断

1. 胆道积气

胆肠吻合术后，胆道积气，常可见沿胆管分布的条索状强回声，仔细观察该强回声，可随呼吸出现闪烁运动，后方伴"彗星尾"征，无胆管扩张。

2. 正常肝圆韧带

肝左叶内强回声结构，后方伴声影，转动探头，显示为起自矢状部向前方延伸至肝包膜处的带状强回声结构。

3. 肝内钙化灶

为肝内强回声光点，不伴有胆管扩张。

（四）临床评估

超声是胆管结石首选的检查方法，但肝外胆管结石诊断较胆囊结石困难，且检出率较肝内胆管结石低。原因是胃肠气体干扰及胆汁对比条件差等。临床上对高度怀疑胆管结石而又未能显示结石的患者，采用脂餐法、饮水法或胸膝位法，可提高肝外胆管结石检出率。

参考文献

［1］冯晓源. 现代医学影像学［M］. 上海：复旦大学出版社，2016.

［2］徐克，龚启勇，韩萍. 医学影像学［M］. 8 版. 北京：人民卫生出版社，2018.

［3］王振常，郭启勇. 中华临床医学影像学：头颈分册［M］. 北京：北京大学医学出版社，2016.

［4］余建明. 中华医学影像技术学：数字 X 线成像技术卷［M］. 北京：人民卫生出版社，2017.

［5］Jacob Mandell. 核心放射学：影像诊断图解教程［M］. 王维平，译. 北京：人民卫生出版
社，2017.

［6］王振宇，徐文坚. 人体断层影像解剖学［M］. 北京：人民卫生出版社，2016.

［7］韩萍，于春水. 医学影像诊断学［M］. 4 版. 北京：人民卫生出版社，2017.

［8］高剑波. 中华医学影像技术学：CT 成像技术卷［M］. 北京：人民卫生出版社，2017.

［9］郭佑民，陈起航，王玮. 呼吸系统影像学［M］. 2 版. 上海：上海科学技术出版社，2016.

［10］唐光健，秦乃姗. 现代全身 CT 诊断学［M］. 4 版. 北京：中国医药科技出版社，2019.

［11］费德尔. 影像专家鉴别诊断：腹部分册［M］. 王霄英，译. 北京：人民军医出版社，2017.

［12］陈克敏，陆勇. 骨与关节影像学［M］. 上海：上海科学技术出版社，2015.

［13］陈方满. 放射影像诊断学［M］. 合肥：中国科学技术大学出版社，2015.

［14］曹厚德，詹松华. 现代医学影像技术学［M］. 上海：上海科学技术出版社，2016.

［15］郭启勇，王振常. 放射影像学［M］. 北京：人民卫生出版社，2015.

［16］张嵩. 肺部疾病临床与影像解析［M］. 北京：科学出版社，2018.

［17］金征宇，龚启勇. 医学影像学［M］. 3 版. 北京：人民卫生出版社，2015.

［18］穆勒，席尔瓦. 胸部影像学［M］. 史景云，费苛，孙鹏飞，译. 上海：上海科学技术出版
社，2015.

［19］韦伯，穆勒，耐迪. 高分辨率肺部 CT［M］. 潘纪戍，胡荣剑，译. 北京：中国科学技术出版
社，2017.

［20］李真林，倪红艳. 中华医学影像技术学：MR 成像技术卷［M］. 北京：人民卫生出版
社，2017.